接「種」臺灣

日治時代疫苗驅動的臺日衛生與人事革命

作者 / 沈佳姍

詰閱人文

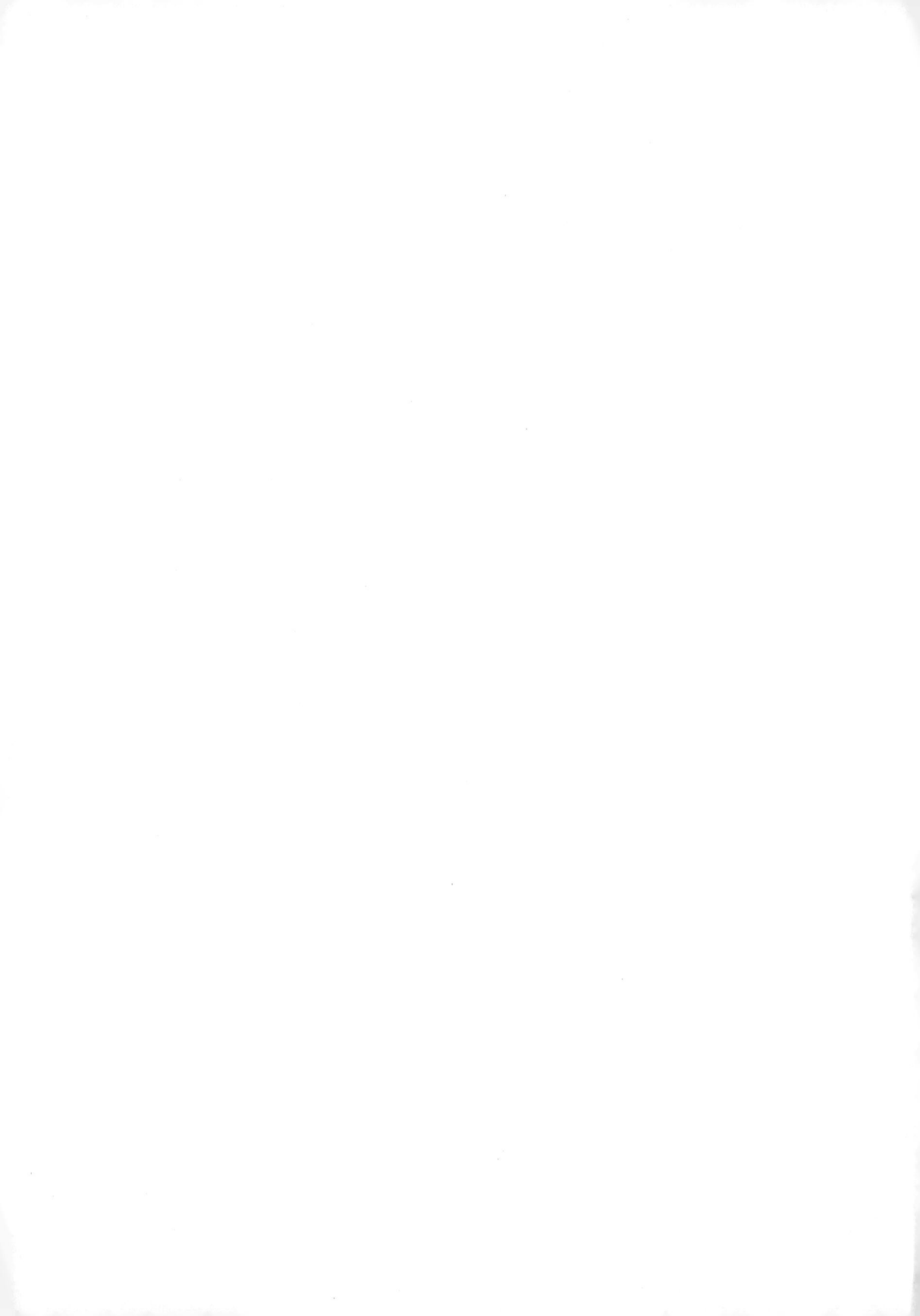

目錄

推薦序 / 戴寶村　醫衛臺灣 防疫細探 —————————— 9
推薦序 / 劉士永　醫學乃人行仁術 —————————— 11
推薦序 / 郭文華　翻轉歷史，回歸群體衛生 - 讀《接「種」臺灣》有感 —— 14
自序 —————————————————————— 17
前言 —————————————————————— 21

第一部分
細菌和免疫應用開展（1870～1914）———————— 30

第一章　近代日本衛生行政的開展 ————————— 33
一、衛生行政體系的轉變：從學術機構到內務省
二、細菌學與血清疫苗：新技術的推展
三、醫政同心推動近代公衛政策

第二章　邁向全民接種 ——————————————— 59
一、技術革新開啟全民種痘
二、鼠疫預防針的嘗試與中斷

第三章　建置細菌學人才和機構 —————————— 97
一、鼠疫推促細菌學發展
二、臺灣的傳染病研究所講習生
三、跨域的臺灣總督府研究所

第二部分
一戰改制與疫變狂潮（1914～1931） —— 124

第四章　傳染病研究所移管波瀾 —— 127
　　一、倏然改隸文部省
　　二、移管事件的「裏」由
　　三、移管後的重組與爭議
　　四、開放民間製造販賣
　　五、MIT 血清疫苗

第五章　跨國惡疫中的救命草 —— 167
　　一、1919 霍亂大流行：預防針防疫模式的確立
　　二、流行性感冒：未知病原的疫苗開發

第六章　開放中的發展與整理 —— 201
　　一、日本血清疫苗機構大擴增
　　二、臺灣總督府中央研究所
　　三、日本技術的海外伸展
　　四、整頓傳染病研究所

第三部分
以帝國備戰為導向（1931～1945） —— 228

第七章 備戰、轉向與限界 —— 231
一、傳染病研究所研製類毒素
二、開放製造細菌毒素製劑
三、大阪帝大「另置」血清疫苗機構

第八章 衛生部轉帝大延長 —— 249
一、衛生部的新使命
二、帝國大學的延長
三、士林支所的政治使命
四、解體化成帝大附屬

第九章 扶植或移植 —— 273
一、帝大附屬熱帶醫學研究所
二、士林支所的政治面向
三、提升外地血清疫苗產能
四、龐大的細菌血清學部

結語 —— 303
徵引書目 —— 315

表 目 錄	頁碼
表 2-1：痘苗製造所交付臺灣痘苗數	67
表 2-2：《臺灣日日新報》種痘報導篇數	75
表 2-3：全臺種痘人數、天花患者和人口數	77
表 2-4：臺灣歷年鼠疫患、死者人數與患者死亡率	80
表 2-5：1897、1899、1901 年臺灣地方別鼠疫患者人數	85
表 2-6：傳染病研究所鼠疫血清疫苗交付地方別	89
表 3-1：傳染病研究所講習生人數與公私立細菌檢查所成立數量	99
表 3-2：傳染病研究所來自臺灣的講習生	104
表 4-1：明治時期日本醫界隱然二立	135
表 4-2：傳染病研究所血清、治療液及預防液賣量	147
表 4-3：內務省許可通過痘苗及血清其他細菌學預防治療品件數	149
表 4-4：臺灣總督府研究所販售製品	160
表 4-5：臺灣與新舊傳染病研究所的法律用詞與製品比較	161
表 5-1：1914 至 1923 年臺灣法定傳染病患者人數和患者死亡率	169
表 5-2：日治時期臺灣出現 3 人以上霍亂患者年度	171
表 5-3：中央研究所霍亂疫苗賣出人份與全臺霍亂患者人數	183
表 5-4：臺灣流行性感冒疫情	187
表 5-5：臺灣流行性感冒患死者人數與比例	187
表 5-6：中央研究所痘苗製造人份與全臺天花患者人數	194
表 6-1：1917 至 1921 年內務省通過血清疫苗申請的業者名單與件數	203
表 6-2：日本細菌檢查所成立時間數量	206
表 6-3：臺灣總督府中央研究所製品與售價	209
表 6-4：朝鮮、臺灣 1919 年霍亂疫情比較	217
表 6-5：傳染病研究所 1927 年的新組織架構	223
表 7-1：1930 年代傳染病研究所細菌毒素製劑製販量概算	237
表 7-2：1930 年代傳染病研究所售出較多的普通疫苗品項	237
表 7-3：1914 至 1937 年內務省通過細菌毒素製劑申請業者數	240

表 7-4：1930 至 1945 年日本帝國大學、醫科大學成立之醫學相關附屬研究所		246
表 8-1：1922 至 1936 年中央研究所衛生部疫苗血清販賣量		252
表 8-2：1922 至 1936 年中央研究所衛生部痘苗製造量		253
表 8-3：臺北帝國大學醫學部教職員名錄		256
表 8-4：中央研究所衛生部從事細菌學相關業務之技師、技手任免		259
表 9-1：熱帶醫學研究所所員名單		279

圖 目 錄	頁碼
圖 1-1：從大學到東大	35
圖 1-2：日本中央政府衛生行政機關演變	37
圖 1-3：內務省衛生局與傳染病研究所的興起	43
圖 1-4：日本國立血清疫苗研製機構發展簡要	49
圖 1-5：日本中央衛生行政的運作架構	56
圖 2-1：臺灣總督府公告種痘法令時序	65
圖 2-2：痘苗實物	67
圖 2-3：種痘盒和種痘刀	71
圖 2-4：臺灣歷年鼠疫患者人數與患者死亡率	80
圖 3-1：臺灣總督府研究所全景	117
圖 4-1：傳染病研究所移管後的日本衛生行政	145
圖 4-2：日本公私立細菌檢查所年別成立數	151
圖 4-3：北里柴三郎訪臺紀念	158
圖 5-1：①淡水的顯微鏡檢查（海港檢疫）；②預防接種地點的人群（士林）	177
圖 5-2：防範流行性感冒宣傳單	190
圖 6-1：1919 年朝鮮實施霍亂預防針接種實況（左）京畿道仁川府（右）全羅南道	217
圖 8-1：士林支所全景	265

推薦序

醫衛臺灣 防疫細探

戴寶村

國立政治大學臺灣史研究所退休教授
吳三連臺灣史料基金會秘書長

　　臺灣史研究自一九八〇年代後期逐漸發展茁壯，現今已成為歷史學門的重要領域，包括資料的蒐集整理、研究議題的拓展深化、方法學與理論的建構、臺灣主體史觀的形塑、歷史知識的普及等都逐漸體系化。在學科內涵分類上，由不同時段的貫時性研究，到各專題史的延伸，臺灣史研究已累積相當豐富的成果，醫學史更是結合科技與人文，成為新興的學研領域。

　　醫學史涵蓋範圍相當廣，包括疾病與身體文化、醫療科技與健康、醫學社群和醫病關係、公衛與預防醫學、醫療衛生與國家體制等各層面。臺灣的現代醫療公衛體系在日本領臺治理下逐步建立，深刻影響臺灣長期的社會變遷，2003年的SARS及2021-2024年世紀之疫COVID-19臺灣的應對獲得極佳成果，並受到國際的肯定重視，過去防疫公衛的歷史因素必然有發揮其作用力。

　　佳姍的治學歷程從最早探討臺灣人的身體潔淨文化開始，逐漸進入預防接種醫學史的範疇，也對醫療社群多所涉獵，「醫技」日益高明，終於有此量質俱優的論著產出。本書所論溯自1870年代日本近代公衛的起始，下至二戰終結為斷限，以時序為經以政局環境、機構人員、細菌研究、免疫應用等為緯，

編組有系統的架構，細究演變歷程，發揮史學造詣，運用豐富的原始檔案文獻，又能將帶有艱澀的疾病、細菌、疫苗接種等醫學知識作科普化書寫，誠屬不易。尤其能將日本與臺灣的內臺連結關係，擴及朝鮮中國或東南亞，並剖析政治與醫衛互動、醫學者的社會網絡、疫苗研究體系的傳承延續等，凸顯她獨到的史觀見解，我其實只是她「掛名借牌」之師，但亦深感欣慰。

個人的臺灣史研究全無涉獵醫學史領域，只有因緣際會借調至設在家鄉三芝的馬偕醫學院服務兩年，主責全人教育中心而接觸醫學人文，算是和醫學沾點邊。看到書中敘述接種防疫而掀起衣袖看看左臂上「種珠」的痕跡，再閱讀書稿更有所感，因此特別撰序為之推薦。

推薦序

醫學乃人行仁術

劉士永
美國匹茲堡大學亞洲研究中心歷史教授
上海交通大學特聘教授

　　東亞現代醫學的發展軌跡呈現出高度的複雜性與多樣性，其傳播與在地化進程遠非單純的西方知識移植模式所能完整詮釋。這種複雜特徵在日治時期(1895-1945)臺灣推展預防接種與血清疫苗技術的歷程中，展現出特別顯著的理論意涵。沈佳姍副教授在本書中展現出卓越的學術洞察力，成功超越了既有的認識論框架與理論預設。其研究方法論的優勢在於擺脫了東亞醫學史研究中常見的化約主義傾向，採取更為客觀和整體的分析視角，避免受限於預設立場而詮釋歷史的危險。

　　本書透過建構系統性的跨區域比較框架，深入剖析了日本、中國、韓國等地的醫療發展軌跡，特別聚焦於臺灣在殖民統治下的特殊歷史位置。這種多維度的研究方法不僅豐富了區域醫療史的學術論述，更為理解東亞醫學現代化進程提供了創新的理論視角。作者通過細緻追蹤細菌學與血清疫苗技術在臺灣的引進與轉化過程，揭示了醫學進步與殖民環境中的社會、文化、政治動態之間的緊密關聯。特別值得注意的是，臺灣總督府中央研究所的設立及其血清疫苗製造業務，與日本本土傳染病研究所的發展脈絡密不可分，凸顯了殖民母國與

邊陲之間的複雜互動關係。作者尚由全球史的視角，精闢分析了跨國流行病與第一次世界大戰對臺灣血清疫苗產製的深遠影響；在應對霍亂、流感、腦膜炎等傳染病疫情時，大規模預防接種的推行不僅改變了疾病控制模式，更重塑了臺灣民眾的公共衛生觀念，展現出殖民醫療現代化的多重面向。特別值得一提的是，本書突破傳統的線性進步史觀，深入探討了日本細菌學界的內部權力動態與制度變遷。北里柴三郎派系的「舊學」與東京帝國大學為主的「新學」之間的學術競爭，以及傳染病研究所從內務省移轉至文部省等制度重組，都對臺灣血清疫苗技術的發展產生了深遠影響。尤其值得關注的還有，作者精闢分析了日本軍事醫學的崛起對臺灣醫療體系的重大影響。白喉、破傷風等毒素製劑在軍事戰備中的策略性地位，強化了東京帝國大學附屬傳染病研究所的主導地位，進而影響臺灣總督府中央研究所的發展方向。臺北帝國大學附屬熱帶醫學研究所的設立過程，更凸顯了殖民醫療體系與日本戰時醫療政策及學術權力結構之間的複雜互動關係。

　　這些深入的分析不僅豐富了殖民醫療史的研究視野，更為理解東亞醫學現代化進程中的制度變遷、權力結構與知識傳播提供了紮實的學術基礎。沈佳姍對臺灣在日本殖民醫療體系中的特殊定位提出了具開創性的學術觀點。透過縝密的史料分析，她成功挑戰了殖民地僅為被動接受母國知識技術的傳統論述，揭示出臺灣在血清疫苗研究與製造領域上的卓越成就，不僅超越日本本土，更躍升為帝國體系內的疫苗生產重鎮。這種既具殖民邊陲性質，又在特定醫療技術領域展現超越性的複雜現象，有力地質疑了過往史家慣用的單線性知識傳播模式。本書採取多維度的比較研究方法，系統性地探討了制度變遷、人事網絡與跨國疫情等多重影響因素，建構出一個更為完整的分析框架，闡明了現代醫學在臺灣殖民情境下的引進、轉化與創新過程。這種細緻的歷史考察不僅有助於突破當前醫學史研究中的認識論限制，更精確地捕捉了東西方醫療知識體系在互動過程中的複雜動態。此外，作者特別彰顯了醫學史教育對培養醫療專業人員整體視野與社會意識的重要價值。通過深入剖析東亞醫學現代化進程中的

文化根源與社會政治脈絡，本書為理解醫療知識的多元性與反思性實踐提供了紮實的學術基礎。此研究不僅豐富了殖民醫療史的論述，更為跨文化醫學史研究開闢了嶄新的探討路徑。

總結而言，作者以縝密的史料考據與精闢的理論分析，引領讀者走進時光長廊，開創性地揭示了日治時期臺灣醫療現代化的獨特軌跡。全書巧妙超越傳統的單向知識傳播框架，以文化互滲與制度演化的多維視角，細緻描繪出一幅預防接種與血清疫苗在地實踐的斑斕畫卷。作者運用如繡花般細膩的筆觸，既呈現東西醫術交匯之壯闊，更彰顯在地智慧融通之奧妙，織就出一部立體而動人的臺灣殖民醫學史敘事。作者獨特的視角輔以精細分析的豐富史料，不僅凸顯了醫學史跨文化比較研究的重要價值，更為當代醫學教育注入了深刻的人文關懷維度。這份具有里程碑意義的研究成果，猶如明鏡映照著醫療與人文交融的理想圖景，啟迪後學探索仁術行醫的核心價值。期待作者基於本書的精神，持續照耀醫學人文的探索道路，引領更多學者邁向以讀史實踐醫學人文的「Brave New World（美麗新世界）」。

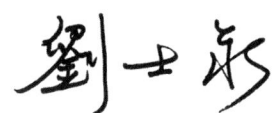

推薦序

翻轉歷史，回歸群體衛生
─讀《接「種」臺灣》有感

郭文華

國立陽明交通大學科技與社會研究所特聘教授

很高興在沈佳姍教授新著《接「種」臺灣─日治時代疫苗驅動的臺日衛生與人事革命》（以下稱《接「種」臺灣》）出版前先睹為快，寫些感想。

從 2013 年擔任佳姍博士論文口試委員至今已逾十年，但這本書讀來還是津津有味。史學界近年蓬勃發展，不乏堆積史料，篇幅沉重，千篇一律日治醫學史論述，而當年佳姍聚焦疫苗技術，反照衛生人事變遷，讓委員耳目一新。如其所言：「外來科學新技術在獲得醫界同儕或社會大眾接受與合法性的過程中，技術專家們、政府官員、當地民眾等不同群體所展開之互動與權力博弈，有助於理解新技術推廣背後的社會文化動態」。當時委員提醒她勇於創新時在史料與論述上要更嚴謹，她銘記在心。閱讀書稿時我不時想起博士論文的相關段落，看到作者這些年的學術成長，在此恭喜她。

我不是歷史學者，本書的史學貢獻留待給臺灣史專家評價。但作為關注臺灣公衛發展的科技與社會研究者，《接「種」臺灣》給我許多日治時期較少為人著墨的人物與故事，論述上更給我許多啟發。迥異於過往「先日本再臺灣」

或「先中心再邊緣」的架構，這本書企圖追蹤以疫苗研發、生產與施打為中心，臺日交錯的歷史，點出其中組織與人的關鍵位置。這是衛生治理的核心課題：無人不成事，但沒有國家機器，群體衛生無法成就。這樣與政治與專業的糾葛在新興技術上屢見不鮮。不說 1959 年日本的小兒麻痺疫苗研發要走口服還是針劑，1976 美國豬流感（swine flu）是否全面施打，何時下手，2019 年底爆發的新冠肺炎，從各國自謀生路，研發疫苗，到在地緣政治下集體自救，將經濟與人命損失減到最低，在在顯示科技研發、衛生治理與國際政治的相關性，本書也可作如是觀。它不僅梳理疫苗在臺日的摸索，更再度呼應醫學史學者 Charles Rosenberg 在「框作疾病」（framing disease）架構裡個別疾病與機構與公眾回應（institutional and public policy responses）的重要性。

從這個觀點看，是否衛生人事與機構如作者所言是「種」出來的還可以再思考，但本書是翻轉線性敘事的跨界之作，其真材實料無庸置疑。「重現過去」是史學迷人之處，但如何跳出窠臼，不只是拚新材料，還要推陳出新，反省新框架的可能，是本書的挑戰。就讓我們一起開卷，嚐嚐作者慢火細燉，豐富的故事饗宴吧。

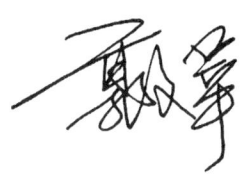

參考資料：

郭文華，議題創造歷史，還是歷史帶出議題？歷史的超前部署與疫苗史，歷史學柑仔店 。https://kamatiam.org/%E6%AD%B7%E5%8F%B2%E7%9A%84%E8%B6%85%E5%89%8D%E9%83%A8%E7%BD%B2%E8%88%87%E7%96%AB%E8%8B%97%E5%8F%B2/

Rosenberg, Charles E. and Janet Golden (eds). 1992. Framing Disease: Studies in Cultural History. Rutgers University Press.

自序

　　預防接種與菌體檢驗，早已成為當代臺灣人生活中的日常經驗。無論是幼兒的疫苗接種、每年為長者施打的流感疫苗，還是因病就診後的檢體檢查，這些預防措施不僅是公衛體系的標準配備，更在 2019 年 COVID-19 全球大流行中顯現出其關鍵角色。我們見證了疫苗接種的重要性，也親身體驗了防疫隔離、快篩檢驗等技術在疫情防控中的核心地位。然而，這些現代公共衛生的技術並非一蹴而就，而是經歷了幾個世紀的發展演變，而且是一個涉及醫學進步、政治權力、社會接受度及跨域整合的複雜過程。

　　細菌檢驗或血清疫苗的世界史並不長，大約直到 19 世紀後期才奠定理論基礎。在全球視角下，隨著細菌學的興起與科學知識的擴散，全球各地的殖民地都成為現代醫學技術的實驗場；這項技術的傳播與應用，也隨著帝國的擴張與殖民統治，影響了包括臺灣在內的廣大地區。在這場人與技術的碰撞中，檢驗與疫苗技術的應用與推廣，可體現現代醫學與治理策略交織的一個縮影。

　　1895 年，日本透過《馬關條約》取得臺灣，對臺日兩地來說，都標誌著一個新時代的到來。對於日本政府而言，新領土是殖民擴張的象徵，但同時也是治理的挑戰。當時的臺灣，有抗日團體，有流行病肆虐，均威脅著社會的穩定與殖民政權的運作。在這樣的背景下，現代醫學成為日本政府殖民治理臺灣的

一個重要切入點,細菌學的興起和疫苗技術的進步則為日本提供了一個有用的治理工具。統治者利用這些技術來控制傳染病,也同時達到強化統治的目的。這一點不獨在臺灣,在日本本地也是如是發生。當時的日本作為一個新興帝國,不僅僅是疫苗技術的引入者,同時也在這個過程中進行了知識的再創造與輸出。然而,細菌學和血清疫苗技術的應用,涉及的不僅是醫療衛生技術的革新,也關係著醫學家之間、衛生行政人員之間,以及政府與被統治人民之間的權力關係。這一過程中,醫學專家、衛生行政官員與當地社會人群之間,發生了連環相扣的互動與角力折衝。

例如,日治初期,臺灣總督府在臺灣推行天花和鼠疫疫苗接種計畫,細菌檢驗也在此時期奠下基礎。日治中期,在第一次世界大戰及當時全球疾病大流行的背景下,預防接種進一步成為傳染病防疫政策的基礎項目。日治後期,由於備戰的強烈需求,血清疫苗有了面向國家政策重點發展的劇變。在這一過程中,①從技術面來看,殖民地與統治國日本的醫學技術進步密切相關。新技術的應用充滿了統治者的社會治理與技術實驗,這不僅是衛生行政治理技術的一部分,也是一場科學知識的擴散與在地化過程。這期間,臺灣作為日本醫學技術的知識擴散與政治運作的實驗場,臺灣經驗也反過來促進日本的醫學知識創新和再外擴。這種知識的雙向流動,不僅體現在疫苗技術上,也影響了日後日本對亞洲領地的公共衛生治理模式。②從衛生與社會來看,此時醫學衛生技術的變貌,改變了臺灣的公共衛生、民眾習慣、疾病死亡率,穩定了政治和經濟,細菌檢驗和血清疫苗也從醫學工具成為了一種政治象徵,顯示出技術文明與社會控制能力。③從行政政策與社會文化的互動來看,接種計畫的一邊是防疫、公共健康、解決民眾疑拒的多元措施,以及政府藉由防疫控制而建立之更嚴密卻又合法合情的社會治理體系。接種計畫的另一邊,則是醫界內部的技術討論與不同群體之間的互動反應。新科技在獲得醫界同儕或社會大眾接受,以及取得行政合法性的過程中,技術專家、政府官員、地方民眾等不同群體所展開之互動與權力博弈,顯現了新技術推廣背後的社會文化動態。因此如本書標題之

「接『種』臺灣」，就有在臺灣「接種」疫苗、「種下」人事期許與事物因果之意。

以上種種，再再顯示細菌學或血清疫苗的應用推廣，並不是一個單向線性的醫學專業化過程，也是科技、文化、人情、政治之間的複雜互動。而臺日近代史中，這種「從針劑到權力」的轉變，揭示了技術如何成為穩固統治權的重要力量，反應了醫學技術與人為政治之間的互動樣態，也展現出臺灣的醫學發展雖然具有殖民地的從屬特性，但也在某些時點出現異質性，甚至超越性的突破。

本書的討論重點不在醫學技術的進步歷程，也不僅僅是臺灣作為知識技術後進地區，如何在殖民統治下接收、消化、改造並應用這些近代醫學知識的過程，更是欲以此為例，說明在全球化下，技術的發展依賴於科學進步，也是權力、文化與社會動態之間的多重角力與融合。在殖民統治下，細菌檢驗或血清疫苗在臺灣的發展是一個多重力量交織的歷史現場，揭示了醫學技術如何成為政治運作與社會控制的重要工具。

當代臺灣的公共衛生體系，既是全球衛生治理框架的一部分，也深刻受到日治時期經驗的影響。今日的預防接種制度、公共衛生政策與社會氛圍，無論在理念還是技術上，常常能看到過去的影子。透過本書的研究，不僅是對歷史事實的考證，更是對當下預防醫學政策與社會文化現象的反思。通過研究這段歷史，我們不僅能夠更多面向地理解當前的防疫體系，也能看見臺灣醫學在全球衛生領域中曾經有的角色和定位，並對全球醫學知識技術的傳播與實施有更廣泛理解。希望本書能為讀者提供一個新的視角，重新審視臺灣醫學史上這段關鍵的發展歷程，理解預防接種的意義不僅僅是防疫，更是醫學、社會與體制變遷的重要環節。

最後，本書為國科會專書出版補助計畫「免疫知識的東亞崛起——以臺灣和日本帝國領地為案例（1895-1945）」（MOST 107-2410-H-180-003）成果之

一，書稿並經過匿名雙審查後出版。基底是本人博士論文「日治時期臺灣防疫體制下的預防接種與人事變遷」和其後的幾篇學術期刊論文。以此為基礎，大幅重整原論文的章節架構和論述語法、突出血清疫苗技術引發的人事與體制變革革命、修正日式中文和醫學專有名詞、繪製多幅有助讀者理解的發展演變圖表。感謝論文指導教授戴寶村教授、劉士永教授，出版本書的喆閎人文工作室，以及這一路發表與修正過程中，總是不厭其煩耐心指導的劉士永教授、陳振陽教授、論文口試指導教授和匿名審查人們，以及永遠給予我無盡支持的家人們。本人由衷深深感謝。

沈佳姍
113 年 9 月誌於蘆洲

前言

　　菌體檢驗和預防注射，對當代臺灣人而言算是熟悉的事；舉凡幼兒的預防接種記錄小黃卡、長者年年的流感疫苗接種、病患至醫院診所就診而後進行檢體檢查等等，都可能接觸之。尤其 2019 年開始的嚴重特殊傳染性肺炎（COVID-19）全球大流行，疫情嚴峻期間家家戶戶隔離、戴口罩、快篩試劑驗菌、接種兩劑 COVID-19 疫苗，更使我們感受到預防醫學、病菌檢驗和預防注射的重要性。

　　關於預防接種，日治時期《臺灣日日新報》刊登的臺灣人詩社競賽佳作「醫術應推注射奇 年年防疫必打針」，即精要道出詩人對於當時醫學新技術「注射」功效的讚嘆，以及預防注射作為臺灣社會防疫日常措施的現象。但為何「注射」或「預防注射」對時人來說是新的醫學技術？原來預防醫學的傳統是瘴氣、隔離、檢疫、強身，17 世紀後因為顯微鏡發現微生物，之後才進一步產生細菌學和血清、疫苗製劑（preparation）等的知識技術[01]。

　　血清疫苗可以治療病者，也可以控制疾病。1796 年詹納（Edward Jenner）

01　Alexandra Minna Stern and Howard Markel, "The History of Vaccines and Immunization: Familiar Patterns, New Challenges," *Health Affairs* 24:3(2005), pp.611-621.

確立牛痘可以預防天花的作法時，只是透過實務上的經驗來認知痘苗可以預防天花和重症，距今 229 年。直到 1885 年巴斯德（Louis Pasteur）透過實驗室發明狂犬病疫苗，醫科學家才真正掌握疫苗製造原理，距今 140 年[02]。能透過人力生產、製造的血清疫苗，對當時肆虐世界各地的傳染病帶來防治新希望。如當代學者所言：

> 200 多年來，接種疫苗已被證實是預防傳染病時，最能拯救生命也最經濟方法。疫苗讓數百萬人免於早逝或身體受損。臺灣有許多傳染病就是因為疫苗接種而消失。我們得到來自接種的保護，絕不低於對傳染病的外在預防[03]。

關於血清疫苗或相關學科如細菌學、免疫知識在臺灣及臺灣鄰近地區的發展歷史，在理工醫學技術的探討外，還有幾種與人文社會相關的研究取向。其中一類是探究醫學知識和與之相關衛生行政體制、人事的發展，或是因為國內政治而產生的角力。如 James R. Bartholomew、小高健、安藝基雄、橫田陽子等人，均有研究日本國內細菌學知識的建立，和與之相關的血清疫苗關係人事與醫界變革；研究範疇限於 1945 年前的日本本土，不含日本統治的其他外地[04]。上述中的「本土」與「外地」，都是歷史名詞。因依照二戰結束前的日本憲法，「內地」、「本土」是可直接實施帝國議會所制定法律的地域，「外地」是被視為日本「國內」領土的一部分，但法制體系異於日本列島的地域，例如臺灣、

---

02 Roberto Margotta 著、李城譯，《醫學的歷史（History of Medicine）》（臺北：究竟，2005），頁 58-182。

03 加康（Nathalie Garcon）、高德曼（Michel Goldman）撰，林雅玲譯，〈佐劑，讓疫苗更夠力〉，《科學人雜誌》93（2009 年 11 月），頁 5。

04 James R. Bartholomew, *The Formation of Science in Japan: Building a Research Tradition* (New Haven and London: Yale University Press, 1989)；安藝基雄，〈大正三年の所謂「傳研移管問題」について 其の一〉，《日本醫史學雜誌》13：3（1967 年 12 月），頁 1-25；安藝基雄，〈大正三年の所謂「傳研移管問題」について 其の二〉，《日本醫史學雜誌》13：4（1968 年 3 月），頁 19-40；安藝基雄，〈大正三年の所謂「傳研移管問題」について 其の三〉，《日本醫史學雜誌》14：2（1968 年 7 月），頁 140-189；小高健，《傳染病研究所－近代醫學開拓の道のり》（東京：學會出版センター，1992）；橫田陽子，《技術からみた日本衛生行政史》（東京：晃洋書房，2011）。

樺太廳（1942年編入內地）、關東州、朝鮮、南洋廳（南洋群島）等。二戰結束後，日本放棄對所有外地的主權[05]。劉士永則研究西洋醫學進入日本且納入政府行政體制時，日人如何融合西洋醫學和日本傳統文化；以及細菌學知識雖是客觀的理論技術，但因為學問正在發展以及有學閥門派之爭，使客觀的事理加入主觀，也引發後續在殖民地臺灣的醫學衛生人事漣漪[06]。行政院衛生福利部疾病管制局和社團法人臺灣疫苗產業協會，則分別以實作經驗、口述訪問和史料文物，為臺灣尤其1945年後以降的疫苗製造相關組織體制發展和人事留下紀錄[07]。

一類是探討細菌學或血清疫苗等的知識技術，在知識後進地區推動時的發展歷程、社會現象或政治力影響。如李尚仁探討近代細菌學和免疫知識等學問在南中國、臺灣或東南亞的應用發展[08]；許宏彬探討戰後臺灣的免疫知識如何在日、美、軍三足鼎立的氛圍中轉型為專科[09]；小高健論介美國和駐日盟軍總司令GHQ對日本免疫知識發展的巨大影響[10]；Davisakd Puaksom研究1930年代以降巴斯德的細菌和血清醫學如何影響和改變泰國當地的傳統醫學和衛生生活[11]；陳宗文探究二次戰爭結束後，新一代的國際預防接種政策在韓國和臺灣

---

05 小牟田哲彥著，李彥樺譯，《大日本帝國時期的海外鐵道》（臺北：臺灣商務印書館，2020），頁26-27；〈舊外地法令の調べ方〉，「國立國會圖書館」網站，2023/6/16，goo.gl/eGRgvY（2024/7/26檢索）。

06 劉士永，《武士刀與柳葉刀：日本西洋醫學之形成與擴散》（臺北：國立臺灣大學出版中心，2012）。另外，飯島涉，《マラリアと帝國：植民地醫學と東アジアの廣域秩序》（東京：東京大學出版會，2005）雖是以日本對各領地的瘧疾防治政策為研究核心，亦呈現日本醫界發展對日本帝國外地的影響、以先驅之姿擴散技術到東亞各地。

07 行政院衛生福利部疾病管制局，《百年榮耀，世紀傳承－1909～2014臺灣百年公立疫苗製造史》（臺北：衛生福利部疾病管制署，2014）；王伯文等著，何美鄉、李敏西、張又瓊主編，《臺灣疫苗產業發展史》（臺北：社團法人臺灣疫苗產業協會，2023）。

08 李尚仁，《帝國的醫師：萬巴德與英國熱帶醫學的創建》（臺北：允晨文化，2012）。

09 許宏彬，〈戰後臺灣的免疫知識專科化：國際援助、學術外交與邊界物〉，《臺灣史研究》21：2（2014年6月），頁111-165。

10 小高健，《日本近代醫學史》（東京：考古堂書店，2011）。

11 Davisakd Puaksom, 'Of Germs, Public Hygiene, and the Healthy Body: the Making of the Medicalizing State in Thailand,' *Journal of Asian Studies* 66:2 (May. 2007), pp.311-344.

的實施與影響[12]。

一類是視人體為細菌運輸的載體，研究、推擬細菌學或血清疫苗對近代社會政治發展的影響。如常石敬一以人體作為細菌載體，發展成為以細菌作攻擊、以疫苗作免疫防護之生物戰爭，以及細菌軍事之國土安全論。Ruth Rogaski 論述日本 1930 年代後期在上海大量施行霍亂預防注射，其背後是防止人體作為細菌載體之細菌學概念的興盛[13]，而這也是使預防接種強制化，並進一步成為國家公共衛生政策基礎的背景之一。其他還有從醫學技術或醫療人權觀念，探討疫苗效度、風險、使用倫理等等議題[14]。

過去，關於近代帝國的知識體系以怎樣的形式外拓到殖民地或其他外地，和如何在當地因地制宜的改變，一直是個不冷門的研究議題。而在 19、20 世紀的醫學史中，細菌學與血清疫苗的興起與快速發展是其中的一大亮點；對於這些新興知識在世界各地的推廣應用，以及由此引發的反彈、反思和影響，也有如上所述的相當探討。然而在臺灣，細菌學與血清疫苗是如何興起與發展？

醫學史上細菌學正嶄露頭角的 20 世紀初期前後，臺灣進入日本殖民統治時期（1895 至 1945 年）。劉士永已指出，歐洲細菌學知識發展使臺灣總督府的衛生行政和學術論述產生由環境論到細菌論的改變，據此調整防疫手段重心，細菌理論也漸漸成為重要的理論依據；日本公共衛生政策日益規定，只要在能使用疫苗的疾病爆發之初，就使用疫苗；「即使疫苗效用受到質疑或作用

12　Chen, Tzung-wen（陳宗文）, 'Global Technology and Local Society: Developing a Taiwanese and Korean Bioeconomy Through the Vaccine Industry,' *East Asian Science, Technology and Society: An International Journal* 9:2 (Jun. 2015), pp.167-186.

13　常石敬一，《戰場の疫學》（東京：海鳴社，2005）；Ruth Rogaski（羅芙芸）, *Hygienic Modernity-Meanings of Health and Disease in Treaty-Port China* (Berkeley: University of California Press, 2004)。

14　如 Edward S. Golub 著，坂本なほ子譯，《醫學的限界（The Limits of Medicine）》（東京：新興醫學，2004）；王國裕編譯，《預防接種之危害》（臺北縣：臺灣省公共衛生教學實驗院，1977）；小田泰子，《種痘法に見る醫の倫理》（仙臺：東北大學出版會，1999）等等。

有限，此方法仍是日本試圖成為世界上最科學進步之殖民者典型表現」[15]。但究竟預防接種或血清疫苗在臺灣如何引進和實施，以及實施量的多寡，除了防治天花的種痘外[16]，仍是未知。

基於此背景，本書援引臺灣總督府各類文書，日本細菌和血清疫苗政策相關的《內務省衛生局年報》、內務省衛生局《關於細菌檢查所之調查（細菌檢查所に關する調查）》，以及北里大學珍藏史料、東京大學《東京帝國大學學術大觀》等資料[17]，以人類法定傳染病（另有針對獸類的法定傳染病）為核心，探究20世紀初期正興起、流行的細菌學，和認為可快速遏制疫情的血清疫苗防疫法，如何引進臺灣和後續發展？其間是否有各種力量角力？以及臺灣和日本本地、日本其他外地比較，發展現象有何異同？

在此理念之上，本書的章節架構依照時間發展順序，分為三大部分。

一

第一部分「**細菌和免疫應用開展（1870~1914）**」，以「**近代日本衛生行政的展開**」、「**邁向全民接種**」和「**建置細菌學人才和機構**」三章，論述近代細菌學和血清疫苗技術在日本的發展，以及日本殖民統治臺灣後，透過何種行政作為將相關的觀念技術帶入臺灣、如何使臺灣人願意接受日本「異族」統治者的措施？在此階段，無論日本或臺灣，都為了防範惡疫而產生相應的技術和

---

15 劉士永，〈「清潔」、「衛生」與「保健」─日治時期臺灣社會公共衛生觀念之轉變〉，《臺灣史研究》8：1（2001年10月），頁41-87。

16 如 John R. Shepherd, 'Smallpox and the Pattern of Mortality in Late Nineteenth Century Taiwan,' in Ts'ui-jung Liu et al. (eds.) *Asian Population History* (Oxford: Oxford University Press, 2001), pp.270-291，以流行病學的觀點，討論日治臺灣初期（1906年前為主），天花種痘數（含人痘）和天花造成的死亡率關係。

17 由衷感謝日本交流協會、日本住友基金會和中央研究院（人文社會科學研究中心）等等機構的研究獎助，使筆者得居住日本年餘從事研究訪問，和回臺後持續使用豐富的學術資源。

衛生行政改革。惡疫也使北里柴三郎的傳染病研究所重視「從實地田野尋求解方」。而如此的概念，如何使之擴大影響力至內務省、日本各地、臺灣中央、臺灣各地？此外，為了防治惡疫，衛生行政與人事有如何的發展應變或鏈結？對臺灣又將有如何影響？臺灣是否可能跳脫殖民邊陲，而得有自己發展的天空？

二

第二部分「一戰改制與疫變狂潮（1914-1931）」，包含「**傳染病研究所移管波瀾**」、「**跨國惡疫中的救命草**」和「**開放中的發展與整理**」三章。此部分以1914年日本長期執政的立憲政友會下野，和歐洲開啟第一次世界大戰為開端，論述長期屬於內務省衛生行政實務機構的傳染病研究所，為何和如何倏然改隸至屬於文教機構的文部省和東京帝國大學？此後隨著私人北里研究所的設立、日本的血清疫苗走向實質自由開放道路、臺灣開始自製販賣血清疫苗，以及第一次世界大戰帶來前所未有的國際疫病狂潮，細菌學和血清疫苗在臺日等地又將有何應用與蛻變？「預防注射」在臺灣，能因為此時前所未見的國際惡疫，發展成為日常生活的基礎嗎？

三

第三部分「以帝國備戰為導向（1931-1945）」，包含「**備戰、轉向與限界**」、「**衛生部轉帝大延長**」、「**扶植或移植**」三章。此部分以1931年九一八／滿洲事變的日本十五年戰爭起點為開端，接著又第二次世界大戰。戰爭期間非常態的集氣動員，能刺激政治、經濟、醫學、科技、社會發生迥異於前的劇烈變化。本部分論述為備戰而加強集中管控和物資受限下，日本細菌學和血清疫苗界的首領變化。這個變化如何透過教育體系的臺北帝國大學醫學部，影響

屬於衛生行政實務體系的臺灣總督府中央研究所衛生部？以及臺灣變化是臺灣特色，還是所有日本外地的特色？此外，過去學界多從官方政策，研究臺灣是日本帝國「熱帶」、「南進」的跳板；但從血清疫苗這般具普世應用型態的研究製造品而言，也是如此嗎？此時的臺灣，是殖民邊陲地，還是也能具有某種超越的獨特性？

上述諸多問題，都將在本書中一一解答。而如是議題的重要性在於：①過去臺灣醫學史研究鮮少討論日治時期的預防接種或血清疫苗議題，甚至有認為臺灣在 1945 年改隸後才開始有血清疫苗，更也沒有指出臺灣在日本時代的血清疫苗應用已非常蓬勃，甚且技術不落於日本甚至歐美。②過去的臺灣醫學史鮮少透過單一醫學領域專題，論述人事關聯與其對臺灣的影響。而本書以實證，呈現出細菌、血清疫苗專家間的人事問題，是人文現象、社會問題，也會對醫學教育和衛生行政帶來業務發展上的深刻影響。最終，本書還希望能帶給讀者以下三大觀點：

①當代臺灣習於疫苗防疫的習慣養成，可溯自 1906 年開始強制全新生兒種痘的全民種痘（種痘刀切種），和 1918 年霍亂疫情開啟的大規模預防針注射。

②臺灣島內強健預防衛生環境的建構，除了倚靠海港檢疫、隔離、消毒，也有賴日治前期已形成的接種防疫常規。

③日本殖民統治時期，臺灣因為特定人事的鏈結關係，已建立與日本某種同步的血清疫苗技術人才和資源。臺灣的相關技術人才、資源和製品，密切關係日本本土相關醫界的變動。臺灣因為殖民體制而有醫學從屬（subordinate）特性，但也能由此產生超越（transcend）現象。

最後一提，「細菌」(germs; bacteria)、「黴菌」(mould; mycete; mucedine；學名真菌) 或「病毒」(virus) 等等微生物，當代已可用基本結構和生物學差異來明確區分，但 20 世紀初期的醫學界對它們尚未清楚認識，也還沒有辦法精

確區分和定義。在當時的日本國內,不只翻譯法不同,前述名詞或定義也時見混用[18]。再例如,當代以「病毒」為病原體的一種,當時則以「病毒」指稱「所有引發致病的毒素」;直到 1931 年科學家通過電子顯微鏡看到病毒,才真正確認病毒的存在。當代能明確區分的腦膜炎、流行性腦脊髓膜炎與流行性腦炎,當時也因未能辨明而時有混用。當時所認知的預防注射有效,是基於當時醫界採用的認定方法,有時也與當代醫界判定的有效基準不同。以及 1945 年前日文所稱的「豫防液/預防液」或「ワクチン(vaccine)」,語意上有時間、社會、政治、學派等背景的差異,但翻譯為中文後則一率成為無差別之分的「疫苗」。本書對這類詞彙盡量改以當代語法,但引用或說明有時仍須延用當時用法,以忠實呈現原文原意。此外,「內地」、「本土」與「外地」等歷史名詞,並不適用於當代臺日關係的現狀。然而,因本書論述的是 1945 年終戰之前的臺日歷史,從當時的行政與法治角度來看,臺日之間確實存在外地對應本土/內地的關係。為了表示地域之間的不同層級,本書在引文之外也會使用「本土」、「外地」、「內地」等用詞。對於上述因此可能造成的讀者混亂或誤解,敬請見諒。

18　橫田陽子,《技術からみた日本衛生行政史》,頁 57。

01
第一部分

細菌和免疫應用開展
1870～1914

1853年（嘉永六年）美國艦隊來到江戶灣的「黑船來航」事件，促使日本結束鎖國，開啟與西方列強的接觸，此後隨之而來的是明治政府推動的一系列西化改革。本書第一部分「**細菌和免疫應用開展**」，即以1870年（明治三年）大學設置「種痘館」作為開端，至1914年（大正三年）第一次世界大戰開始以及傳染病研究所移管事件為終點，說明這段期間內，歐洲當時正在快速發展並成為主流的細菌學知識及血清疫苗等免疫技術，如何在日本國內和殖民地臺灣推展開來，並影響衛生行政和民間社會的改變。

　　在這一階段，細菌學不僅對日本的醫療實踐產生了深遠影響，重塑其衛生行政體系，並逐步擴展至殖民地臺灣，影響日、臺兩地的衛生管理模式。從細菌的發現到血清疫苗的應用，這些技術引進日本而後拓展生根的過程，既反映了全球醫學知識的流動，也展示日本如何透過引進、適應與發展這些技術，來強化其近代化的衛生治理能力。

　　尤其隨著防疫需求、細菌學和血清疫苗技術的發展，政府在衛生政策上逐漸形成了更制度化的公共衛生措施，和更強化的行政控制權，例如強制接種疫苗和各種傳染病防治措施。同時，技術的推廣與運用背後，隱含著人事團體之間的合作與權力角逐，彰顯出醫科學知識納入人性與政治力，以及演變為政府治理工具的過程。

　　本書第一部分即是探討這些變革如何形塑日本與臺灣的近代醫療衛生行政，並分析其中的權力運作與醫科學技術的政治意涵。

第一章
近代日本衛生行政的開展

| 一、衛生行政體系的轉變：從學術機構到內務省
| 二、細菌學與血清疫苗：新技術的推展
| 三、醫政同心推動近代公衛政策

　　本章說明近代日本衛生行政體制的發展，以及「醫政」在推動日本近代衛生改革中的重要作用。內容包括：

　　①近代日本衛生行政的知識與權力管理機關，從文教學術機構的大學、文部省，移轉到偏重社會實務的內務省、衛生局。內務省衛生局推動成立半官半民的大日本私立衛生會，使之掌管牛痘種繼所。大日本私立衛生會再成立附屬傳染病研究所。

　　②日本近代衛生行政的推動倚重西方的科學知識，並將之應用於疫病防治政策。內務省衛生局、大日本私立衛生會、帝國議會，合作支持傳染病研究所的血清疫苗研發應用。

　　③在推動近代衛生行政的過程中，日本的醫師進入政界成為官員，稱為「醫政」。他們將科學發現轉化為具體的公共衛生行動，成為推動衛生改革的核心力量。如後藤新平、北里柴三郎、高木友枝等醫師在衛生行政體系上的合作，即共同推促醫家的志向成真。

上述歷史，將關係到本書第二、三章將接續討論的殖民地臺灣衛生發展，和第四、六章之日本爾後一再發生衛生行政權歸屬爭議的緣由。惟本章討論的日本衛生史，內含不少日本機構和人名專有名詞，對不熟悉日本史的讀者而言，可能較有難度；讀者亦可先閱讀本書第二、三章，再回頭閱讀第一章。

◇ ◇ ◇

一、衛生行政體系的轉變：從學術機構到內務省

1. 大學和文部省負責國家衛生行政

　　日本在明治維新的西化改革時期，仿效西法兼融合日本國內現狀，大幅修改了國內既有的行政體制。其中在醫學與衛生方面，日本中央政府政府的衛生行政與醫學教育，原本是由稱為「大學」的學校機構來管理。如1870年（明治三年），大學內設置「種痘館」，管理國家的種痘業務。同年日本中央政府制定之〈賣藥檢查〉，以及核發藥品許可證等事項，也是由大學（時名大學東校）管理。1871年日本中央政府組織增設「文部省」（今文部科學省），類似臺灣當代的教育部。之後大學（時名東校）改歸文部省管轄，也仍持續管理中央政府的種痘及藥品管理等衛生行政業務[01]。直到1872年，文部省下增設醫務課，翌年升格為醫務局，負責擬定醫制和檢查、試驗各種藥品及衛生事務後，原由大學（時名東校）管控的國家衛生行政權才被陸續分出。上述的「大學」幾經演變，成為日後的東京帝國大學（今東京大學），如【圖1-1】。

　　例如1874年，文部省醫務局長改由甫從歐洲歸國的長與專齋（1838-1902*）擔任。同年東校改名「東京醫學校」，由長與專齋兼任校長。在長與專齋擔任醫務局長的任內，醫務局於1874年在東京府設立管理各種藥品的「司

01　厚生省醫務局，《醫制百年史 記述編》（東京：ぎょうせい，1976），頁44-45。

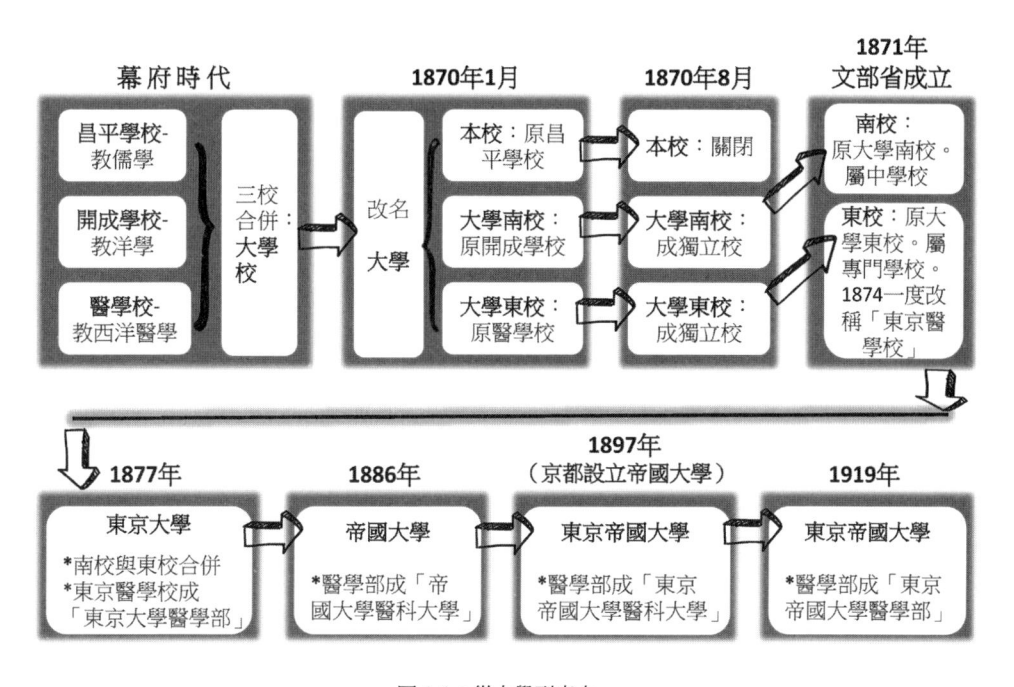

```
幕府時代                          1870年1月        1870年8月         1871年
                                                             文部省成立
┌─────────────┐                ┌──────────┐    ┌──────────┐   ┌──────────┐
│ 昌平學校-    │                │ 本校：原昌 │    │ 本校：關閉 │   │ 南校：   │
│ 教儒學       │ 三校           │ 平學校    │ => │          │   │ 原大學南校。│
├─────────────┤ 合併：  改名   ├──────────┤    ├──────────┤   │ 屬中學校 │
│ 開成學校-    │ 大學    大學   │ 大學南校： │    │ 大學南校： │   ├──────────┤
│ 教洋學       │ 校             │ 原開成學校 │ => │ 成獨立校  │   │ 東校：原大│
├─────────────┤                ├──────────┤    ├──────────┤   │ 學東校。屬│
│ 醫學校-      │                │ 大學東校： │    │ 大學東校： │   │ 專門學校。│
│ 教西洋醫學   │                │ 原醫學校  │ => │ 成獨立校  │   │ 1874一度改│
└─────────────┘                └──────────┘    └──────────┘   │ 稱「東京醫│
                                                                │ 學校」    │
                                                                └──────────┘
```

圖 1-1：從大學到東大
來源：筆者依東京帝國大學，《東京帝國大學學術大觀：醫學部傳染病研究所農學部》
（東京：東京帝國大學，1942），頁 3-7 製圖。

藥場」（1883 年改稱「衛生局試驗所」，今國立醫藥品食品衛生研究所），頒布〈毒劇藥取締令〉。也在東京府設立「牛痘種繼所」，負責保存和製造新鮮痘漿分發各地、研究更完善的接種法，並頒布〈種痘規則〉[02]。簡言之，日本中央政府的近代衛生行政和藥業、種痘等業務，最早是由「大學」和接管大學的文部省負責。

02　內務省衛生局編，《衛生局年報 昭和十五年》（東京：厚生省人口局，1943），頁 1-2。

> * 痘苗有分「人痘」（Variolation）和「牛痘」（Cowpox）兩種。人痘法在中國明朝以前就已出現，痘苗直接取自天花患者的痘漿或痘痂；只是痘毒較強烈，受種者反而可能因之死傷，甚或更擴大傳染成為疫情。英國醫師詹納（Edward Jenner，1749-1823）1798 年發表牛痘法，較人痘法穩定、低危險。歐洲自奧地利開始，於 1803 至 1840 年漸漸禁止接種人痘，最晚禁止的是英國。日本則是 1824 年出現日本史上第一個成功的洋式種痘—種牛痘—案例之後，於國內陸續設置公私立的種痘所、除痘館。（矢追秀武，《種痘》。東京：南條安通，1947，頁 3-6）
>
> * 長與專齋，肥前國（今長崎縣）人。師事緒方洪庵，後在長崎向荷蘭軍醫學西洋醫學、擔任長崎醫學校長。跟隨岩倉遣歐使節團赴歐歸國後，歷任醫務局長、東京醫學校長、衛生局長等職，確立日本近代的衛生行政。（上田正昭等監修，《日本人名大辭典》。東京：新人物往來社，1995，頁 1405）

2. 內務省衛生局接管國家衛生行政

1873 年，日本中央政府組織增設「內務省」，類似臺灣當代的內政部。內務省在 1875 年設置第七局，含庶務、製表、賣藥、種痘、出納五課，同時接管原本由文部省管轄的衛生事務。第七局在翌年（1876）改名衛生局。至此，日本中央政府的衛生行政業務改由內務省衛生局管理，首任衛生局長是長與專齋。以上日本中央政府衛生行政機關的演變如【圖 1-2】。長與專齋還有一個知名事蹟，就是他率先將歐語的 Hygiene 翻譯成日文——「衛生（えいせい，eisei）」。

衛生局成立後，參照西方法制和日本國情，陸續制定多項的衛生法規和設置地方衛生行政機構，使日本的衛生行政朝著近代化管理邁進。如 1876 年，衛生局規定各縣醫師須開始申報死亡統計、調查統計傳染病發生數。同年也頒布〈天花預防規則（天然痘預防規則）〉，規定「不遵守本規則，或鼓吹謠言、

大學（東大前身）

1870設種痘館，管理國家的種痘業務，也從事賣藥檢查及核發許可證

1871設文部省 1872設醫務課

*管轄大學（時名東校）

*1872設醫務課，1873改稱醫務局，擬定醫制和逐年接管東校管理的國家衛生業務

*1874醫務局長：長與專齋

*1874醫務局設司藥場，頒〈毒劇藥取締令〉；設牛痘種繼所，頒〈種痘規則〉

1873設內務省 1875設第七局

*1875內務省設第七局，負責製表、賣藥、種痘，接管原由文部省的衛生事務

*1876第七局改衛生局

*首任衛生局長：長與專齋，任期1875-1895

*1879設中央衛生會

國家衛生由大學、文部省管理 → 國家衛生由內務省第七局（衛生局）管理

圖 1-2：日本中央政府衛生行政機關演變
來源：筆者製圖。

拒絕種痘、蠱惑他人者，得科以罰金」[03]，被視為日本強制全民種痘的開始。1877 年，因長崎外國船艦、西南戰爭和在海陸路移動的軍隊引發嚴重的霍亂疫情，長與專齋一方面引進他在歐美見聞的警察衛生和衛生制度──隔離、消毒、清掃，二方面由內務省公告〈霍亂預防法〉、〈飲用水注意法〉等防疫方法守則。當時，衛生警察為了防止傳染病蔓延，對人群和物品採取隔離限制。然而民眾對這樣的新制度強烈不滿，集體反對建設避病院（即隔離病院）、攻擊防疫醫師和患者、反對患者進入避病院等行動，史稱「霍亂武裝起義（コレラ一揆）」。

1879 年霍亂疫情再次發生，內務省再公告〈海港霍亂傳染預防規則〉（幾天後改為〈船舶檢疫規則〉）、〈市街地清掃規則及廁所構造和屎尿掏取規則〉。

---

03 〈十六號天然痘預防規則〉，（日本）內閣總理府太政官・內閣關係第一類・明治九年第百五十七卷・內務省布達第二，申請號：公 01887100-016。

中央政府組織則增設中央衛生會,作為政策諮詢單位。也在各府縣設立衛生課、地方衛生會,町村設衛生委員,以收集、調查衛生實態[04]。翌年(1880),內務省整合過去所有防治霍亂的經驗和法規成為〈傳染病預防規則〉,指定霍亂、傷寒、赤痢、白喉、斑疹傷寒、天花,和其他由地方官提出且得到內務省認可的重要疾病為上揭預防規則指稱之傳染病。這些法定傳染病須依政府規定的方法和流程,進行通報、統計、清潔、養生(保養身體)、隔離、消毒等處置,違者處罰[05]。

簡言之,在近代日本衛生行政展開的過程中,知識與權力的關鍵力量,最初是在日本的大學和文部省。由學術機構培養近代的醫科學專業人才,人才從學術機構畢業後,再成為衛生行政的推手。之後隨著醫學知識與公共衛生需求的進一步擴大與實踐,衛生行政改由日本內務省接手。內務省管理國內的公共衛生,也系統化地推動衛生政策的社會實踐。如是的機構與權責移轉,反應了日本的衛生工作如何從學術領域轉向以內務省為中心的衛生行政實務領域。而內務省不斷加大管理層面和對社會群眾不斷加強的深度介入,也標誌著近代日本在衛生政策上的行政系統化與國家控制化趨勢。

上述日本於 1870 年代建置近代衛生法制和行政體系的時間,距離 1895 年統治臺灣,相差約廿年。此外,從日本國內的「霍亂武裝起義」來看,近代防疫措施在日本的實地實施,也是經過官民對立的陣痛期,並非「上行」即無痛地「下效」。也由於當時日本的衛生行政採用強硬的警察管制卻引發民間激烈反抗,長與專齋因此和軍醫石黑忠悳(1845-1941*)、東京大學醫學部長三宅秀、元老院議長佐野常民等人,籌設以啟蒙和普及公共衛生知識為目的,以政府為中心,民間機關從旁協助的半官方機構「大日本私立衛生會」(今日本公

04　內務省衛生局編,《衛生局年報 昭和十五年》,頁 1-6。
05　厚生省醫務局,《醫制百年史 記述編》,頁 47、130-131、252-253。

眾衛生協會），1883年正式成立[06]。

> *石黑忠悳，福島人。幕府醫學校畢業，入兵部省軍醫寮。1888年任軍醫學校長，2年後成陸軍軍醫總監、陸軍省醫務局長。1902年成貴族院議員。1917年任日本赤十字社長。醫學博士，確立日本陸軍衛生部和近代軍醫制度基礎。（上田正昭等監修，《日本人名大辭典》，頁145）

3. 大日本私立衛生會的影響力

大日本私立衛生會的成立目的在官民合作，共同推展、啟蒙和普及公共衛生，然而它的勢力和實際業務不斷擴張，逐漸變成政府組織外圍的重要衛生行政機構。這是因為：

①大日本私立衛生會的經費由內務省協助，組織幹部主要是內務省衛生局高級官僚、陸海軍軍醫和醫科大學教授等。1883年成立時的會員千餘人，翌年就成為近5千人。擁有全國如此多數會員的大日本私立衛生會，其聲量自然不可小覷。

②大日本私立衛生會握有國家衛生行政的部分實權。例如當時，「種痘」是國家衛生行政的重要項目，然而日本快速增加的種痘所和接種人數，也使受種者的傷亡人數明顯增加，迫使明治政府必須關注種痘安全和加速改革。1888年，因經費和技術考量，內務省衛生局將痘苗業務「牛痘種繼所」委託給大日本私立衛生會經營，大日本私立衛生會須長期預存牛痘苗以供應用，而衛生局長負監督之責[07]。為此，大日本私立衛生會聘請高木友枝（1858-1944*）擔任

---

06 阪上孝，〈公眾衛生の誕生─「大日本私立衛生會」の成立と展開〉，《經濟論叢》156：4（1995年10月），頁6-7。

07 〈內務省衛生局附屬牛痘種繼所ノ事業ハ大日本私立衛生會ニ附ス〉，（日本）公文類聚第十二編・明治二十一年第二卷・官職一・職制章程一，申請號：類00337100-023。

牛痘種繼所主管，以及聘用正在德國柯霍實驗室＊的北里柴三郎（1853-1931＊）擔任顧問。在高木友枝任內，牛痘種繼所仿效德國做法，革新痘苗的製造製程，使痘苗的毒性降低和可大量生產。對於日本醫界仍不統一的痘苗接種方式，高木友枝也建議把刺種法（slight puncture）改為切種法（incision，又稱切皮法）[08]。因為刺種使傷口小，但不易讓痘苗附著；切種又分單線式和十字形式，前者流行於歐洲和印度，後者因面積更廣，感染力加倍確實，但術後較易發炎。高木友枝認為，若新製造的痘苗品質穩定，且對人體有更高度的感染力，就更適合使用切種法[09]。此外，對於日本國內痘苗一直以來採行民間也可自由製造的作法，也提生由官方（牛痘種繼所）統一分發純良痘苗，以減少不良種痘和更擴大普及種痘的想法[10]。

由上述兩點可略見，大日本私立衛生會如何因為「人」（會員）和「衛生行政」（牛痘種繼所），而具有國家衛生業務的影響力。

4. 大日本私立衛生會附屬傳染病研究所

當時，國際間正興起在大學這樣高等教育機構以外，成立獨立實驗室的科學競爭氛圍，如法國巴斯德研究所、德國柯霍研究所。在這種國際氣氛下，1892年11月底，同樣作為獨立實驗研究的「傳染病研究所」在東京成立了（後分化為今國立感染症研究所與東京大學醫科學研究所[11]）。它不是隸屬於政府組織，而是附屬於半官半民的大日本私立衛生會。當時，因為世界知名的北里柴三郎即將從德國返國，但在日本卻沒有任何職位或去處；時任內務省衛生局

08　添川正夫，《日本痘苗史序說》（東京：近代出版，1987），頁88-144。

09　日新醫學社編，《北里研究所補修講演錄》（東京：日新醫學社，1915），頁34-36。

10　內務省衛生局編，《衛生局年報 明治二十八年》，頁32-33。

11　國立感染症研究所，《國立感染症研究所概要》（東京：國立感染症研究所，2023），頁3；東京大學醫科學研究所，《東京大學醫科學研究所概要》（東京：東京大學醫科學研究所，2008），頁4。

> * 高木友枝，陸奧國菊多郡（今福島縣磐城市）人，衛生學家，醫師，細菌學家。1885 年 5 月東京大學醫學部畢業，8 月任福井縣立病院長。之後歷任臺灣衛生多職。其他請詳參本文後述。
>
> * 北里柴三郎，肥後國（今熊本縣）阿蘇郡人。醫師，細菌學家，免疫學家，醫學博士，日本首位諾貝爾獎候選人。研究專長是破傷風毒素及免疫學理，1890 年因與貝林（Emil von Behring，1854-1917）共同創製白喉抗毒素血清而聞名國際。貝林，德國人，因研究白喉的血清療法，1901 年獲得首屆諾貝爾生理學或醫學獎。（白井勝美等編，《日本近現代人名辭典》。東京：吉川弘文館，2001，頁 339）
>
> * 柯霍實驗室，指柯霍被任命柏林皇家保健廳（Kaiserliche Gesundheitsamt）新設置的細菌學實驗室負責人後，學界對該實驗室的稱呼。柯霍在此開發出純培養法和滅菌法、發現結核和霍亂病原體。1888 年法國巴斯德研究所（Institut Pasteur）成立，德國也以之為範本，編列高昂的預算欲成立研究所。1890 年擬命名「傳染病研究所（Institute for Infectious Diseases for Prussia）」，1891 年正式成立時的名稱為「柯霍研究所」（Koch-Institut, Nordufer）。初期目的是研究結核治療藥——結核桿菌素（Tuberculin），雖然結果不佳，研究所仍因為與法國等國家的科學競爭而持續維持。（橫田陽子，〈日本近代における細菌學の制度化—衛生行政と大學アカデミズム〉，《科學史研究》48（2009 年夏），頁 66）

長兼大日本私立衛生會副會長的長與專齋因此居中，請摯友福澤諭吉（1835-1901*）用他在東京市芝公園旁的私人土地上蓋一間家屋，企業家森村市左衛門再捐贈儀器設備所需資金，成立傳染病研究所。之後經大日本私立衛生會討論決議，再納傳染病研究所為大日本私立衛生會附屬事業，研究傳染病的原因和預防、治療法，聘請北里柴三郎擔任所長[12]。

---

12 宮島幹之助，《北里柴三郎傳》（東京：北里研究所，1932），頁 63-64。

初期，傳染病研究所的建物僅是建坪十幾坪，共計6個房間的普通家屋，病房和研究空間均不足。1893年1月，以長谷川泰（1842-1912*）為首的約180名眾議院議員在帝國議會（今日本國會）提出對傳染病研究所的補助建議案。此案被貴、眾兩院快速通過和追加預算，確定1893至1895年三年間每年補助傳染病研究所1萬5千圓營運費。大日本私立衛生會也在同月底（1月底），向東京府申請租賃芝區愛宕町的內務省土地500多坪欲建築新研究所，租期10年；約兩周後，獲得東京府同意。

　　此後，作為直接領受政府財政補助的傳染病研究所，所務規則第一條據此修改為「依內務大臣命令研究各傳染病防治法」。只是傳染病研究所新建物的興建一開始並不順利。該新址要開工前，附近居民以傳染病有傳染風險、若消毒不完全會有危險、上下水道恐擴散疾病、傷害人際感情、醫院會妨礙地方繁榮等理由，發起各種反對、抗議運動。由於這些抗議運動，傳染病研究所的新建物直到1894年2月才完工，共有本館、解剖室、動物舍、消毒所、浴廁等等共八棟建物。在東京郊外的麻布地區，也建設了傳染病研究所附屬「養生園」，專門研究結核桿菌素和治療結核病患[13]。上述從內務省第七局（衛生局）到傳染病研究所的成立歷程，如【圖1-3】。

---

* 福澤諭吉，明治初期的啟蒙思想家、教育家、東京學士會院（今日本學士院）首任院長、慶應義塾大學創立者、明治時代六大教育家之一。1984年11月發行日幣一萬元紙鈔上的人像。

* 長谷川泰，新潟縣人，在順天堂等處學習西洋醫學。1876年創醫學校——濟生學舍（今日本醫科大學）。1890年成為眾議院議員，當選三屆。1898年任衛生局長。

（上田正昭等監修，《日本人名大辭典》，頁1597、1493）

13　宮島幹之助，《北里柴三郎傳》，頁62-69。

1875成立內務省第七局（衛生局）
*1875設第七局，負責製表、賣藥、種痘
*1876第七局改衛生局
*局長：長與專齋，任期1875-1895/9/7

1883成立大日本私立衛生會
*長與專齋和石黑忠悳等人提案
*半官方組織
*1888承包牛痘種繼所。所長為高木友枝

1892成立傳染病研究所
*隸屬大日本私立衛生會
*所長：北里柴三郎
*1893起受政府補助，成半官方機構
*依內務大臣命令研究傳染病防治法
*附設治療結核病患的養生園

1896衛生局下成立痘苗製造所、血清藥院

1899傳染病研究所成為國立機構

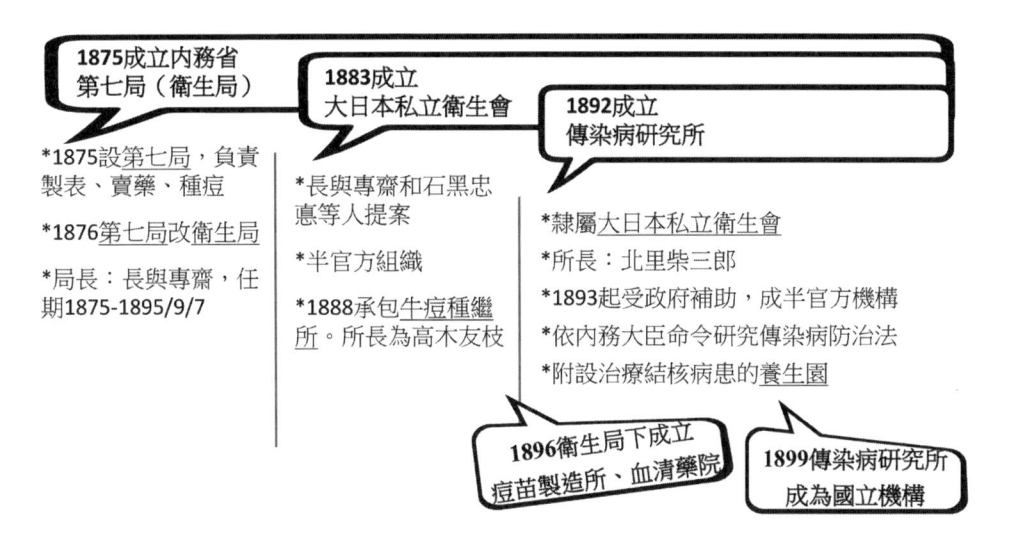

圖 1-3：內務省衛生局與傳染病研究所的興起
來源：筆者製圖。

二、細菌學與血清疫苗：新技術的推展

1. 重視現場與實務

對於傳染病研究所，北里柴三郎是以德國柯霍研究所為模範，視細菌學是與衛生行政現場一體而形成的現場科學。而且認為需要普及化，和從各個實際場域獲得新知識，因此採取獨立於大學、獨立進行專門研究的構想設立。研究所因此分為研究、診療、講習、預防及治療材料製造四部份，業務主軸為防治傳染病、研究衛生相關的細菌學說、對外推廣衛生教育、協助各種衛生檢定[14]。

其中，在研究方面，北里柴三郎的專長是破傷風和白喉血清療法。他與

---

14 宮島幹之助，《北里柴三郎傳》，頁 65、164-167。

助手梅野信吉（1863-1930*）等人一起研究，被視為日本近代血清治療法的開始[15]。

講習方面，則是在新研究所完工的 1894 年 3 月起，以醫師等的從業者為對象，開放每期 5 至 6 名的「講習生」入所，以一季時間學習細菌學大要，並可繼續鑽研 2 期以上。且考慮細菌學歷來僅是衛生學下的一分科，故在講習中特別突出細菌學和細菌檢查實務的課程。這也使細菌學之後漸漸發展成為獨立的學術專科[16]。

預防方面，受國家經費補助的傳染病研究所，須「依內務大臣命令研究各傳染病防治法」。如 1895 年中日甲午戰爭後，赤痢大流行，大日本私立衛生會即指派傳染病研究所調查赤痢病原及防治法。同年 7 月，由於凱旋軍人常發生吐瀉病症，可能是霍亂，大日本私立衛生會再令傳染病研究所到廣島的似島臨時陸軍檢疫所調查、檢疫。這兩次任務，傳染病研究所均不負眾望，不只發現病原菌，且以消毒和阻斷病菌傳播等等措施，成功消滅疫情。由於功績卓著，1895 年帝國議會延長對傳染病研究所的經費補助，使不限於三年[17]。

這幾次任務經驗，使北里柴三郎等人深深感受到實務作業上對細菌學知識人力的急迫需要，因此從 1895 年 4 月起擴大培養講習生的業務，使每期成為 20 名，以一年三次（後改成二次），一期一季，講述細菌學、流行病學大意、預防消毒論、傳染病治療法等課程。且安排實習課，練習顯微鏡檢查、微生物培養法、動物試驗、臨床診斷等。內務省衛生局也以公文通知各地首長，以「地方傳染病對策人材育成」為目的，鼓勵各地方長官勸誘醫師前往學習[18]。

15　北里研究所，《北里研究所一覽》（東京：北里研究所，1916），頁 1-2。

16　內務省衛生局編，《衛生局年報 明治二十八年》（東京：內務省衛生局，1898），頁 31-32；宮島幹之助，《北里柴三郎傳》，頁 79-80。

17　內務省衛生局，《衛生局年報 明治二十八年》，頁 31-32；大日本私立衛生會，《大日本私立衛生會一覽》（東京：大日本私立衛生會，1895），頁 30-38。

18　內務省衛生局編，《衛生局年報 明治二十八年》，頁 31-32。

此外，作為半官方機構的傳染病研究所，也從 1895 年開始協助籌辦官方的血清疫苗相關業務。

> * 梅野信吉，福岡縣人，獸醫師，獸醫學博士。1881 年入東京私立獸醫學校（今日本獸醫生命科學大學），1892 年受大日本私立衛生會令，在北里柴三郎帶領下從事細菌學研究和血清製造。以改良種痘法和開發狂犬病疫苗而聞名。（上田正昭等監修，《日本人名大辭典》，頁 292）

2. 痘苗製造所與血清藥院

前面曾提到，北里柴三郎的專長是血清療法，他與助手在傳染病研究所研究白喉血清暨其應用，被視為日本近代血清治療法的開始。隨著他們對自家附屬醫院和傳染病醫院廣尾醫院的患者實施白喉血清療法的實驗有成，加以白喉患者年年增加、當時有人抗議說北里柴三郎不應獨掌血清藥物的有利事業，以及後藤新平（1857-1929*）曾在廣島的似島檢疫所親眼見證霍亂血清的效果，這些種種因素，使後藤新平擔任內務省衛生局長後，就勸北里柴三郎將傳染病研究所的血清業務改為國營事業[19]。1895 年 11 月，衛生局以國際上白喉血清療法有效、外國製疫苗高價且運送耗時恐降低疫苗效力、任由日本民間自製恐會粗製濫造、由國立機構製造優良製劑有急迫需要等理由，向帝國議會提出國立的「痘苗製造所」與「血清製造所」設立案[20]。這兩案均被帝國議會快速同意，唯日本宮內廳認為過去民間稱徵兵為「血稅」，怕民眾誤會引起騷動，因此將「血清製造所」改名為「血清藥院」，強調「血清」是作為「藥用」的性質[21]。

19　宮島幹之助，《北里柴三郎傳》，頁 71、75；小高健，《傳染病研究所—近代醫學開拓の道のり》，頁 85-86。

20　內務省衛生局編，《衛生局年報 明治二十九年》（東京：內務省衛生局，1912），頁 10。

21　小高健，《傳染病研究所—近代醫學開拓の道のり》，頁 86-87。

1896 年 3 月，由內務省衛生局直接管轄的①痘苗製造所和②血清藥院同時成立。①痘苗製造所是衛生局向大日本私立衛生會收回牛痘種繼所，再改制成立，7 月公告〈痘苗販賣規則（痘苗賣下規則）〉。痘苗製造所分東京和大阪兩所，所長分別是赤沼信古和馬島珪之助（？-1919*）。②血清藥院由內務省技師高木友枝擔任技師兼院長，北里柴三郎擔任顧問。6 月公告〈白喉血清販賣規則（白喉血清賣下規則）〉，是日本官方製販人用血清的先聲。9 月，位在芝公園的血清藥院建築完成，北里柴三郎即將傳染病研究所的相關設備轉讓給血清藥院使用[22]。也由於①痘苗製造所和②血清藥院的設立，內務省衛生局 1897 年再增設防疫課，管理預防接種、停船檢疫、痘苗及血清、傳染病及地方病研究等事項。

　　另方面，由於傳染病研究所的傳染病防治業務自開所以來即成效顯著，吸引地方建議以公費設置衛生事務講習所，以及官方原本以為會是虧損事業的血清藥院，竟然賺錢且有不少盈餘；因此，1899 年 3 月，衛生局將傳染病研究所納入組織中，使傳染病研究所從半國立成為完全的國立機構。成為國立機構的傳染病研究所，仍是以北里柴三郎為所長，首屆部長有志賀潔（1871-1957*）、守屋伍造、淺川範彥。研究所的業務作業準則如〈傳染病講習規程〉、〈診療規程〉、〈血清疫苗分發規程（預防治療液分與規程）〉、〈排泄分泌物類檢查規程〉等，一併於同年 10 月公告在政府官報[23]。

22　內務省衛生局編，《衛生局年報 明治二十九年》，頁 8-12；宮島幹之助，《北里柴三郎傳》，頁 71。

23　內務省衛生局編，《衛生局年報 明治三十二年》（東京：內務省衛生局，1912），頁 4-5、20-21；北里研究所，《北里研究所一覽》，頁 3-4。

> * 後藤新平，陸奧國膽澤郡（今岩手縣奧州市）人。福島的須賀川醫學校畢業後，進入內務省衛生局。歷任內務省衛生局長、臺灣總督府民政長官、外務大臣、東京市長、內務大臣、帝都復興院總裁。其中，後藤在臺灣任職民政長官期間（1898 年 2 月至 1906 年 4 月），因總督兒玉源太郎身兼日本軍政要職，臺灣政務實際由後藤新平主持。後藤在任內一邊大力鎮壓武裝抗日運動，一邊進行土地、舊慣、人口等調查，並積極推動各項基礎建設、發展經濟，為日後臺灣總督府的統治、經營奠定重要基礎。（鶴見祐輔，《後藤新平傳》。東京：後藤新平傳記編纂會，1937）
>
> * 馬島珪之助，醫學博士，編著《細菌學性霍亂診斷書》、《白喉血清療法》等書。1905 年在香港取得英國的醫師執照，據報載，是日本人中首位獲得英國醫籍證書者。（〈香港派遣醫學士馬島珪之助が英國醫籍登錄を獲得〉，《讀賣新聞》，1905 年 6 月 27 日，版 2）
>
> * 志賀潔，仙臺人，1898 年發現赤痢菌。到德國向保羅・埃爾利希（Paul Ehrlich，1854-1915）學習免疫學和化學療法。後因研發、製造等功績卓著，1929 年獲得日本最高榮譽的帝國學士院賞。（上田正昭等監修，《日本人名大辭典》，頁 900；〈本年度學士院受賞者決定〉，《朝日新聞》東京朝刊，1929 年 3 月 13 日，版 3）

3. 專家流通兼任

①痘苗製造所、②血清藥院和③傳染病研究所都直屬於內務省衛生局，分別負責痘苗研製、血清疫苗研製和傳染病防治，三機構間的職員也時有互通。如痘苗製造所在 1899 年 4 月增加「顧問」一職，係由傳染病研究所所長北里柴三郎擔任。北里柴三郎也有實質貢獻，例如提出對製痘用小牛健康檢查，用苯酚（phenol，又名石炭酸）添加法除去痘苗內雜菌，並研發出稱為「牛體繼續法」的痘苗產製方法。1901 年，痘苗製造所增聘傳染病研究所所員梅野信吉為技師，接續研究牛體繼續法，於 1902 年初正式發表可使繼代苗種維持同等發痘力至五十代、甚至百代的牛傳牛痘苗「牛繼代痘苗*」。此一新技術，可大量製造質量穩定的痘苗。此後日本各地的公私立痘苗製造所或辦事處陸續被

廢除，包括國立痘苗製造所的大阪支所。到同年（1902）年底，全日本的痘苗製造僅限在東京的痘苗製造所進行，且由傳染病研究所所長北里柴三郎兼任所長。1903年初，再新聘傳染病研究所職員宮島幹之助（1872-1944*）為痘苗製造所技手。

> * 日文的「繼代」指繼代培養。即在細胞培養時，將細胞一部份移轉至新培地再行培養。此法除保有過去方法的發痘力不減特點，也可大幅減少牛隻撲殺數、避免牛疫風險，並擁有可確保原苗、苗體保存容易，以及能夠大量量產痘苗的特性。（添川正夫，《日本痘苗史序說》，頁58、88-94）
>
> * 宮島幹之助（宮嶋幹之助），寄生蟲學者。1898年東京帝國大學理科大學動物學科畢業（理學士），後成為日本第一位以理學部出身但成為醫學博士者。1901年任京都帝國大學醫科大學講師，1903年進入國立傳染病研究所，成痘苗製造所技手。

再如血清藥院，1901至1904年間陸續增聘傳染病研究所的北島多一（1870-1956*）、秦佐八郎（1873-1938*）、照內豐、志賀潔為血清藥院技師。血清藥院的製品和技術也有明顯提升。如1901年開始製造固態（非傳統的液態）破傷風血清，也提高白喉血清每一容量的免疫單位數。1902年因為從海外傳入霍亂疫情，血清藥院也研發出霍亂血清及疫苗，並也開始研製飯匙蛇毒血清。僅計算1902年時血清藥院有對外販賣的製品，就有鼠疫、霍亂、傷寒、赤痢、丹毒、結核等疾病的血清、疫苗、治療液等品項。這些血清疫苗製劑販賣至日本本土各地都不須藥品費及運送費，但每一壜運送到臺灣，要收1圓；運送到外國，要收2.5圓的運送費[24]。「壜」是日文的計量單位，意思同瓶，指放置液體的玻璃或陶製容器。

24　內務省衛生局編，《衛生局年報 明治三十四年》（東京：內務省衛生局，1912），頁1-19；同年報 明治三十五年，頁4-17；同年報 明治三十六年，頁13-17。

①痘苗製造所、②血清藥院和③傳染病研究所的業務和人事如上所述，屢有互通與重疊。1905 年 4 月，內務省衛生局廢除痘苗製造所和血清藥院，將所有業務納入傳染病研究所，以北里柴三郎為所長。上述機構間的隸屬關係和人事任免如【圖 1-4】。當時，為因應 1905 年傳染病研究所集合三所機構、擴大規模，內務省衛生局也依北里柴三郎建議，另於東京芝區白金臺町 1 萬 9 千坪土地建設新的傳染病研究所建築[25]。1906 年，傳染病研究所的新建築完工，建坪約 3 千坪，規模弘大、設備充實，有說與當時的德國柯霍研究所、法國巴斯德研究所、英國李斯特研究所（Lister Institute）等相比毫不遜色。更有說，新研究所與德國柯霍、法國巴斯德二所，在當時被稱為世界三大研究所[26]。此外，與新研究所建設同時，1906 年 2 月，傳染病研究所技師志賀潔和梅野信吉，分別以發現赤痢病原菌和製造新式痘苗功勞，獲日本皇室賜予單光旭日章[27]。

　　總體而言，以上所述各個機構間的分合與技術人事流通，呈現 1890 年代起日本中央衛生主管機關——內務省衛生局，積極建設血清疫苗相關單位機構的發展趨勢。而這個趨勢的背後，其實也隱含著人事的連結紐帶。

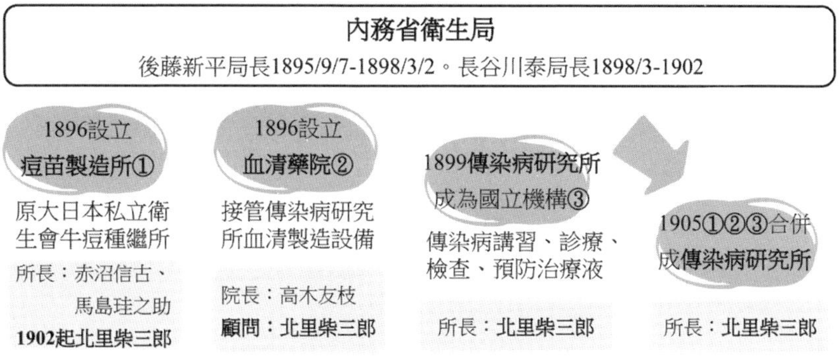

圖 1-4：日本國立血清疫苗研製機構發展簡要
來源：筆者製圖。

25　內務省衛生局編，《衛生局年報 明治三十八年》（東京：內務省衛生局，1912），頁 5、26。
26　宮島幹之助，《北里柴三郎傳》，頁 79-81。
27　〈醫學士之功績〉，《臺灣日日新報》漢文版，1906 年 2 月 8 日，版 1。

> * 北島多一，石川縣金澤市人，細菌學者、醫學博士。1894 年帝國大學醫科大學醫學科畢業後，任傳染病研究所助手。1897 至 1901 年留學德國，師事貝林。1931 年繼北里柴三郎之後，成為日本醫師會第二屆會長。（人事興信所編，《人事興信錄 第四版》。東京：人事興信所，1915，頁 み 58、き 350）
>
> * 秦佐八郎，島根縣美濃郡（今益田市）人，細菌學者。1895 年第三高等中學校醫學部（今岡山大學醫學部）畢業，1898 年進入傳染病研究所。1907 年赴德國的柯霍研究所從事免疫研究。1909 年與德國學者保羅・埃爾利希共同發明治療梅毒的特效藥「灑爾佛散」（德語 Salvarsan），也稱作砷凡納明、胂凡納明（英語 Arsphenamine）、606。保羅・埃爾利希獲得 1908 年的諾貝爾生理學或醫學獎。1911、1912、1913 年，秦佐八郎三度被提名諾貝爾獎，但均未獲獎。（臼井勝美等編，《日本近現代人名辭典》，頁 828）

三、醫政同心推動近代公衛政策

1. 後藤、高木、北里鐵三角

上述影響日本近代衛生發展的人物與機構，某些人名一再重複出現，或在各機構間互相協助兼職。他們彼此之間其實不僅止於機關首長或職員或同事的互動身分，尤其①後藤新平、②高木友枝和③北里柴三郎三人，就好像鐵三角一般的合作互動。

①後藤新平，自福島縣須賀川醫學校畢業後，歷任愛知縣醫學校長兼愛知醫院長、內務省衛生局官員，也曾兼任牛痘種繼所長。1890 年被選派赴德國留學，曾在柯霍實驗室進修，同儕之一為北里柴三郎。本來後藤新平和北里柴三郎的關係並不好，因為他們同在內務省衛生局工作時，當時後藤新平已是官員，認為北里柴三郎僅是大學畢業卻過於驕傲，北里柴三郎則認為後藤新平雖是文官但學理不足。直到後藤新平到柯霍實驗室進修並再次與北里柴三郎共事，兩

人看到對方做事認真且雙方有志一同，彼此才成為亦師亦友的友好關係[28]。

後藤新平先從德國返國，重回內務省衛生局任職。北里柴三郎較後藤新平晚回國，他回國時已是國際知名學者，但在日本國內沒有什麼人脈。北里柴三郎從德國返回日本後的生活與開支，主要倚賴後藤新平居中斡旋。當時，後藤新平是接替長與專齋擔任衛生局長的主要候選人，兼大日本私立衛生會幹事；但後藤新平離政府中央的中樞較遠，且無力於財政當局，故無法促成在內務省的組織內設立傳染病研究所。後藤新平一再斡旋，後與長與專齋、福澤諭吉協議，再經大日本私立衛生會議會同意，遂在大日本私立衛生會下成立（私立）傳染病研究所[29]。當傳染病研究所申請帝國議會補助案、移轉建地但遇上芝區居民抗議運動時，後藤新平均曾幫助排除困難[30]。

1893 年底，後藤新平因相馬事件＊而（被）離職，甚至入獄。這期間，則是北里柴三郎為其奔走，尤其盡力於決定事件關鍵的法醫學鑑定[31]。後藤新平出獄後，在他心情低落又無事可做之際，曾把他引進內務省衛生局的石黑忠悳（已成為陸軍軍醫總監）再次相助，把他推薦給陸軍次官兒玉源太郎（1852-1906＊），後藤新平因此到廣島的似島檢疫所擔任臨時陸軍檢疫部事務官。當時正值 1895 年中日戰爭結束，各種疫情接連發生，尤其軍隊常出現吐瀉症狀，內務省因此請大日本私立衛生會協助，也打算在似島建造大規模的檢疫所。於是，就在後藤新平被衛生局罷黜、改至陸軍檢疫部擔任似島臨時陸軍檢疫部事務官時，（私立）傳染病研究所長北里柴三郎協助後藤新平製作大型蒸汽消毒罐檢查裝置，提供陸軍檢疫使用。北里柴三郎也指派高木友枝前往似島調查、防治疫情，並在發現病源後嘗試霍亂血清療法。由於業務處理良好，後藤新平

28　宮島幹之助，《北里柴三郎傳》，頁 161-162。
29　宮島幹之助，《北里柴三郎傳》，頁 161-162。
30　小高健，《傳染病研究所－近代醫學開拓的道のり》，頁 85。
31　宮島幹之助，《北里柴三郎傳》，頁 161-162。

再度被拔擢[32]，1895 年升任內務省衛生局長（為繼長與專齋後的第二任局長），兼臺灣總督府衛生顧問囑託[33]*。

後藤新平升任內務省衛生局長後，與北里柴三郎更互相合作。在後藤新平擔任衛生局長的任內，先是促成國立痘苗製造所和血清藥院的成立，繼而促成傳染病研究所的國立化，北里柴三郎也活躍於內務省下的各個衛生行政機構。當後藤新平再從衛生局長被拔擢成為臺灣總督府民政首長，但無暇準備來臺事務，也是北里柴三郎以千金為後藤踐別和準備行囊。當後藤新平以醫事衛生為基礎地經營臺灣，也是借調、拔擢北里柴三郎門下的高才高木友枝。即便之後後藤新平離臺轉任南滿洲鐵道株式會社總裁，對於當地的醫療機關和衛生設施，或是 1911 年滿洲肺鼠疫大流行時，仍是與北里共商對策，運用學術拓展外交。1917 年大日本醫師會舉行首次總選舉，最後票選是由北里柴三郎擔任總會長，時任內務大臣的後藤新平亦有出力。兩人情誼於公於私，均相互提攜[34]。

②鐵三角之一的高木友枝，是福島縣人，後藤新平與北里柴三郎的愛將。高木友枝 1885 年從東京大學醫科大學畢業後，先後擔任福井縣立醫院長、鹿兒島醫院長、大日本私立衛生會牛痘種繼所長。1893 年到傳染病研究所任助手，1894 年被派赴香港調查鼠疫，1895 年被派赴似島臨時陸軍檢疫所調查吐瀉症[35]。高木友枝日後成為傳染病研究所治療部長，1896 年成為內務省技師兼中央衛生會委員、國立血清藥院首任院長。1897 年，他代表日本到海外參加一連串國際醫事會議，以年餘時間在歐洲考察衛生制度及痘苗製造實況，也在德國柯霍研究所當助手。1899 年底回國，翌年 5 月起擔任內務省衛生局防疫課長，隨後再兼任臨時檢疫事務官、大阪臨時鼠疫預防事務局顧問。當 1898 年後藤

32　小高健，《傳染病研究所—近代醫學開拓の道のり》，頁 85。

33　〈衛生局長の臺灣行〉，《朝日新聞》1898 年 1 月 29 日，版 1。

34　宮島幹之助，《北里柴三郎傳》，頁 162-163。

35　內務省衛生局編，《衛生局年報 明治二十八年》，頁 31。

新平跟著臺灣總督兒玉源太郎來臺擔任民政長官時，高木友枝也來臺任職，協助主持衛生相關的行政與教育事務[36]。

小田俊郎記述：

> 北里柴三郎設傳染病研究所時，（高木友枝）在其屬下擔任內務技師，他後來擔任血清藥院技師兼內務技師。……高木友枝來臺是接受後藤邀請，兩人關係密切。明治十六年（1883），後藤擔任內政部官員時，讀大學的高木因偶然的機會認識後藤，當時被後藤的氣質、性格吸引，意氣相投，以後兩人的友誼更深。高木任職傳染病研究所時發生相馬事件，後藤因連坐入獄時，高木經常送東西給後藤，並代為照顧後藤家屬，後藤家屬始終感恩高木。中日戰爭期間，明治廿八年（1895）3月公布臨時陸軍驗疫部官制，部長由日後成為臺灣總督的陸軍少將兒玉源太郎擔任，事務官長是後藤新平，其他的幹部都是軍人，只有後藤一人是文官，這是兒玉與後藤第一次共事。當時在軍用船上發現許多霍亂病患，後藤從傳染病研究所延聘高木友枝擔任似島檢疫所事務官，製造霍亂血清，用以治療病患。霍亂血清付諸於實用，是世界創舉。明治廿九年（1896），高木擔任內務技師時，後藤擔任衛生局長，是他的直屬長官。兩人肝膽相照，同心致力於改善臺灣的衛生行政工作[37]。

簡言之，後藤、高木、北里三人間的關係密切，是同事、上下屬也是朋友，又有共同的目標。他們彼此的感情深厚，時人亦已論於報刊[38]。

---

36 〈血清醫藥院技師兼內務技師臨時檢疫事務官正六位高木友枝ヲ臺灣總督府醫院醫長兼總督府醫院長、總督府技師、醫學校教授、醫學校長ニ任ス〉，「臺灣總督府公文類纂」00000789001，頁1-10。
37 小田俊郎著，洪有錫譯，《臺灣醫學五十年》（臺北：前衛，2009），頁81-82。
38 田原天南，〈衛生局時代（十三）男爵と北里氏高木氏〉，《臺灣日日新報》1907年3月12日，版1；田原天南，〈衛生局時代（十九）衛生局と醫科大學との衝突（五）〉，《臺灣日日新報》1907年3月20日，版1等系列文章。

> * 相馬事件（1877-1895），為藩主相馬誠胤（1852-1892）被家人以作出異於常人的作為而一直被關在屋內，引起他人控告其家人對他私自監禁、有陰謀之說，以及被告方的反控誣告。後藤新平也被捲入此訴訟中，最後被判決無罪。以此為契機，日本1900年制定〈精神病者監護法〉，為〈精神衛生法〉前身。（武光誠等編集，《日本史用語大事典》。東京：新人物往來社，1995，頁685）
>
> * 兒玉源太郎，德山藩（今山口縣）人。明治維新以後加入陸軍，在幾次內亂中建有戰功。1877年出任陸軍大學校長，引進德國的軍事制度與戰術，對日本陸軍的現代化深具影響。1898年2月出任臺灣第四任總督。在任期間，兼任陸軍大臣、內務大臣、文部大臣。1903年日俄戰爭，兒玉源太郎任陸軍參謀本部次長，1904年6月升任陸軍上將，隨後就任滿洲軍總司令部總參謀長。1906年4月辭去臺灣總督，擔任陸軍參謀總長，不久病逝。兒玉因身兼日本國內軍政要職，以總督身分停留臺灣的期間很短，臺灣政務實際委由民政長官後藤新平主持。（原幹洲編，《自治制度改正十周年紀念人物史》。臺北：勤勞と富源社，1931，頁1）
>
> *「囑託」和「心得」都是日本的一種職級，前者是在非正式雇用關係下，任命從事某種業務的身分；後者是代理或輔佐上級管理職務的職名，如「課長心得」，可能是沒有課長時擔任代理課長，也可能是有課長時作為輔佐課長的人。

2. 行政與財政部門合作

然而，僅有衛生行政實權，尚不足以讓傳染病研究所發展成為半國立，甚至是國立機構。因為當時政府財政支出和機構的異動，都需要經過帝國議會，尤其是眾議院的同意。政策的實施，也要面對其他競爭者或反對力量的挑戰。

前面曾提到，1892年傳染病研究所創立之初，眾議員中以長谷川泰為首表態大力支持，之後長谷川泰就與長與專齋和後藤新平等人一同策劃傳染病研究所的成立。當1893年傳染病研究所向東京府申請租借場地時，文部省也同時

向帝國議會提出擬在（東京）帝國大學下，設立傳染病研究所及附屬醫院建築費約 3 萬 4 千圓的預算案。當時的帝國議會有分貴、眾兩院，兩院權限均等，但眾議院擁有預算先議權。身為眾議院預算委員會員，且主審文部省預算案的長谷川泰，立即率先主張刪除文部省案，並以演說說服全眾議院議員表態反對。緊接著，長谷川泰再結合其他議員共同立案，並得到其他約 180 名的附議者，在眾議院提出「建議補助大日本私立衛生會傳染病研究所」案並獲得通過，故得立即追加預算，協助傳染病研究所擴大營運所需的建設費及經常費。因此得以出現上述「1893 至 1895 年三年間每年補助傳染病研究所 1 萬 5 千圓營運費」的追加預算案[39]，也使傳染病研究所從私立成為受政府補助的半國立組織。

當 1893 年傳染病研究所在芝區愛宕町的新建地遇到當地居民反對運動時，長谷川泰亦站在第一線平息反對運動。長谷川泰之後在 1911 年傳染病研究所講習證書頒發典禮上公開演說這段記事：

> 當時住在芝公園內的子爵兼眾議院議員末松謙澄……和前帝國大學校長渡邊洪基等人為主動者，煽動居民……我乃進行演說，說明慈惠醫院也位在芝公園附近…英國也是在公園內設立醫院，與傳染病研究所在芝公園附近設立，有何不同？…我以 5 萬 5 千餘字的演說，加上率領壯士 30 人手持木劍鎮守，結果平安結束演說，也平息了居民的反對運動[40]。

上述的「率領壯士 30 人手持木劍鎮守」，一則是保護、控制治安，二也可看見當時官方面對抗議群眾的一種行政策略。

可以說，日本以北里柴三郎等人為首的血清疫苗技術和相關機構興起與發展，除了受到世界醫學發展的影響，也深刻關係著①日本衛生主管機關內務省衛生部的意向，②掌理預算與立法的帝國議會眾議院是否支持，以及③大日本

39　宮島幹之助，《北里柴三郎傳》，頁 65-66、164-167。

40　宮島幹之助，《北里柴三郎傳》，頁 167-168。

私立衛生會廣大且有力的會員群眾基礎。而眾議會議員長谷川泰與北里柴三郎等人的親近，亦展現在北里柴三郎曾協助長谷川泰經營、培養醫師的濟生學舍。以及，當1898年後藤新平赴臺任職，向來支持內務省衛生局和傳染病研究所的長谷川泰，則繼後藤新平之後擔任內務省衛生局第三屆局長。翌年（1899）傳染病研究所成為國立機構，時人視之相當於北里柴三郎血清疫苗事業的擴大，甚至有時論「長谷川衛生局長僅是北里傀儡，衛生局在內務省，而局長在愛宕町（即傳染病研究所所在地）[41]」。上述機構、人員間的合作關係，可參見【圖1-5】。

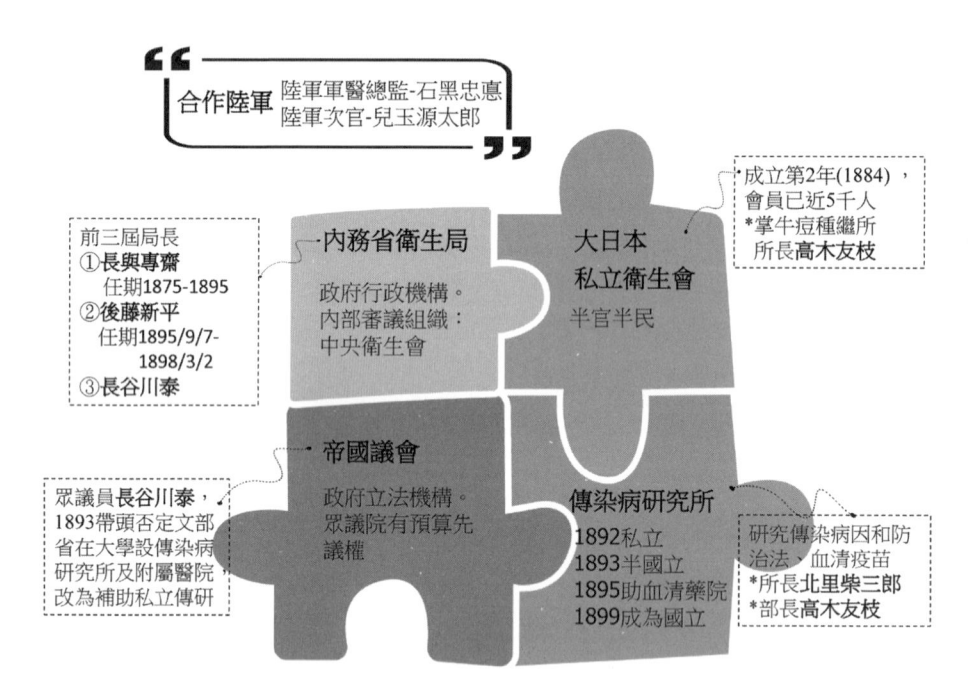

圖1-5：日本中央衛生行政的運作架構
來源：筆者製圖。

41　宮島幹之助，《北里柴三郎傳》，頁168-169。

小結

整體而言，本章簡介了明治維新以降，日本國內衛生行政體系在西方近代醫科學思潮和跨國傳染病防治的雙重牽引下，發生如何的人事現象和轉變。包括：

①日本衛生行政的主管機關，明治初期從**學術機構、偏重學理**的大學（後身為東京大學）、文部省（類似臺灣教育部），移轉到**衛生行政、偏重社會實務**的內務省（類似臺灣內政部）。內務省官員再推動成立半官半民的大日本私立衛生會，並使該會具有衛生實務的實力和勢力；其轄下機構包括牛痘種繼所、附屬傳染病研究所。內務省衛生局的一系列措施，也標誌著近代日本在衛生行政上的政策系統化與國家控制化趨勢。

②近代日本衛生行政的推動係以科學知識為基礎。19世紀末，細菌學成為近代醫學的重要分支，日本也迅速應用這些知識。以防治跨國傳染病為基礎，內務省衛生局、大日本私立衛生會、帝國議會內的部分人士，團結一心，在傳染病研究所發展血清疫苗。大學、文部省幾度爭取，卻失敗未果。而血清疫苗技術的發展，日後將成為日本衛生行政上的重要工具。

③在推動近代衛生行政的過程中，日本的「醫政」體系扮演了協調與執行的角色。在這一時期，醫師進入政界成為官員，並將科學發現轉化為具體的公共衛生行動，成為推動衛生改革的核心力量。醫師、政府與衛生行政緊密結合，不僅表現在衛生建設、衛生統計、醫學研究設施建設等方面的系統化管理，也反應在血清疫苗這類新醫學技術的研發與應用。其中後藤新平、北里柴三郎、高木友枝等人合作，更是共同推促彼此的志向成真，且影響深遠。

在上述的大環境背景下，1895年日本開始統治新領土臺灣。上述日本醫政結合的模式，也將成為臺灣殖民地衛生政策的重要參考。下一章將接續以天花種痘和鼠疫防治的兩個案例，呈現本章日本衛生行政與日後臺灣衛生行政之間的連結。

本章焦點

展示日本衛生行政體系的演變過程,這將關係日後臺灣總督府的衛生行政作法。

1. 明治維新以降
   - 西方近代醫科學思潮
   - 跨國傳染病防治
2. 日本衛生行政主管機關的變遷
   - 大學
     - 重學理,後身為東京大學
     - 初期衛生行政主管機關
   - 文部省
     - 類似臺灣教育部,管理文教與研究
   - 內務省
     - 類似臺灣內政部,重社會實務
     - 促成半官半民的大日本私立衛生會
       * 牛痘種繼所
       * 附屬傳染病研究所
3. 以防治傳染病為主旨之合作
   - 內務省衛生局
   - 大日本私立衛生會
   - 帝國議會議員
4. 血清疫苗機構發展
   - 內務省下發展血清疫苗研究製造機構
   - 大學和文部省爭取設立研究所卻未果
5. 關鍵人物
   - 後藤新平
   - 北里柴三郎
   - 高木友枝(三人合作推動衛生行政和血清疫苗)

次章焦點

- 1895 年日本開始統治臺灣
- 臺灣的天花種痘與鼠疫防治
- 日臺衛生行政的連結

第二章

邁向全民接種

一、技術革新開啟全民種痘
二、鼠疫預防針的嘗試與中斷

第一章闡述的日本內務省衛生局、傳染病研究所和其所注重的近代細菌學和血清疫苗技術，在日本統治臺灣後，也跟著日本殖民者帶入臺灣。本章透過臺灣總督府處理天花和鼠疫兩大法定傳染病的方式來舉例呈現。內容包括：

①天花防疫從最初的推廣種痘進展到強制種痘，臺灣總督府的政策經歷了「因地制宜修改法規」和「技術革新推動全面種痘」的過程，並透過不定期的臨時種痘來擴大群體免疫。期間，臺灣民政長官後藤新平，和臺灣中央衛生會幹事高木友枝（前牛痘種繼所所長），與日本的內務省衛生局、痘苗製造所、傳染病研究所，有密切合作，也保障了疫苗的供應和技術支持。

②面對鼠疫疫情，臺灣總督府先是請東京帝國大學的緒方正規來臺協助，反應出當時對專業技術的依賴。1900年由於血清藥院、傳染病研究所在關西大阪嘗試接種鼠疫疫苗，疫區臺南也嘗試接種並作為大阪的對照組。當時臺灣所用的鼠疫血清疫苗來自血清藥院，且臺南接種計畫曾受北里柴三郎指導。

③以上事件發生時，正是後藤新平來臺擔任民政長官之後。臺灣防疫措施的種痘和血清疫苗法，處處得見傳染病研究所關係人事的深度參與。

◇ ◇ ◇

一、技術革新開啟全民種痘

1. 人痘到牛痘

近代衛生行政的特色，包括立法、調查和管控。臺灣總督府在臺灣：①為防治和管理傳染病，尤其針對能猛烈發作、傳播速度快、死亡率高、危險性高等須特別管控注意的傳染病，會訂立法規，設定專門的處理、通報暨防範流程。臺灣總督府1896年即頒布〈船舶檢疫臨時手續〉和〈臺灣傳染病預防規則〉，後者訂霍亂、鼠疫、痢疾（赤痢）、天花、斑疹傷寒、傷寒、白喉及猩紅熱之八種疾病為受預防規則規範傳染病，俗稱「法定傳染病」。1900年日本內閣公告的「風土病及流行病」，於上述疾病外，再加上瘧疾、脚氣病（Beriberi）、麻疹、流行性感冒、回歸熱（Relapsing Fever）、流行性腦脊髓膜炎[01]。②對於衛生調查和檢驗，先是1896年設立臺灣總督府製藥所，專責管理藥業和衛生試驗事務。後者又分化學性（如飲食物）和細菌學（如病菌、消毒力，當時稱為「黴菌學」）兩類試驗[02]。1899年再設立「臺灣傳染病及地方病調查委員會」，調查研究臺灣的傳染病和地方風土疾病。③為管制藥品的使用和進口，1896年頒告〈臺灣藥劑師、藥種商、製藥者取締規則〉，其中藥種商販賣物種類的第一類品項就是血清（serum）與疫苗（prophylactic fluid，當時日語稱「預防液」）類的預防治療藥品。1900年9月再公告的〈臺灣藥品取締規則〉，其中毒劇藥

---

01 〈臺灣傳染病豫防規則〉，《臺灣總督府府報》21（1896年10月15日），頁20；〈風土病及流行病ノ種類指定ノ件〉，《臺灣總督府府報》743（1900年5月4日），頁27-28。

02 臺灣總督府製藥所，《臺灣總督府製藥所年報 一》（臺北：臺灣總督府製藥所，1898），頁44-45。

的品項也包括血清疫苗[03]。日治初期的臺灣社會疫病頻發，上述法令是維護臺灣醫療衛生環境的重要基礎，而這些基礎隨著時空變異也各有發展。

以天花為例。天花（Smallpox）是一種由天花病毒引起的急性傳染病。此病在第 4 世紀已見於中國及印度，16 世紀曾造成全球 350 多萬人死亡。1970年以前，全球每年感染人數超過 1,500 萬人以上，其中至少 200 萬人死亡。因此，世界衛生組織（WHO）計畫根除天花，方式包括建置策略性的疾病監測調查系統、確實隔離任何可能的個案、對接觸者接種痘苗。1980 年，世界衛生組織正式宣布野生的天花病毒自地球上完全根除，不會再自然發生，並建議所有國家停止牛痘疫苗的接種。天花病毒成為第一個人類從自然界根除的病毒[04]。

臺灣在清朝時期已出現幾次「患痘」的天花疫情紀錄。也是在清朝時期，臺灣已出現人痘法和牛痘法。前者如吳沙開蘭：「屬番社患痘，出方施藥，全活者眾，番德之」[05]。後者如 19 世紀末，「打狗的梅爾醫生現在派遣巡迴醫療隊對墾民與野蠻人都提出警告，要預防假疫苗。每天有很多漢人和野蠻人得到免費預防注射。」[06] 在當時實驗室產血清疫苗尚未發達的年代，這段引文所指的疫苗、假疫苗、預防注射，實應指痘苗接種。又，「預防注射」出自該書譯者的翻譯，實際所指應為「接種」，因為當時種痘的技術如第一章所述，是「切種」或「刺種」而非以針頭注射；痘苗使用注射針的預防注射法，是 1930 年代才開發的新技術[07]。

日本統治臺灣後，因為臺北和臺中出現天花患者，臺灣總督府一邊防疫，

---

03 〈臺灣藥品取締規則二依ル毒藥劇藥品目〉，《臺灣總督府府報》862（1900 年 11 月 22 日），頁 22-23。
04 〈傳染病介紹－天花〉，「衛生福利部疾病管制署」網站，https://reurl.cc/bV12ll（2024/4/6 檢索）。
05 楊廷理（1747-1813），〈議開後山噶瑪蘭（即蛤仔難）〉，收於陳淑均纂，李祺生續輯，《噶瑪蘭廳志卷七》臺灣文獻叢刊第一六〇種（臺北：臺灣銀行經濟研究室，1963；1852 年原刊），頁 7。
06 費德廉作，羅效德譯，《看見十九世紀臺灣：十四位西方旅行者的福爾摩沙故事者》（臺北：如果，2006），頁 69。
07 〈皮膚に瘡痕を殘さぬ皮下注射種痘を完成〉，《臺衛新報》97（1936 年 10 月），頁 12。

一邊將國內的種痘技術和法令移入臺灣。先是,臺灣總督府在 1896 年頒布〈種痘手續〉,規定痘苗的初種與再種原則、時間、種後檢查、核發證明與回報[08]。同年 7 月,總督府再以春秋兩期適合種痘,規定每年 4 和 10 月為兩次定期種痘時間[09],並鼓勵各地方政府平時就要設立適合各地方種痘的實施方法以助普及,以及適時實施臨時種痘。希望透過推展已知之有效的疫苗防疫法,阻斷當下和未來可能接續發生的天花疫情。

翌年（1897）,由於臺南縣調查當地的天花疫情,認為是臺籍醫生（指傳統的臺灣醫者）使用臺灣傳統的人痘接種法,反而使痘毒擴散,因此建議臺灣總督府發布全臺性的禁令。此案歷經臺灣總督府內各單位審議,不到一週,府方就公告「自今禁止以天花患者之痘漿痘痂接種」,即禁用人痘漿接種。同時為了安定臺灣人民心,特別以漢文公告,說明政府規定只能使用牛痘是因為它效用穩定、毒性弱、比人痘安全,

> 無論人痘漿有無產生預防效力,該媒介引起傷害和毒性很大,會損害天然美貌、快速引起夭折;而牛痘漿有效無害,又可終生得免疫質,禁止過去以來接種法,是出於保護普遍民眾健康之盛意……[10]

官方透過多種宣傳,鼓吹大眾支持牛痘接種法的改革。然而 1898 年初,因〈公醫報告〉和〈嘉義縣知事報告〉仍發現地方上有使用人痘接種的情形,臺灣總督府因此有再次發布人痘禁令[11]。

---

08 〈種痘手續地方廳へ通達〉,「臺灣總督府公文類纂」00000090020,頁 129-131。
09 〈痘苗請求方ニ關シ地方廳へ通達〉,「臺灣總督府公文類纂」00000090021,頁 132-134。
10 〈痘瘡患者ノ痘漿又ハ痘痂接種禁止ノ件〉,《臺灣總督府府報》63（1897 年 4 月 20 日）,頁 21。
11 〈土人醫生ニ於テ痘瘡患者ノ痘漿等ヲ人體ニ接種ニ付病毒傳播ノ恐アル旨嘉義縣報告ニ依リ知事廳長へ注意〉,「臺灣總督府公文類纂」00004558001,頁 7-13。

2. 種痘法因地制宜

這期間，臺灣總督府也參照日本的〈種痘規則〉（1885年公布），訂定臺灣的〈種痘施行標準〉（1897年公告），規定種痘分定期、再種、臨時三種，各有年齡、時機等條件限制[12]。以及參照日本的〈痘苗請求手續〉訓令，在臺灣公布〈痘苗請求方法〉（1897年），規定每年1月底和7月底為兩次申請時間，由各地方申報所需數量後，由臺灣總督府統一向日本等地申購痘苗[13]。痘苗以船運來臺，會先通知船期時間，臺灣方面則進行地方分配、公告種痘等預備程序，再對被指定的民眾群體接種[14]。

同樣在這一年（1897），為了推廣種痘，臺灣總督府也公告

> 本島過去有由臺灣人醫生專門行之習慣，若全侷限由醫師執行，尤如於山村僻地，會有害種痘的普及，故臺籍醫生中有多年施行種痘術且熟習該術者，醫院或公署可以之為助手名義交付種苗並行種痘術[15]。

上述引文指出「允許臺灣人醫生以助手身分」協助醫師種痘。所謂的「臺灣人醫生」指日治之前已經在臺灣開業的醫生，如中醫或傳教士洋醫。「醫師」指日本法規認可的西醫[16]。

只是，按日本慣例而制定的每年春秋兩次定期種痘，或稱為通常種痘，在

---

12 〈種痘普及方及施行標準〉，「臺灣總督府公文類纂」00000061020，頁121-123；細謹舍編，《衛生法律規則》（岡山：細謹舍，1891），頁103-104。

13 〈痘苗請求方ニ關シ地方廳ヘ通達〉，「臺灣總督府公文類纂」00000090021，頁132-134。另外，向日本申請痘苗，須依〈傳染病研究所痘苗、血清類賣捌規則〉、〈關於血清、痘苗、白喉類毒素及治療液費用交付之件〉、〈痘苗賣渡手續〉、〈痘苗使用心得〉等法規規定。田山宗堯，《防疫之栞》（東京：警眼社，1912），頁343-369。

14 〈準備痘苗〉,《臺灣日日新報》1909年2月18日，版4；〈春季種痘施行期及場所區或等制定ノ件（新竹廳告示第十號）〉，「臺灣總督府公文類纂」00000766034，頁308-309。

15 〈律令第一號臺灣種痘規則〉，「臺灣總督府公文類纂」00001165002，頁20-132。

16 〈臺灣醫生免許規則（府令第四七號）並ニ同上ニ關シ各醫院長ヘ通達〉，「臺灣總督府公文類纂」00000584025，頁189-213。

臺灣實施時卻常有〈公醫報告〉反應：時節不適當有礙種痘，臺灣總督府中央衛生會因此請各地方實地調查適合時間。結果，臺北、新竹、澎湖因氣候和農閒，以原訂者為適當；鳳山、臺南、臺中、嘉義、宜蘭、臺東，因氣候、臺人舊慣、痘苗保存、農忙與否等，以 12 至 3 月為適合，尤 3 月最佳，2 月為次。臺南、臺中、嘉義及宜蘭則建議一年只種痘一次。最後，中央衛生會決議改以每年 2、3 兩個月中施行一次通常種痘，一年一次，於 1898 年 8 月發文通告實施[17]。臺灣民間也因此僅流傳「種春痘」，而不是「種秋痘」、「種夏痘」的說法[18]。

上述臺灣總督府由上而下實施種痘相關法令的演變如【圖 2-1】。這期間，臺灣總督府曾觀察臺灣的傳統習慣和地理實務需求，因地制宜的修法變通。也公告認同傳統的臺灣醫生，借助其力協助種痘、提高接種比例、增加臺灣民眾的信心和接受度。上述法令宣告或實施的過程也呈現出，官方法令不是一公告就能被確實執行。例如禁用人痘令就有被「再次宣告」，顯然是因為第一次公告時，無法確實達到上行下效的成果。

之後，隨著實作經驗漸漸豐富，1900 年前後，臺灣各地方政府也以臺灣總督府頒布的法令為母法，各自制定適合各地方、更詳盡的種痘流程細節[19]。最遲到 1902 年，臺灣的地方政府也已經發展出一套傳染病垂直和平行通報系統。此通報系統直接關聯著臨時種痘是否實施，和臨時種痘施行時的範圍程度等等執行細節[20]。

---

17 〈種痘施行期變更ニ關スル通達〉，「臺灣總督府公文類纂」00000248021，頁 139-167。

18 如張麗俊，《水竹居主人日記（一）》（臺北：中央研究院近代史研究所；臺中縣：臺中縣文化局，2000），頁 36、39：「午後…來家『種春痘』…。」「明天欲來…驗保內前日『種春痘』」（1906 年 3 月）。

19 如〈臺北縣、種痘施行手續ヲ定ム〉，「臺灣史料稿本」，1900 年 12 月 18 日。

20 如〈痘瘡患者發生（南投廳告示第五號）〉，「臺灣總督府公文類纂」00000737002X027，頁 19-83；〈痘瘡患者發生（南投廳告示第七號）〉，「臺灣總督府公文類纂」00000737002X029，頁 19-83；〈痘瘡患者發生（南投廳告示第十號）〉，「臺灣總督府公文類纂」00000737002X032，頁 19-83 等。

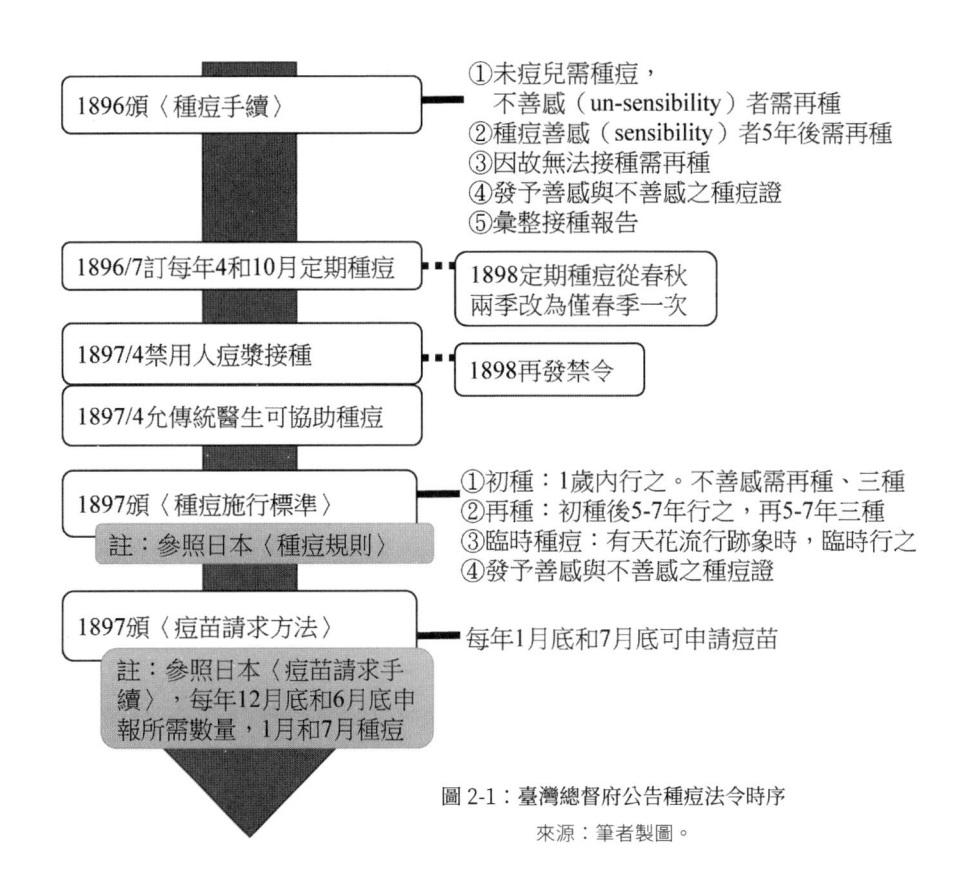

```
1896頒〈種痘手續〉 ─── ①未痘兒需種痘，
                       不善感（un-sensibility）者需再種
                     ②種痘善感（sensibility）者5年後需再種
                     ③因故無法接種需再種
                     ④發予善感與不善感之種痘證
                     ⑤彙整接種報告

1896/7訂每年4和10月定期種痘 ── 1898定期種痘從春秋
                              兩季改為僅春季一次

1897/4禁用人痘漿接種 ── 1898再發禁令

1897/4允傳統醫生可協助種痘

1897頒〈種痘施行標準〉 ── ①初種：1歲內行之。不善感需再種、三種
  註：參照日本〈種痘規則〉    ②再種：初種後5-7年行之，再5-7年三種
                           ③臨時種痘：有天花流行跡象時，臨時行之
                           ④發予善感與不善感之種痘證

1897頒〈痘苗請求方法〉 ── 每年1月底和7月底可申請痘苗
  註：參照日本〈痘苗請求手
  續〉，每年12月底和6月底申
  報所需數量，1月和7月種痘
```

圖 2-1：臺灣總督府公告種痘法令時序
來源：筆者製圖。

3. 推廣種痘

　　對比上述法制層面，種痘在臺灣民間的實際接種情形又是如何呢？【表 2-1】是日本痘苗製造所交付給臺灣的痘苗數量，可見 1897 年的數量明顯高於之後幾個年度。其原因之一，在於當年是臺灣總督府公告實施數個種痘法令之年，臺灣需要較大量的痘苗以供種痘所需。又 1898 至 1900 年間，臺灣向痘苗製造所取得的痘苗數呈上升趨勢，也可推見臺灣種痘人數的逐年遞增。對臺灣種痘人數不斷增加的現象，1901 年有則報導從接種人數來分析：

基層行政人員認為是因為各地方在公醫監督和傳統臺籍醫生共同監督和推廣種痘下，臺灣人對於種痘的信任感提升，願意接種，有關牛痘有害的民間傳聞也有減少[21]。

1903 年又有則報導說：

臺中的臺灣人種痘數比往年顯著增加；臺灣人的信任度加強，即使像過去從來不接種的阿罩霧林本源家族，當年也開始要求接種。其他如山腳邊或小部落等偏僻地方，接種也漸漸普及、疫情也有減少[22]。

報導者進而推論，「臺灣在清朝時代是因為種痘費用高，大眾沒有接種，進而疫情頻發，此後當有所不同」[23]。

透過上述的法規和案例可見，臺灣總督府面對臺灣天花疫情的做法，是推廣種痘，並盡量擴大接種率，以達到降低天花傳播、提高群體免疫的效果。實際實施上，臺灣總督府除了①因地制宜的調整種痘規定，也透過②提供公費（免費）種痘，和③結合(1)代表新政府公權力的公醫、警察，與(2)代表臺灣傳統力量的臺灣醫生、保正、甲長的方式，在穩定民心的過程中盡量推展其種痘政策。

4. 新技術開啟全民種痘時代

在第一章曾提到，1902 年梅野信吉在痘苗製造所研發成功「牛繼代痘苗」，能大量量產品質穩定的痘苗，之後日本各地的公、私立痘苗製造所或辦事處陸續被廢除，包括國立痘苗製造所的大阪支所。到同年（1902）年底，全日本的痘苗製造場所僅剩東京的痘苗製造所一處。這個事件的另一層面，是日本痘苗

---

21 〈本島種痘の成績〉，《臺灣日日新報》1901 年 11 月 10 日，版 2。
22 〈衛生狀況 葫蘆墩〉，《臺灣日日新報》1903 年 5 月 3 日，版 3。
23 〈衛生狀況 葫蘆墩〉，《臺灣日日新報》1903 年 5 月 3 日，版 3。

表 2-1：痘苗製造所交付臺灣痘苗數

年度	1897 年	1898 年	1899 年	1900 年
數量／具	38,125 具	14,270 具	17,197 具	25,459 具

備註：① 1898 年的交付數比臺灣申請數實際減少 4 千具，因日本境內發生疫情也需痘苗。
　　　② 痘苗製造所有東京支所和大阪支所，主要由後者提供臺灣所需痘苗。
　　　③ 過去裝痘苗的容具呈細棒狀，日文以「具」為單位。
來源：內務省衛生局編，《衛生局年報 明治二十九、三十年》（東京：內務省衛生局，1900），頁 179-181；同年報 明治三十一年，頁 174-178；同年報 明治三十二年，頁 148-149；同年報 明治三十三年，頁 180-181。

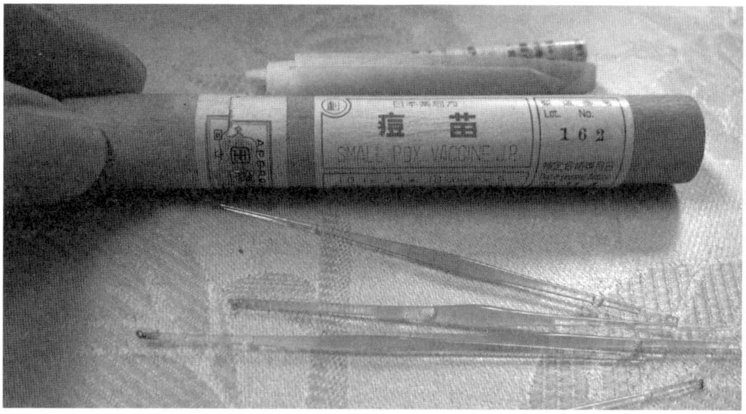

圖 2-2：痘苗實物（具）
來源：北里大學北里柴三郎紀念室（今北里柴三郎紀念博物館）藏「痘苗實物」，筆者 2012 年拍攝。

大量輸出至海外殖民地使用成為可能。1903 年，繼內務省衛生局公告〈痘苗及血清其他細菌學之預防治療品製造取締規則〉，確立血清疫苗製劑的製造和使用規範，同（1903）年底，臺灣總督府民政部即擬制「臺灣種痘規則律令案」和配套措施，預計從 1904 年 2 月起實施[24]。這個法令的重點，是規範臺灣所有 1 歲以下的新生兒都必須種痘，違者處罰。這可說是臺灣企圖實施全民（全 1 歲以下新生兒）強制種痘的開始。由於這項法案牽涉的層面廣泛，不僅只在痘

---

24 〈律令第一號臺灣種痘規則〉，「臺灣總督府公文類纂」00001165002，頁 20-132。

苗製造所的痘苗能否及時且足量的提供，還關係到衛生行政人力、警政、戶政、司法、經濟（前章曾提到，血清疫苗提供至日本本土各地都不用運費，但運送到臺灣卻須支付每單位多少圓的運費），以及痘苗保鮮、接種與檢驗技術等等議題，因此法案在臺灣和日本多個機構之間來來回回多次，直到1906年1月才被日本內閣同意實施[25]。

當時，臺灣的民政長官是後藤新平，他同時也是臺灣中央衛生會和臺灣總督府評議會的首長。在後藤新平之下，主持臺灣衛生行政的官員是高木友枝。他於1902年4月受後藤新平邀請來臺，擔任臺灣總督府臺北醫院醫長兼醫院長、府技師、府醫學校教授、校長；也擔任警察本署衛生課長、臺灣地方病及傳染病調查會幹事、臺灣中央衛生會幹事、臨時防疫委員、臨時防疫課長等職[26]。後藤新平是醫生出身，前內務省衛生局長，重視國家衛生與有效行政；高木友枝是醫生，曾任大日本私立衛生會痘苗製造所長、內務省技師。上述普及全民但耗費巨資的「臺灣種痘規則律令案」，出現在後藤新平和高木友枝均在臺灣任職的期間內，實不可忽視這兩人如第一章所述之善運用免疫技術於衛生行政的經歷。此外，〈臺灣種痘規則〉雖是直到1906年才被日本內閣許可通過，但在此之前，從1903年臺灣總督府提案種痘規則並預計從1904年開始實施時，1903、1904、1905年痘苗製造所運至臺灣的痘苗數量大增為每年5萬6千具，較1900年度的2萬5,459具增幅約2倍。顯示出臺灣總督府對於全民種痘法案，從規劃之初就已經開始漸進實施、為未來預作準備。

1906年1月臺灣種痘規則法案獲日本內閣核可發布，不久成為當年度臺灣總督府律令第一號的〈臺灣種痘規則〉，自同年（1906）2月起實施。此規則的內容整合過去所有的種痘法規，規定：①設置定期和臨時種痘，均使用牛痘苗（實指梅野信吉在1902年宣告成功的牛傳牛繼代痘苗）；②定期種痘為每

---

25 〈律令第一號臺灣種痘規則〉，「臺灣總督府公文類纂」00001165002，頁20-132。
26 林炳炎，〈高木友枝醫學博士的學術生涯〉，《臺北文獻》185（2013年9月），頁173-202。

年 2 至 4 月間實行一次，對象為 1 歲以下新生兒；③各類人員的責任義務和違規罰則；④戶口名簿種痘欄的制式紀錄方法等等。

與〈臺灣種痘規則〉關聯的配套法案〈臺灣種痘規則施行規則〉和〈臺灣種痘規則取扱心得〉，條文中的「一、持有公學校及其他學校種痘證，或有種痘後實際痕跡，或得過天花者，許可入學。二、公學校及其他學校在學學生，達12歲者，施以重種痘。」[27] 更是將小、公學校（類似當代的國民小學）的入學就讀與種痘與否綁在一起。換言之，1906年後，不只新生兒不種痘會使監護人受到處罰，等於變相的強制。此外，身體沒有痘苗抗體的人也無法就讀小、公學校，即使已入學者也要在特定年齡補種痘，這又是以受教權作為制約的另一種強制。這時，臺灣總督府治臺已經 10 年，臺灣社會已有一定程度地接受日本帶來的新體制。

另一方面，就在〈臺灣種痘規則〉被日本內閣同意通過的前一年——1905年，①在臺灣方面，首次挨家挨戶進行全臺人口統計調查；②在日本方面，痘苗製造所和血清藥院合併入傳染病研究所，種痘業務改由梅野信吉主持[28]。上述臺灣進行全面戶口調查，意味著臺灣總督府具有掌控全臺人口的能力、技術、經驗和登錄簿冊方法。而痘苗製造所和血清藥院被併入傳染病研究所，以北里柴三郎為所長，也有北里柴三郎一派勢力擴展的意義。由於①臺灣已展現出具有可以應對全民接種的行政技術（深入家戶的戶口調查統計），以及能大量採購痘苗的經濟能力；②日本的痘苗製造機構也顯然能量產、配合臺灣的需求，以及③日本國內血清疫苗機構合併擴大和北里柴三郎一派勢力擴展等氛圍的變化，而北里柴三郎、後藤新平、高木友枝等人交好，故而使規模宏大的臺灣殖民地全民種痘計畫〈臺灣種痘規則〉，能被日本官方通過實施。

---

27 〈律令第一號臺灣種痘規則〉，「臺灣總督府公文類纂」00001165002，頁 20-132。
28 內務省衛生局編，《衛生局年報 明治三十八年》（東京：內務省衛生局，1912）。

5.「牛痘」「切種」

　　與〈臺灣種痘規則〉執行有關的重要議題，還有接種的苗種與技術技法。苗種方面，1903年臺灣總督府提出種痘規則草案時，曾請示臺灣總督兒玉源太郎是否可使用人化痘漿（人傳牛痘苗*），最後以不可作結。而在〈臺灣種痘規則〉中，已明確規範種痘使用的一律是「牛痘苗*」。技法方面，1904年梅野信吉呼應高木友枝的言論（參見第一章），再次提出德國已禁止刺種法、改用切種法*，鼓吹提倡日本全面改用切種法[29]。〈臺灣種痘規則〉中並無明訂須使用切種法，但從《臺灣日日新報》所見，當時的臺灣官方也是鼓勵使用「十字切種法」[30]。而在日本本土，是直到1909年頒布、翌年起實施〈種痘法〉和〈種痘施術心得〉時，才有法令正式規範「一律使用牛痘苗和切種法」，以及制定詳細的接種技術流程[31]。

　　繼日本〈種痘法〉和〈種痘施術心得〉之後，臺灣於1911年頒告〈種痘施術心得〉。與過去的種痘規則多著眼於行政體制相較，〈種痘施術心得〉完全著眼於種痘的醫學技術層面，欲以統一標準流程（SOP），盡可能使各地的種痘程序專一化，減少各種變因風險。從法規中顯示的技法技術，例如消毒、痘苗保存、種痘針或種痘刀、切種筆畫數、感否定義等等，呈現出當時的醫學知識和技術。如【圖2-3】。如若比較上述臺、日種痘法規的內容、作法、施作技術，可發現臺灣種痘法規的技術和作業流程與日本是亦步亦趨，甚至不一定晚於日本。而臺灣種痘作業相關的法令與行事準則，至遲至1911年頒告〈種痘施術心得〉時已立下完備的基礎。再之後，一直到日本治臺結束的1945年，期間僅種痘簿冊的紀錄方式，或各地方首長或區劃名稱略有修改異動而已[32]。

29　添川正夫，《日本痘苗史序說》，頁96。
30　〈種痘之談（下）〉，《臺灣日日新報》1906年3月28日，版3。
31　細謹舍編，《衛生法律規則》，頁104-110；〈種痘施術心得〉，《臺灣總督府府報》3168（1911年2月21日），頁48；〈種痘施術心得ヲ定ムル件〉，「臺灣總督府公文類纂」00001781010，頁113-123。
32　沈佳姍，〈日治臺灣種痘規則之形成與演變—兼論殖民地國家行政〉，《臺灣史料研究》38（2012年4月），頁48-82。

* 人痘漿（人痘苗）：病患的痘漿痘痂直接接種在健康者身上。

* 人化痘漿（人傳牛痘苗）：病患的痘漿痘痂經過牛體，弱化毒性，再轉種健康者。

* 牛痘苗：痘漿痘痂在牛體上不斷生成和不斷弱化毒性，再轉種健康者。

* 刺種法：形狀為「‧」，傷口小，但不易讓痘苗附著，感染力較低。

* 切種／切皮法：形狀為「一」或「十」或「╳」。切種面積愈廣，愈增加感染力，但術後也較易發炎。

*1931年臺灣總督府中央研究所要求痘苗容器需標註注意書「避開溫熱、日光，貯藏在攝氏15度以下的冰室或冷藏所，○○後兩個月內使用。使用時從種痘○吹出、攪拌，接種使用切皮式」。注意書中所謂「切皮式」，即前述十字切「十」、「╳」或一字切「一」法。（〈種痘法施行規則中改正ニ關スル件〉，「臺灣總督府公文類纂」00004142034，頁621）

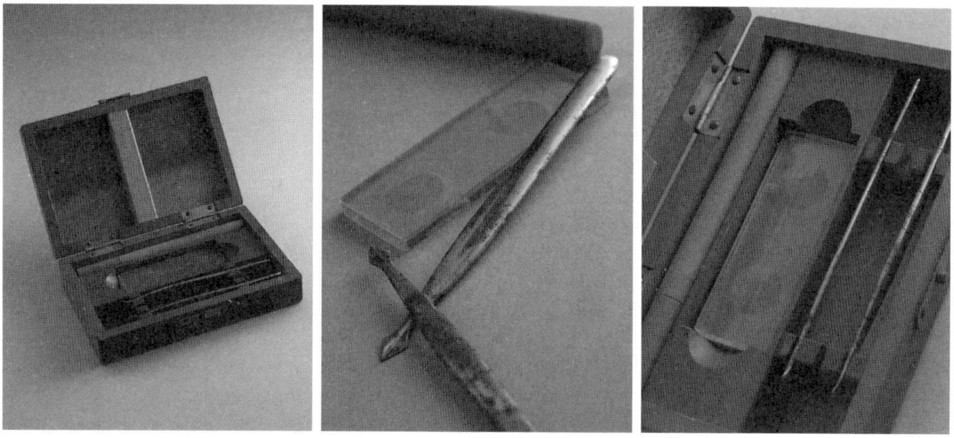

圖2-3：種痘盒和種痘刀

來源：「臺灣近代醫療文物資料庫」，國立臺灣大學附設醫院提供。

上述種痘流程和技法的實際作業，亦有民間實例。種痘流程方面，如臺中葫蘆墩保正張麗俊（1868-1941*）1906 年 3、4 月的日記：

（3月8日）：支廳長⋯諭各保內兒女種痘日期，廳報早已分定，凡是日宜傳齊集保正事務所，以便醫生行程。

3天後（3月11日）：午後，於家候公醫救仁鄉忠氏、警官佐浦武二郎氏、種手劉莫怪，來家種春痘。是午，保內童男女來付種者四拾餘人，近六時方各歸去。

再15天後（3月26日）：明天欲來⋯驗保內前日種春痘。

隔天（3月27日）：傳保內凡前日有種春痘者，均要攜來本事務所查驗，是日午前，為人父母者俱牽男擁女熙熙而來。近十時貞田君方來查驗，而左右手善感、不善感俱逐名錄明，至十二時檢完，總計男女八十三人，遂於家午飯。午後三時餘方往第二保驗焉。

再4日（4月1日）：於家候劉木再來種春痘，傳保內童男女，凡前回遺漏者俱要付種。是日連第二保尚有六十餘名，種至十二時餘方完，則見父抱其子，母負其兒，徑庭十分煩鬧[33]。（底線為筆者所加）

從張麗俊的日記呈現，種痘開始前官方會先規畫日期並召集保正宣導，種痘的位置可能選在保正家（如張麗俊家）舉行。接種日當天，負責接種的團隊包括日籍的葫蘆墩「公醫」救仁鄉忠和「警務」人員，以及臺籍的「種手」劉莫怪（劉木，藥舖主，保安堂漢醫）。臺籍醫生的目的是協助種痘作業所需人力，也是為了要安定民心。接種兩周後，民眾要再回來檢查是否接種成功（日文稱之「善感」，指成功感染），若不成功則「再種」，以及對遺漏接種者「補接種」。而類似的種痘實作流程，在張麗俊 1906 至 1917 年日記中（除 1915

33　張麗俊，《水竹居主人日記（一）》，頁 27-28、36、39。

年佚失），年年皆有類似的種痘宣告、準備、集合、接種、統計暨報告等等規律記錄[34]。大龍峒（今臺北市大同區）人黃水沛（1884-1959）作詩描寫孩童接種牛痘疫苗的過程，亦是臺灣總督府種痘流程的實作與生動紀錄：

> 兒童種痘時，諭示須謹記。痘毒無能免，此法稱善治。
> 學理難言喻，躬行濟且利。春雨二月寒，刀圭憑一試。
> 審視兒臂膊，微痕可三四。善感五六日，漿成如赤痣。
> 肥澤（形容形體肥碩豐潤）氣有餘，光潤色無愧。
> 大吉兆斯彰，旬日（十日為一旬，此指十日）痂可致。
> 如此毒遂清，天然痘何悸。人生尚清白，誰識濁有自。
> 善保父母身，伏毒莫言忌。十年一再種，願併清厥志。
> ——黃水沛，〈種痘有序〉，《黃樓詩鈔》[35]。

種痘技法方面，如新竹公學校教師黃旺成（1888-1978*），其長子繼圖在1912年出生，黃旺成1913年3月11日的日記載有「繼圖種痘×」，4月11日再記載「繼圖的種珠滿月」[36]。黃旺成對長子種痘的紀錄，在日記裡僅2句話共12個字，但若知道當時臺灣的種痘政策，那麼這12字的意涵就可以變得很深刻：

①日記內容呼應〈臺灣種痘規則〉規範之每年2至4月間實行一次定期種痘，以及嬰兒出生滿1歲以內需種痘，種後1個月需檢查是否接種成功。

②若比對〈種痘施術心得〉，可知日記所記「種痘×」的「×」，不只是帶有某種意義的符號，更可能是指當時採用淺十字切種法的種痘方式，因此種處初期會呈「×」字形狀。後期因為感染形成的小膿泡們會聚合成一個圓球體

34　張麗俊，《水竹居主人日記》（一）～（五）（臺北：中央研究院近代史研究所。臺中縣：臺中縣文化局，2000～2004）。

35　〈種痘有序〉，「愛詩網」網站，https://reurl.cc/g69qab（2024/8/22檢索）。

36　黃旺成著，許雪姬主編，《黃旺成先生日記（二）1913》（臺北：中央研究院臺灣史研究所，2008）。

狀，故黃旺成一個月後再觀察，日記不再畫「×」，而是記錄時人慣稱的臺語「種珠」（tsìng-tsu）[37]。

筆者曾訪問彭明敏（1923-2022），彭教授說他們以前都是稱「種珠」（tsìng-tsu），沒有聽過「種痘」這種詞；「種痘」應該是北京話（中文），或是日文「種痘」しゅとう（shuutou）的語法[38]。筆者再查閱臺語辭典，也確實沒有「種痘」一詞。此外，莊永明（1942-2020）也曾提及排隊「種珠」而非「種痘」的過去[39]。

---

* 張麗俊，晚年自號水竹居主人，仕紳。13歲入漢學，長年受漢學教育。日本治臺後，1899年任葫蘆墩（今臺中市豐原區）下南坑第一保保正，至1918年因官司而卸任。

* 黃旺成，新竹人。臺灣總督府國語學校師範部乙科畢業，1911年起任新竹公學校訓導，1918年辭教職，改經營家庭商賣，1920年轉任臺中蔡蓮舫家庭教師。1925年辭職，加入文化協會。其日記自1912年至1915年為日文，之後全改為漢文。（張德南，《堅勁耿介的社會運動家：陳旺成》。新竹市：新竹市立文化中心，1999）

---

6. 以不定期臨時種痘擴大群體免疫

1906年2月開始實施的〈臺灣種痘規則〉，規範的是1歲以下新生兒都須種痘，違者處罰其監護人；同時搭配相關法規，限制進入小、公學校前的新生都必須持有種痘證書方得入學。換言之，其他1歲以上，或是沒有進入小、公學校就學的眾多民眾，並不受〈臺灣種痘規則〉的強制種痘規範。1903年臺灣

---

37 〈種珠〉，「教育部臺灣閩南語常用詞辭典」網站，https://sutian.moe.edu.tw/zh-hant/su/10722/（2024/7/22 檢索）。
38 沈佳姍訪問彭明敏教授，訪問日期2011年3月5日。
39 中時編輯部製作團隊，《臺灣久久：臺灣百年生活印記（人文一百年）》（臺北：天下遠見，2011），頁104。

總督府提出臺灣種痘規則草案時，已考量到這一點；當時透過疾病統計，也已知15歲以下的兒童特別容易受到天花感染產生死傷。因此，1903年的草案中已有設計，規畫〈臺灣種痘規則〉開始實施後，也要從各地方的重點場域開始，透過不定期的臨時種痘方式，擴大普及一般人及15歲以下兒童的接種率，預計以4年時間完成[40]。此政策的實際作為，可從報紙報導和統計資料來觀察。

表2-2：《臺灣日日新報》種痘報導篇數

年度	1897~1901	1902	1903	1904	1905	1906	1907
篇數	3	3	4	4	3	24	11

年度	1908	1909	1910	1911	1912	1913	1914~17
篇數	54	10	32	13	0	7	3

年度	1918	1919	1920	1921~29	1930	1931~35	1936~44
篇數	16	8	3	11	11	13	8

來源：筆者以「痘」、「天花」、「接種」、「種痘」關鍵字搜尋《臺灣日日新報》大鐸版、漢珍版、漢文版全文資料庫。

【表2-2】是日治時期臺灣最主要報紙《臺灣日日新報》中，有關種痘、天花的報導篇數。從【表2-2】可見，1906年〈臺灣種痘規則〉開始實施之年，報紙上有24則相關報導，報導數量比1897至1905年9年間的報導總數還多。更特別的是，1908年相關報導出現54則，1910年出現32則，數量又比〈臺灣種痘規則〉開始實施的1906年更多出許多。而這兩年的報導內容，有相當多是在報導、宣傳臨時種痘。

【表2-3】則顯示，初種痘人數以1901至1902年為分水嶺，之後每年的

---

40 〈種痘施行規則〉，《臺灣日日新報》1906年1月24日，版2。

初種痘人數均超過 10 萬人。1906 年實施新生兒全面種痘的第一年，更一舉躍升至 18 萬人，之後再回歸到 11、12 萬人。初種痘是每年固定時間（春季）、接種固定對象（未滿 1 歲新生兒），因此歷年人數的漲幅大體呈現穩定增長趨勢；惟 1906 年擴大接種，故出現異軍突起的 18 萬人數值。

相對之下，臨時種痘關係政策、疫情有無和多寡，無法確切掌控，故而人數迭有起伏。即使臺灣已年年定期種痘，但也有與疫情規模同步對應的臨時接種人數。如《臺灣日日新報》出現歷年最多和次多篇「（種）痘」報導的 1908、1910 年（【表 2-2】），1908 年的全臺天花患者僅 28 人，但因為當年官方「透過不定期的臨時種痘方式，普及一般人及 15 歲以下兒童的接種率」，故而有多篇關於臨時接種時間、地點、對象、經費（多是免費）的宣傳報導。其中，從報導所見的接種地點，比起醫院、診所和公署機構，更多是選擇在廟宇、教堂、派出所、保正家、武德殿（武道場）等等「具適當大小」的「方便之處」舉辦[41]。這是因地制宜的作法，也是一種親民、增加人民信心的手段。因為上述地點不只具有知名、方便、人們熟悉等的特性，多數時候也具有地方精神領導和權力節點意義。前述的張麗俊日記，也是記錄地方民眾集合在保正家，接受定期和臨時種痘。又如 1910 年，全臺全年發生 102 名天花患者（幾乎集中在臺北），臨時接種的人數則為 1 萬 6 千人。大量臨時種痘有助防疫，也有助天花疫情快速消滅。如報導，1910 年的天花疫情從臺北開始，自 2 月中旬發生至 3 月中旬漸獲控制，時間約僅 1 個月。比起原疫區廈門至 3 月底仍「痘患頻仍」，臺灣的疫情算是輕微且早結束[42]。再如【表 2-3】，可見天花患者比較多是出現在 1902 年前。1902 年種痘初種人數開始超過 10 萬人，翌年起天花患者也明顯下降至十位數，之後臺灣更是僅只少數幾年因為境外移入而發生較

41　如〈幼兒之種痘〉，《臺灣日日新報》1906 年 4 月 8 日，版 5；〈種痘餘聞〉，《臺灣日日新報》1906 年 5 月 1 日，版 5；〈種痘施行日期〉，《臺灣日日新報》漢文版，1906 年 2 月 11 日，版 6；〈三市街之種痘〉，《臺灣日日新報》漢文版，1906 年 3 月 24 日，版 5。

42　〈痘瘡稍熄〉，《臺灣日日新報》1910 年 3 月 17 日，版 5；〈廈門通信／為防傳染〉，《臺灣日日新報》1910 年 3 月 31 日，版 4。

表 2-3：全臺種痘人數、天花患者和人口數

年	初種人數	初種佔總人口%	臨時種痘人數	初種+臨時佔總人口%	天花患者	全臺人口	年	初種人數	初種佔總人口%	臨時種痘人數	初種+臨時佔總人口%	天花患者	全臺人口
1897	31,146	X	X	X	401	X	1920	122,352	3.26%	903,013	27.29%	838	3,757,838
1898	9,014	X	X	X	282	X	1921	124,732	3.25%	11,280	3.55%	6	3,835,811
1899	28,512	X	X	X	398	X	1922	138,266	3.54%	172,328	7.95%	97	3,904,692
1900	50,021	X	X	X	416	X	1923	167,739	4.22%	311,703	12.06%	11	3,976,098
1901	83,378	X	X	X	261	X	1924	100,528	2.49%	251,955	8.72%	7	4,041,702
1902	**112,071**	X	X	X	285	X	1925	162,272	3.91%	695,845	20.69%	16	4,147,462
1903	**123,081**	X	X	X	39	X	1926	138,936	3.28%	634,326	18.23%	93	4,241,759
1904	114,726	X	X	X	0	X	1927	147,705	3.41%	63,951	4.88%	1	4,337,000
1905	117,764	3.77%	X	3.77%	23	3,123,302	1928	183,409	4.13%	10,204	4.36%	1	4,438,084
1906	**180,975**	**5.73%**	**5,530**	**5.91%**	19	3,156,706	1929	137,553	3.02%	0	3.02%	0	4,548,750
1907	124,480	3.91%	1,366	3.95%	1	3,186,373	1930	187,239	4.00%	767,126	20.40%	82	4,679,066
1908	139,081	4.33%	13,116	4.74%	28	3,213,996	1931	192,443	4.01%	10,417	4.22%	2	4,803,976
1909	120,822	3.72%	0	3.72%	15	3,249,793	1932	198,145	4.02%	567,161	15.52%	61	4,929,962
1910	116,133	3.52%	16,072	4.01%	102	3,299,493	1933	202,378	4.00%	0	4.00%	1	5,060,507
1911	119,728	3.55%	0	3.55%	3	3,369,270	1934	205,858	3.96%	54,465	5.01%	5	5,194,980
1912	137,321	4.00%	110	4.00%	4	3,435,170	1935	213,606	4.02%	628	4.03%	2	5,315,642
1913	124,607	3.56%	0	3.56%	0	3,502,173	1936	213,226	3.91%	75	3.91%	2	5,451,863
1914	122,903	3.46%	64,013	5.26%	24	3,554,353	1937	217,045	3.87%	4,392	3.95%	0	5,609,042
1915	126,509	3.54%	24,197	4.22%	80	3,569,842	1938	224,073	3.90%	6,929	4.02%	0	5,746,959
1916	122,033	3.39%	0	3.39%	0	3,596,109	1939	213,535	3.62%	1,186,896	23.75%	69	5,895,864
1917	115,365	3.16%	0	3.16%	2	3,646,529	1940	231,442	3.81%	366,670	9.84%	7	6,077,478
1918	127,051	3.46%	369,533	13.53%	146	3,669,687	1941	253,421	4.06%	1,011	4.07%	0	6,249,468
1919	133,985	3.61%	99,614	6.29%	303	3,714,899	1942	245,392	3.82%	2,981	3.86%	1	6,427,932
以上累計		56.71%		73.06%									

說明：①定期種痘分為「初種」和「再種」，或稱為「第一期／次」和「第二期／次」種痘。1906 年後的初種僅針對新生兒。
②再種包括任何種痘無反應時的再度接種，和小學時期補接種的再種，種類多元，故本表僅列初種人數。
③全臺人口指臺灣全部住民人數，包括日本人、外國人。

來源：臺灣省行政長官公署統計室編，《臺灣省五十一年來統計提要》（臺北：古亭書屋，1946），表 490、表 493、表 49-2。

大疫情。這說明種痘防疫確實有成。

又例如，1918 至 1920 年正值第一次世界大戰結束後不久，國際間大流行的霍亂、流行性感冒和天花等等疾病都傳入臺灣且大擴散。臺灣的天花患者從 1917 年的 2 人，到 1918 年成為 146 人，1909 年升為 303 人，到 1920 年達到最高峰的 838 人，如【表 2-3】。為了防疫，這三年間臨時種痘的人數總計超過 137 萬人，占全臺總人口 375 萬人的 36.5%，足見臨時種痘與防疫之間的密切關連。然而這三年間如此大規模的實施臨時接種，《臺灣日日新報》卻共僅報導 27 篇，如【表 2-2】；且疫情最嚴重、臨時種痘也最多的 1920 年，全年的報導數更低至僅 3 篇。從當時臨時接種的數量之大，可知臺灣官方和民間都很重視天花的傳染力和防疫作為。但是為何報紙的報導數量卻大低於過往？這除了受到當時其他種傳染病如霍亂、流感等大興而分散媒體的注意力，也須考量到臺灣 10 幾年來不斷累積習於種痘的社會群體經驗，使報紙媒體無須再大書特書的社會背景因素。

綜合而言，本小節呈現日治初期臺灣的種痘行政暨操作流程技術，歷經 1896 至 1898 年間因地制宜的法規變動期，1903 至 1906 年的技術變革和全民普及接種，至 1911 年確立接種流程與技術，至此已建立相當穩定的實作準則框架。如【表 2-3】，從 1905 年實施全民戶口調查，臺灣總督府得精確掌握全臺住民人戶口統計之後，全臺每年的初種痘人口占當年全臺總人口比例大約是 3～4%。此後逐年累計到 1919 年，初種痘人口占總人口的比例已超過 56.71%。若再加上大量實施的臨時種痘，累計的種痘人口比例更達到 73.06%。由於透過定期和不定期臨時種痘，不斷擴大和加強群體免疫，造就臺灣整體社會對天花這項傳染病的易感性（susceptibility、sensitization）降低。其成果，一是臺灣即便受到境外疫情影響，島內的疫情比起海外常顯得既少且短。二是即便發生例如 1918 至 1920 年疫情大流行，也因社群經驗和社會群體免疫，而不用特別擔憂天花疫情，以及無須運用報導一再宣導的現象。

二、鼠疫預防針的嘗試與中斷

1. 鼠疫黑死病

比起天花，日治前期影響臺灣最大的法定傳染病其實是鼠疫（Plague）。它是一種存在於囓齒類與跳蚤的一種人畜共通傳染病。時至當代，如未經治療，鼠疫的致死率仍達 30 ～ 60%，且可造成大流行傳染。鼠疫在當代非洲地區仍偶見發生[43]。

臺灣在日治時期發現的鼠疫患者人數如【圖表 2-4】。1909 年前，每年的患者常超過千人，1901 年和 1904 年甚至超過 4 千人，患者死亡率高達 71 ～ 95%。比起【表 2-3】天花患者在日治前期最多 416 人，至 1903 年起降至幾乎不到百人，患者死亡率約 1 ～ 30%，則同一時期的鼠疫疫情顯然更嚴峻兇猛。

此外，【圖表 2-4】的數值僅是「有被發現的」，是因為依〈臺灣傳染病預防規則〉和相關細則，患者須隔離、住家須消毒清潔、屍體須火化焚燒。然而，對當時的患者和其家人而言，①隔離造成生活麻煩困難；②若被關到「避病院」或「傳染病院*」，恐怕會九死一生；③消毒住家用的石灰粉（生石灰）難以打掃，若遇到官員強拆家屋，則損失更巨；④屍體火化更是嚴重抵觸臺灣人保留全屍土葬的傳統信仰，比死亡和經濟損失更令人恐懼。種種因素使人們隱匿不報，因此官方統計僅是「有被發現」的數值[44]。

臺灣在 19 世紀末至 20 世紀初期的嚴峻鼠疫疫情，其實也與當時全世界的鼠疫大流行有關。鼠疫在世界史上曾發生幾波大流行，尤其 14 世紀在歐亞非大陸的大流行，僅歐洲就有數千萬人因之死亡，史稱「黑死病」。而 19、20

---

43 〈傳染病介紹－鼠疫〉，「衛生福利部疾病管制署」網站，https://reurl.cc/MOnN9v（2024/4/6 檢索）。

44 如陳紹馨《臺灣的人口變遷與社會變遷》（1979 年），劉士永〈「清潔」、「衛生」與「保健」──日治時期臺灣社會公共衛生觀念之轉變〉（2001 年）等論文，都有論及臺灣民間對於隔離和搜查屍體的反抗避忌。

世紀是鼠疫在世界史上的再次大流行期[45]，這時也是細菌學和實驗室科學起飛發展的年代。當時歐洲大國競相研究鼠疫的致病原，日本也不想落歐洲之後，想率先發現鼠疫的病因。

> * 避病院、傳染病院，名稱不一，都是日治時期用以治療、收容、隔離法定傳染病患之處。

表 2-4：臺灣歷年鼠疫患、死者人數與患者死亡率

年	1897	1898	1899	1900	1901	1902	1903	1904	1905	1906	1907
患者	730	1,233	2,637	1,079	4,496	2,308	885	4,494	2,388	3,272	2,592
死亡	566	882	1,995	809	3,670	1,853	708	3,370	2,090	2,609	2,241
死亡率	78%	72%	76%	75%	82%	80%	80%	75%	88%	80%	86%

年	1908	1909	1910	1911	1912	1913	1914	1915	1916	1917	1918
患者	1,270	1,026	19	380	223	136	567	74	5	7	0
死亡	1,059	848	18	334	185	125	488	66	4	7	0
死亡率	83%	83%	95%	88%	83%	92%	86%	89%	80%	100%	.

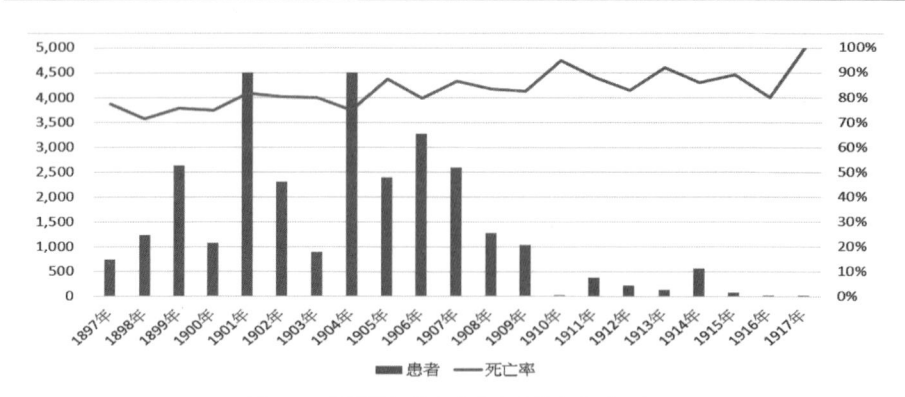

圖 2-4：臺灣歷年鼠疫患者人數與患者死亡率

來源：臺灣省行政長官公署統計室編，《臺灣省五十一年來統計提要》，表 490-491。

45　岡田晴恵，《圖解歴史をつくった７大傳染病知られざる世界の裏面史》（東京：PHP 研究所，2008），頁 42-44。

2. 致病原和藥劑競賽

　　1894 年，日本內務省任命（私立）傳染病研究所所長北里柴三郎和（國立）帝國大學病理學教授青山胤通（1859-1917）等人，赴正在流行鼠疫的英屬香港調查。他們受到香港官方的歡迎與幫助，惟青山胤通抵達香港不久就因為染病休養。同一時間，法國軍醫耶爾辛（Alexandre E. J. Yersin，1863-1943）也被法國派至香港研究，在不受香港官方幫助下的調查鼠疫。不久，北里柴三郎和耶爾辛各將他們發現鼠疫菌的報告發表於世，但這二人發現的鼠疫菌並不相同。對此，與北里柴三郎持不同意見的帝國大學教授緒方正規（1853-1919*），先使用耶爾辛的鼠疫菌製成血清醫治患者，得到約 65% 治癒率，1896 年再比對臺灣鼠疫患者身上菌體，於翌年（1897）發表。最後，論證耶爾辛發現的才是真正鼠疫菌，鼠疫菌因此又稱為「耶爾辛屬鼠疫種」（Yersinia Pestis）[46]。1899年 12 月，北里柴三郎在傳染病研究所例會中公開承認他的疏失[47]。

　　繼鼠疫菌被發現，由之衍生的血清疫苗也緊接著被研發應用。例如擔任臺灣陸軍軍醫兼避病院醫務監督的堀內次雄（1873-1955*），1897 年就對臺北等地避病院的鼠疫患者嘗試血清療法，翌年製作血清療法講義。《臺灣日日新報》和《臺灣醫事雜誌》也有介紹世界上多種的鼠疫血清種類和製法[48]。1901 年，臺南的傳染病院也使用來自東京的鼠疫血清進行血清療法。因為有成效，臺南再向東京訂購 500 人份血清以供治療使用[49]。

　　鼠疫菌的另一種製劑，是鼠疫疫苗。1897 至 1900 年，法國微生物學家沃

46　Hawgood B. J., 'Alexandre Yersin (1863-1943): Discoverer of the Plague Bacillus, Explorer and Agronomist,' *J Med Biogr* 16:3 (Aug. 2008), pp.167-172.

47　長木大三，《北里柴三郎》（東京：慶應義塾大學出版會，2008 年 5 版第 8 刷），頁 30。

48　〈血清療法の研究〉，《臺灣日日新報》1897 年 6 月 16 日，版 3；〈堀内醫務監督の血清療法講義〉，《臺灣日日新報》1898 年 5 月 17 日，版 2；〈ラスチツグ式ペスト治療的血清〉，《臺灣日日新報》1900 年 6 月 5 日，版 2；〈內外「ペスト」血清ノ效力比較〉，《臺灣醫事雜誌》2:11（1900 年 12 月），頁 38。

49　〈百斯篤血清療法の成績〉，《臺灣日日新報》1901 年 5 月 31 日，版 2。

爾德瑪・哈夫金（Waldemar Haffkine，1860-1930）在鼠疫大流行的印度孟買，對十萬多人接種鼠疫疫苗且成效良好，被視為第一劑鼠疫疫苗的研發人。日本則是在1900年，由內務省血清藥院製造「北里柴三郎版哈夫金氏鼠疫疫苗」，提供正在流行鼠疫的大阪府居民注射。當時，日本已經有了全民種痘的經驗，但比起痘苗，鼠疫疫苗是日本首次對群眾接種「預防注射針」。傳染病研究所助手柴山五郎作（1871-1913）記述，當時為了讓大眾安心，北里柴三郎親自演說預防注射是安全無慮，並對自己接種，之後再開放給有意願者報名，結果自願接受第一劑預防注射者有1萬1,934人，惟其中僅3,088人願意再接受第二劑注射[50]。翌年（1901）4月，血清藥院公告〈鼠疫血清疫苗交付規程（「ペスト」治療血清及同豫防液交付規程）〉，規定若各政府機關欲試用鼠疫血清及疫苗，可免費提供，惟若運送到臺灣、外國，每1個製劑各須1圓和2.5圓的運費[51]。

需注意的是，上述〈鼠疫血清疫苗交付規程（「ペスト」治療血清及同豫防液交付規程）〉法案中，日文稱呼疫苗的詞彙是漢字「豫防液（preventives；prophylactic fluid；預防液）」。「豫防」二字有助於時人以正向、簡易的方式理解這項物品。惟當時醫界、期刊和報導對鼠疫疫苗的稱呼與寫法尚未統一，有「ペスト豫防液」、「百斯篤豫防液」、「ハフキン液」、「ハフキン氏液」等等。「ペスト」（德語 Pest，英語 Plague，日文漢字「百斯篤」）指鼠疫；「ハフキン」（Haffkine，日文漢字「哈夫金氏」）是鼠疫疫苗發明人 Waldemar Haffkine 的音譯。直到1910年代後，日本法規上的「豫防液」一詞才被「ワクチン」（德語 vakzin，英語 vaccine，中文疫苗）所取代。關於這類名稱用法的轉變與原因，本書第四章將繼續討論。

50　柴山五郎作，《細菌及傳染病纂錄 上卷》（東京：南江堂，1911），頁627-656。
51　內務省衛生局編，《衛生局年報 明治三十四年》，頁14-15。

> * 緒方正規，熊本縣人。1880 年到德國學習衛生學和細菌學，回國後負責日本最早的衛生學講座，並創設內務省衛生試驗所的細菌室。1896 年協助臺灣防治鼠疫。1898 年擔任東京帝國大學醫科大學長。（上田正昭等監修，《日本人名大辭典》，頁 401-402）
>
> * 堀內次雄，兵庫縣人，長崎醫學專門學校畢業。陸軍軍醫，1896 年 5 月退役，進入傳染病研究所學習。同年下半年來臺，歷任臺北醫院、臺北赤十字病院長、臺灣總督府研究所衛生部長、臺灣總督府醫學校長等職。1912 年 9 月以「鼠疫有關研究（ペストニ關スル研究）」等論文獲得博士學位。（林進發，《臺灣官紳年鑑》。臺北：民眾公論社，1932，頁 471）

3. 臺南作為實驗對照組

不獨日本，19、20 世紀之交的臺灣，鼠疫疫情也很緊張。1897 年時，臺灣的患者主要集中在臺南和臺北二縣，以前者為多。時任臺南衛生技師兼醫院醫員的築山揆一（1856－？），長期研究臺南鼠疫與流行區域分布、鼠族數量、陽光與通風、街路窄闊、氣溫雨量氣象、如何加強清潔消毒等議題[52]。1898 年，築山揆一曾向臺灣總督府提出一份鼠疫調查報告，以斃鼠發現數量、歷年疫情流行趨勢等現象，推測臺灣可能即將發生大流行。1899 年，鼠疫疫情在臺南縣果然大爆發，全年發現患者 2,241 人，且絕大多數是臺灣人，如【表 2-5】。

翌年（1900 年），由於大阪出現應用鼠疫疫苗防疫的案例，長期研究防疫法的築山揆一即基於預先防治和想與大阪鼠疫疫苗實驗進行對照的想法，向上級申請在臺南嘗試鼠疫疫苗，因為

> 大阪對數萬人接種鼠疫疫苗，是同時配合隔離、檢疫、消毒等全面的衛

---

52 〈臺南縣ペスト豫防液接種成績第一、第二報〉，「臺灣總督府公文類纂」00000621002，頁 17-50。

生管理防疫法,所以能夠遏止鼠疫;如果再應用於(熱帶)衛生不佳的臺灣,更能認定疫苗的實際效果[53]。

獲得同意後,臺南除既有的消毒、清潔、隔離等防疫措施,築山揆一也自 1900 年 8 月起,以海港小鎮布袋嘴街的野崎洋行作為起點,開始對患者住家和周圍住民、政府機關和民間團體職員、人口聚集處、所有有意願者,接種血清藥院製造的鼠疫疫苗。

實施的過程為:醫事人員於疫情發生初期,出差至當地執行預防注射,正式實施前須徵得地方首長同意。注射場地借用廳舍廟宇或民家,由警官勸誘民眾接受注射,臺南醫院醫員及各地公醫等協助接種作業[54]。疫苗依體質、年齡等調整劑量,接種前使用酒精消毒,接種第一劑後 5 至 10 日再接種第二劑。實際實施後,發現對同一人再接種第二劑有困難,1901 年 2 月後因此改變作法,成為一劑式全量接種,省除第二劑(把原本 2 劑的劑量合在同 1 劑接種)。當時官方記錄的居民態度為:

> 日本人因為見聞注射之幾次好案例而爭先要求注射,臺灣人則頭腦頑固,於感覺有效而口耳相傳並進一步有勇氣接受注射前,最初是派警察至戶戶解說勸導亦無用,後由臺灣人區長斡旋勸導,反得意外好結果[55]。

上述「臺灣人則頭腦頑固」的原因,包括不信任日本人、不信任疫苗、害

---

53 築山揆一,〈臺南縣百斯篤預防接種成績第一報〉,《臺灣醫事雜誌》3:6(1901 年 8 月),頁 1-2;柴山五郎作,《細菌及傳染病纂錄 上卷》,頁 675-679。

54 〈臺南縣ペスト豫防液接種成績第一、第二報〉,「臺灣總督府公文類纂」00000621002,頁 23-101;〈安平稅關員ペスト二罹リ臺南醫院二於テ他ノ健全者二豫防注射狀況〉,「臺灣總督府公文類纂」00004643001,頁 4-17。

55 〈臺南縣ペスト豫防液接種成績第一、第二報〉,「臺灣總督府公文類纂」00000621002,頁 23-101;〈臺南縣下ペスト豫防概況〉,《臺灣總督府府報》957(1901 年 5 月 15 日),頁 50-51;〈臺南縣下ペスト豫防概況〉,《臺灣總督府府報》975(1901 年 6 月 19 日),頁 40-41。

表 2-5：1897、1899、1901 年臺灣地方別鼠疫患者人數

1897 年	臺北縣	新竹縣	臺中縣	嘉義縣	臺南縣	鳳山縣	其他	全臺總計
	100 (9)	12 (6)	76 (3)	1	541 (16)	0	0	730 (34)
1899 年	臺北縣		臺中縣		臺南縣		其他	2,637 (208)
	345 (112)		50		2,241 (96)		1	
1901 年	北區		中區		南區		其他	4,496 (203)
	1,610 (137)		102		2,777 (66)		7	

說明：①（ ）指全體患者中的日本人（內地人）患者人數。
　　　②因行政區劃調整，1899 年的臺北縣包括臺北和新竹二縣，其他地區以此類推。

來源：臺灣總督府民政部文書課，《臺灣總督府第一統計書》（臺北：臺灣總督府民政部文書課 1900），頁 244-245；臺灣總督府民政部文書課，《臺灣總督府第三統計書》（臺北：臺灣總督府民政部文書課，1901），頁 539-540；臺灣總督府民政部文書課，《臺灣總督府第五統計書》（臺北：臺灣總督府民政部文書課，1903），頁 706-707。

怕把疾病或毒素放入體內、怕痛、沒有前例經驗等等[56]。這一方面是因為，與實施打針、預防接種這種新醫療衛生措施的同時，官方為了防疫，也隔離患者、強拆家屋、火化遺體，造成臺灣人的恐懼與反感。加以日本人是殖民異族、警察強權強勢，種種問題疊加起來，使臺灣民間普遍不信任也不願意接受官方的防疫措施。而與上一節提到臺灣總督府為了推行種痘而因地制宜調整措施的方式雷同，築山揆一在臺南縣推展鼠疫疫苗時，也是因地制宜的調整接種策略。例如發現民眾不想接種第二劑後，就改變劑量成為僅接種一劑；或是邀請臺灣人地方首領出面，來降低臺人疑懼等等，以增加接種率。

最後，總計從 1900 年 8 月至 1901 年 6 月的 10 個月間，臺灣南部共約 2 萬 5,321 人接種鼠疫疫苗，其中以臺南市 1 萬 5,928 人最多，次為朴（樸）仔腳街 2,097 人和嘉義街 2,075 人。臺南市外布袋嘴、新營、嘉義街、曾文等的疫情發生處，則共 8,799 人接種，占當地總人口 5 萬 1,450 人的 17%。再就各

56　〈臺南の百斯篤と士紳〉，《臺灣日日新報》1901 年 6 月 2 日，版 7；〈ペスト病況及其豫防消毒等施行ノ概況〉，《臺灣總督府府報》1001（1901 年 8 月 14 日），頁 35-36。

公私機構職員暨其家族之可追查受種對象共 1,358 人的調查結果（其中臺灣人僅 353 人，包含一臺南縣廳職員和他的家族奴婢等共 342 人），不少人有疲倦、發燒、局部疼痛等副作用，僅約 3% 的人沒有副症狀。又，臺南市至 4 月中旬已知的 1 萬 876 名（含臺灣人 7,875 名）接種者中，僅 7 名感染鼠疫；且在各地的接種者中，染疫的人數比率都比沒有接種者低許多。由此實驗，築山揆一認為鼠疫疫苗的免疫效果顯著且副作用低，因此成果報告建議鈞長可在流行時期實施預防注射法，並在每年鼠疫流行季節前的 11 至 12 月時，先在主要場所實施接種計畫，以預先防遏可能即將上升的鼠疫疫情[57]。

上述的報告結論，築山揆一有先與傳染病研究所所長北里柴三郎通信討論。築山的報告內容，之後也被擇要印製百餘本〈鼠疫疫苗接種成績（鼠疫預防液接種成績）〉，緊急發放給臺灣各地政府機關和醫務組織參考[58]。而築山揆一所報告之在臺南鼠疫疫苗試驗有成，若對應他把臺灣臺南當作日本大阪對照組的目的，也顯示鼠疫疫苗不論是在溫帶、自律、清潔、人種屬於大和民族的日本，還是在熱帶、被動、不潔、人種屬於臺灣漢民族的臺灣，都一體適用，既證明也強化了鼠疫疫苗的效力廣度。

4. 臺北醫院接續推廣

繼築山揆一的試驗，臺灣總督府醫院醫員兼傳染病主任堀內次雄，1901 年 2 月也在臺灣總督府臺北醫院（今臺大醫學院附設醫院）為有意願的大眾免費接種二劑式鼠疫疫苗，疫苗劑型來自血清藥院[59]。隔月他再被任命為「臺北縣

---

57 〈臺南縣ペスト豫防液接種成績第一、第二報〉，「臺灣總督府公文類纂」00000621002，頁 23-101。
58 築山揆一，〈ペスト預防接種成績ヲ報告ス〉，「臺灣史料稿本」，1901 年 10 月 5 日號外。
59 〈臺北醫院のペスト豫防液注射〉，《臺灣日日新報》1901 年 2 月 9 日，版 4；〈ハフキン液受注者の心得〉，《臺灣日日新報》1901 年 3 月 21 日，版 2。

鼠疫疫苗注射施術醫務（ペスト病豫防液注射施術醫務）」，兼掌鼠疫免疫調查事務[60]。谷口巖回憶，當時臺灣社會風氣對「注射」這種做法很難接受。堀內次雄取得鼠疫疫苗後，與他兩個人先互相注射、測試反應，認為疫苗沒有問題後，再強制臺北醫院傳染病室全體護士接種。其中有人發高燒，但無人死亡。之後又對避病院全體職員接種[61]。換句話說，與臺南鼠疫疫苗的試驗有點不同，鼠疫疫苗在臺北公開提供大眾接種前，是先在醫院內經歷幾次日本人先行接種的人體實驗。

繼醫院內的小眾實驗後，1901年3月起，臺北市政府劃分時間和區域，以家族和團體為單位，提供有意願者接種鼠疫疫苗。為了推廣疫苗，堀內次雄等人也在醫藥學研究會說明鼠疫接種法[62]。報紙亦報導鼠疫疫苗性質與效用、鼓吹臺南有效等接種實例、注射後症狀與注意事項[63]。甚至有人投書，建議當局應以警察的執政力，強制執行接種，以守護大眾安全[64]。翌年（1902）起，基隆、桃園、淡水、艋舺、大稻埕、臺南鹽水港等疫區的醫院、監獄、學校或鬧街，都有實施鼠疫疫苗接種。負責人包括臺南技師築山揆一、臺北醫員堀內次雄、中央衛生試驗室主任羽鳥重郎、臺北醫院長山口秀高與高木友枝等人[65]。

當時，民間的逃避反抗不鮮。例如實地實施時，還是需要地方區長的斡旋勸導。堀內次雄在天然足會推廣鼠疫疫苗接種時，也有人反對，舉例說艋舺前一年注射活動時，人皆驚逃，僅一人接受注射，結果眾等無事，反而接種的人

---

60 〈府醫院醫員堀田次雄ペスト病豫防液注射施術醫務ヲ囑託ス（元臺北縣）〉，「臺灣總督府公文類纂」00009313059，頁198-201；〈堀內次雄ペスト免疫調查事務囑託〉，「臺灣總督府公文類纂」00001445057，頁244-245。

61 〈苦心の結果 ペストの豫防注射に成功（十七）〉，《臺灣日日新報》1938年5月17日，版11。

62 〈醫藥學研究會〉，《臺灣日日新報》1901年2月20日，版2。

63 如〈ペスト豫防液注射に就て〉，《臺灣日日新報》1901年3月20日，版5；〈ハフキン液の性質及效用（承前）〉，《臺灣日日新報》1901年4月19日，版4。

64 〈百斯篤と衛生行政〉，《臺灣日日新報》1901年4月7日，版2。

65 〈ハフキン氏液の注射施行〉，《臺灣日日新報》1902年1月30日，版5；〈臺北の防疫實施〉，《臺灣日日新報》1902年3月13日，版5。

染病死亡[66]。或例如大稻埕的臺灣人厭忌預防注射，為了逃避，公學校600名學生中有約500人缺席，校舍連續幾週因而冷清[67]。也有人說疫苗內含疾病毒素，一但注射就會罹患鼠疫；或有說疫苗效期僅十幾天，預防注射根本無效等等[68]。然而，在民情恐懼逃避這種過去以來的常態中，此時卻有出現踴躍受種的現象。如1902年2月羽島重郎按公告時間到桃園和淡水為大眾接種疫苗時，不只都有出現臺灣人主動要求接種，桃園還超出預定的3,600人份接種數。當年（1902），基隆市僅一個月，就已接種1,400多人，占當地總人口10.14%。臺北廳的防疫告諭，也納入預防接種：「若發生鼠疫，要並行清潔法、驅除鼠族和預防接種」[69]。並在各主要廟寺提供大眾預防接種，和指導接種後的注意事項[70]。

無論民間的正反態度如何，整體而言，鼠疫疫苗此時在臺灣顯然是防疫法的一股潮流。這點也可從疫苗的使用量來觀察。例如：

① 1900年秋到1901年春，傳染病研究所向全國配發出的鼠疫疫苗總量如下：大阪市3,250瓶、神戶市1,258瓶、和歌山縣有田郡260瓶、臺灣5,165瓶。接種人數方面，大阪市6萬1千人，神戶市2萬1千人，湯淺町4千人[71]。這段時間內，發至臺灣的疫苗數量竟比日本鼠疫疫苗實驗推廣地的關西三地總量還多。而且臺灣如前舉例的，也確實有數萬，甚至十萬人以上接種。

---

66 〈妖言惑衆〉，《臺灣日日新報》1902年3月30日，版6。

67 〈大稻埕の學事情況 豫防液注射と出席生徒〉，《臺灣日日新報》1902年4月23日，版2；〈時疫概況（接前稿）〉，《臺灣日日新報》1902年5月16日，版3。

68 〈十把一束〉，《臺灣日日新報》1902年5月10日，版5；〈ハフキン液注射の効力奈何〉，《臺灣日日新報》1902年5月6日，版2；竹林隱士，〈ハフキン氏豫防液注射に就て〉，《臺灣日日新報》1902年5月16日，版4。

69 〈ペスト豫防注意（臺北廳告諭第一號）〉，「臺灣總督府公文類纂」00000731009X002，頁32-33。

70 〈防疫實施〉，《臺灣日日新報》1902年3月15日，版3；〈艋舺方面百斯篤防液注射日割〉，《臺灣日日新報》1902年3月22日，版7；〈ハフキン液受注者の心得〉，《臺灣日日新報》1902年3月21日，版4。

71 柴山五郎作，《細菌及傳染病纂錄 上卷》，頁627-628，656-658。

②鼠疫疫情緩和的 1903 年，全臺患者數為 885 人。而這一年，臺灣向傳染病研究所取得鼠疫血清 746 單位和鼠疫疫苗 725 單位，各占該所總發出量的 49.8% 和 18.1%，如【表 2-6】。又，北臺灣僅基隆、臺北、滬尾(今淡水)和桃園四地，至少有 7,145 人接種了鼠疫疫苗[72]。

簡言之，新興醫學技術的鼠疫疫苗不只有在臺灣推廣應用，且應用度並不低於日本。

表 2-6：傳染病研究所鼠疫血清疫苗交付地方別

		1903	1904	1905	1906	1907	1908	1909	1910
鼠疫血清	傳研發出總量	1,498	2,160	1,807	2,101	1,577	2,014	2,427	267
	交付至臺灣	746	1,220	1,019	350	508	221	246	28
鼠疫疫苗	傳研發出總量	3,998	891	1,066	737	1,971	78	134	258
	交付至臺灣	725	880	0	5	0	0	0	0
臺灣全年鼠疫患者／人		885	4,494	2,388	3,272	2,592	1,270	1,026	19

備註：原表無說明各數值的單位。
來源：內務省衛生局編，《衛生局年報 明治三十六至三十八年》（東京：內務省衛生局，1908），頁 98-97；同年報 明治三十九年，頁 66-67；同年報 明治四十、四十一年，頁 104-105、112-113；同年報 明治 四十二年，頁 78-79；同年報 明治四十三年，頁 92-93。

5. 1904 年後熱度減退但研究持續

1904 年，鼠疫再度出現大流行，全臺前三大疫區依序是臺南廳、嘉義廳、鹽水港廳，三地患者總計 3,929 人，占全臺患者 4,494 人的 87.4%，如【表 2-4】。這一次，有了過去經驗，築山揆一再次在臺南，從疫情最嚴重處向外擴大地實施兩劑式疫苗接種，並仔細記錄和追蹤。期間，僅 4、5、6 月 3 個月就有 1 萬 4 千餘人接種，而接種報告再次述說預防注射確實有效[73]。此外，築山揆一也在

72　加藤尚志，〈臺灣の衛生〉，《臺灣協會會報》46（1903 年 7 月），頁 9。

73　築山揆一，〈明治三十七年臺南市ニ於ケル百斯篤豫防接種成績〉，《臺灣醫學會雜誌》4：34（1905 年），頁 466-484。

臺南傳染病院（作為實驗組）、平安療院和保安療院（作為對照組）等處嘗試血清療法，報告結論也是血清療法有效，希望能早日成為醫學正規[74]。而這一年（1904），臺灣向傳染病研究所取得鼠疫血清 1,220 單位和鼠疫疫苗 880 單位，各占該所總量的 56.5% 和 98.8%，如【表 2-6】。

不久，1906 年臺灣再次發生鼠疫大流行，且患者人數是歷年第三高。然而，當年臺灣向傳染病研究所取得的鼠疫血清僅 350 單位，鼠疫疫苗更僅只 5 單位。為何歷年的鼠疫血清疫苗實驗都說有效，但從 1905 年以後，即使面對鼠疫大流行，臺灣卻是進口愈來愈少的血清，甚至疫苗進口幾乎成為絕響？對此現象，可從以下幾個方面來思考。

首先是經濟與感受問題。

1906 年 9 月，曾在傳染病研究所學習，之後來臺擔任警察本署臨時防疫課防疫醫官的倉岡彥助在《臺灣日日新報》投書：

> 鼠疫疫苗雖舉世實施、接種成效實驗推測良好，但有多次（多劑）接種和接種後不適等不便⋯故鼠疫防治實務上確實有效且可行的方法，是對患者血清注射與腺腫摘出⋯[75]。

與倉岡彥助的投書約同一時期，內務省傳染病研究所在日本關西鼠疫疫區嘗試的血清疫苗防治法也做出成果報告[76]。其中，在嚴重疫區的和歌山縣有田郡湯淺町，由官方細劃住家為 10 和 20 戶，落實接種。雖然從患病率等等，再次得到接種成效非常良好的報告，但報告結論也認為：

---

74 築山揆一、宮地威鮫，〈明治三十七年臺南廳立傳染病院ニ於ケル百斯篤血清療法成績報告〉，《臺灣醫學會雜誌》4：32（1905 年），頁 358-375。

75 〈百斯篤雜談〉，《臺灣日日新報》1906 年 9 月 21 日，版 4。

76 泰佐八郎，〈大阪神戸ニ於ケルぺすと血清ヲ以テセル豫防注射〉，《臺灣醫學會雜誌》5：47（1906 年），頁 857：紀錄地方政府屬行捕鼠和大清潔法，和鼠疫疫苗接種人數、地域，和種後反應等。

於町民多數接種預防注射後，患者發生數一時間下降，有助阻斷流行，但因花費金額高、人體副作用大（官方有先對大眾說明副作用短暫，無長期害處），而不如一再重覆實施消毒法[77]。

換言之，即使當時的醫界和政界認為鼠疫疫苗確實有效，但因為副作用和費用問題，使疫苗防疫法還不如一再實施消毒法。尤其製造血清疫苗有一定成本且不便宜，預防接種又需要群體達到相當接種比例才能出現效度；在此考量下，還不如集中經費在已知的患者治療上。此外，依〈鼠疫血清疫苗交付規程（「ペスト」治療血清及同豫防液交付規程）〉，日本本土各地申請血清疫苗無須付費，但運到臺灣卻需要每 1 個製劑 1 圓的運費。如果連不需要運費的日本本土，使用血清疫苗時都有經費問題，那對於需要每 1 個製劑運費 1 圓的臺灣而言，經費更是個問題。再者，承上一節所述，1906 年後臺灣總督府投注許多經費和人力在定期和臨時種痘，這也會壓縮到可運用的衛生行政人力與經費。

其次是效度問題。

經濟考量外，疫苗究竟能有效到何種程度，也是個問題。當時的醫界已很清楚，即使鼠疫疫苗的實驗有效，但疫苗的免疫效果並非百分百絕對、免疫作用發生時間有限、須同時配合外在環境以及社群整體接種比率等條件。換言之，鼠疫疫苗即便確實有效，但也有著經費昂貴、副作用、便利性、效力程度等等實際問題。一再接種疫苗，其效用不一定比一再要求衛生整潔、滅鼠和其他阻斷傳染源的方式，更有效於防疫。

簡言之，或許就是由於經濟、效用等等原因，自 1904 年的鼠疫疫苗實驗後，1905 年起臺灣就幾乎不再申請鼠疫疫苗，頂多申請血清給患者或接觸者使

---

[77] 秦佐八郎，〈和歌山縣湯淺町ニ於テ行ヘル「ペスト」豫防接種ニ就テ〉，《臺灣醫學會雜誌》6：57（1907 年），頁 290-291。

用，如【表2-6】。鼠疫血清的運費雖不便宜，但它僅供少數的需要群眾使用；且若再加上割除被感染的淋巴組織外科手術，可使患者存活率達半成以上[78]。鼠疫血清的對象和效度比起疫苗更加明確，因此仍有持續進口。

此外，鼠疫的發生有流行期和非流行期。1904年和1906年的臺灣雖然發生了大規模鼠疫疫情，但再之後，臺灣的鼠疫疫情如【圖表2-4】快速下降，至1918年鼠疫患者完全絕跡，這期間就更不需要鼠疫疫苗了。

雖然鼠疫疫苗從1905年起鮮少在臺灣使用，但這並不代表臺灣的衛生行政或醫學界就不再關注鼠疫免疫學理。如1908年，防疫醫官倉岡彥助再次投書報紙，說明鼠疫預防接種原理、製法，鼓勵疑似患者仍要接受預防注射為佳[79]。1908年底，臺北醫學校教授堀內次雄被任命為「鼠疫免疫調查事務囑託」，調查研究鼠疫免疫事項[80]。1909年4月臺灣總督府研究所成立，堀內次雄擔任衛生學部長。而《臺灣總督府研究所報告第一號》的內容之一，就是堀內次雄撰寫的〈鼠疫免疫有關學理研究〉，詳細論述鼠疫免疫與其他免疫現象關係、動物實驗、鼠疫菌毒力、鼠疫菌補體結合特異性、鼠疫免疫各學說、待研究問題等[81]。

附帶一提，血清藥院或傳染病研究所製造的鼠疫血清疫苗，除了用在日本和臺灣，也有不少運往海外使用。如【表2-6】，1903年傳染病研究所總計發出鼠疫疫苗3,998單位，其中的2,800單位是運送到菲律賓[82]。1910年廈門發生鼠疫，日本駐廈門領事館及博愛病院也對外推廣鼠疫血清疫苗；其中，疫苗

---

[78] 〈百斯篤雜談（倉岡醫學士曰）〉，《臺灣日日新報》1906年9月21日，版4；林清月述，〈衛生講話（三）〉，《臺灣日日新報》1907年3月8日，版3。

[79] 倉岡醫學士，〈通俗免疫談（四）〉，《臺灣日日新報》1908年1月10日，版2。

[80] 〈堀內次雄ペスト免疫調查事務囑託〉，「臺灣總督府公文類纂」00001445057，頁244-245。

[81] 堀內次雄，〈「ペスト」免疫ニ關スル學理ノ研究（第一回報告）〉，《臺灣總督府研究所報告第一回》（臺北：臺灣總督府研究所，1912），頁133-206。

[82] 內務省衛生局編，《衛生局年報 明治三十六年》，頁63。

為二劑式，每次接種費（施術費）2 圓[83]。1911 年中國東北鼠疫大流行，在奉天（今瀋陽）舉行國際防疫會議。議長北里柴三郎在會議中討論隔離、檢疫、消毒、預防注射等方法[84]，傳染病研究所也日夜趕製鼠疫血清疫苗，提供中國政府、滿洲的關東都督府及南滿洲鐵道株式會社使用[85]。1917 至 1918 年中國北部再發生鼠疫疫情，日本亦對當地駐軍 692 人接種軍醫學校調製的鼠疫疫苗[86]。換言之，鼠疫疫苗雖然 1905 年後鮮少使用於臺灣，但在常發生鼠疫的中國和滿洲，仍多有應用。

小結

綜合而言，本章透過日治前期臺灣總督府如何處理臺灣島內的兩大法定傳染病——天花和鼠疫，來呈現第一章說明的日本內務省衛生局、傳染病研究所和其所注重的近代細菌學和血清疫苗技術，如何通過疫情和防疫措施，也在臺灣這塊新領土上推展開來。本章講述：

①臺灣從 1906 年開始強制實施全民種痘以防疫。而臺灣總督府從推廣轉為強制種痘的期間，歷經了因地制宜、修改法規、技術革新、和以不定期臨時種痘擴大群體免疫等階段。人事方面，臺灣的民政部、民政長官後藤新平、中央衛生會幹事高木友枝（前牛痘種繼所所長），以及日本的內務省衛生局、痘苗製造所、傳染病研究所，有密切合作。

②面對鼠疫難題，臺灣總督府先是請帝國大學的緒方正規來臺協助。1900 年由於血清藥院、傳染病研究所在大阪等地實施鼠疫疫苗接種，疫區臺南也嘗

---

83 〈廈門通信／鷺江黑疫 湖海琅國〉，《臺灣日日新報》1910 年 6 月 26 日，版 6。
84 〈ペスト豫防注射など議論〉，《讀賣新聞》朝刊，1916 年 9 月 17 日，版 5。
85 〈「ペスト」血清及同豫防液製造ノ盛況〉，《臺灣醫學會雜誌》10：102（1911 年），頁 465。
86 里見三男，〈「ペスト」豫防接種實施概況報告〉，《臺灣醫學會雜誌》17：189、190（1918 年），頁 769-770。

試接種血清藥院的鼠疫疫苗，兼作為大阪的實驗對照組。期間，臺南醫員因地制宜調整接種策略，之後因為有效而在臺灣各地推廣鼠疫血清疫苗。臺灣的接種總人數甚至不比日本少。這時期，正是後藤新平來臺擔任民政長官之後，而臺南接種計畫曾受北里柴三郎指導。

③臺灣防治天花、鼠疫疫情的方法，以及與防疫相關的種痘和血清疫苗實作，處處透過後藤新平、高木友枝等人，與傳染病研究所的最新研究成果和內務省衛生局的衛生政策相連結。甚至，血清疫苗在臺灣的應用深廣度與推動時間，幾度出現不弱於日本本土的現象。

天花與鼠疫的防疫案例，展現了臺灣在推行近代公共衛生措施過程中的醫學技術革新、行政控制與跨域合作，揭示了科學技術與殖民統治之間的緊密關係。這些案例不僅體現了科學技術與政策的深度結合，也反映了日本與臺灣以防疫為目標的活動過程中，因「人」而產生的密切合作，以「人」為中介之科學技術與殖民統治之間的緊密關係，以及因「人」而產生的政策成果超越性。下一章，將再從人才和機構的層面，說明細菌學和血清疫苗在臺灣的推展歷程。

本章焦點

展示日治前期臺灣防治天花和鼠疫的歷程、關鍵人物、以及與日本機構的合作。

本章重點回顧

1. 背景
   - 日本內務省衛生局、傳染病研究所的細菌學和血清疫苗技術。
2. 天花防治
   - 推廣階段
     - 因地制宜。
     - 修改法規。
     - 技術革新。
   - 1906 年
     - 定期種痘：強制實施 1 歲以下新生兒種痘。
     - 臨時種痘：以不定期接種擴大群體免疫。
   - 臺日合作
     - 臺灣：後藤新平（1898-1906 擔任臺灣民政長官）、高木友枝（中央衛生會幹事、前牛痘種繼所所長）。
     - 日本：內務省衛生局、痘苗製造所、傳染病研究所。
3. 鼠疫防治
   - 1896 年
     - [日] 帝國大學緒方正規來臺協助。
   - 1900 年前後
     - [日] 血清藥院和傳染病研究所在日本首度鼠疫疫苗接種計畫。
     - 臺南疫區接種鼠疫疫苗，兼作為大阪實驗對照組。
     - 調整接種方式，因地制宜。
     - 確認有效：推廣至臺灣各地。
   - 臺日合作
     - 臺灣：後藤新平、高木友枝。
     - 日本：北里柴三郎指導臺灣接種計畫。
4. 以上均連結傳染病研究所的最新研究成果和內務省衛生局的衛生政策。

次章焦點

- 從人才和機構面切入，探討細菌學和血清疫苗在臺灣的推展歷程。

第三章
建置細菌學人才和機構

一、鼠疫推促細菌學發展
二、臺灣的傳染病研究所講習生
三、跨域的臺灣總督府研究所

　　本書第一章簡介日本近代中央政府衛生機構的流變，第二章透過臺灣總督府和地方官員推展種痘和鼠疫疫苗案例，說明日本中央衛生機構人事對臺灣衛生行政的影響和滲入。然而，衛生行政成果的達成，除須有首長作為領頭羊、支持者，也需要有相應的技術人力和儀器設施，方能落實與推廣，本章因此接續談論地方人才和設施的建置歷程與緣由。內容包括：

　　①傳染病研究所原為私立，1899 年成為國立機構，並在 1900 年鼠疫疫情時迅速擴大勢力。此時，內務省為防疫而要求日本各地配置細菌學人才和細菌檢查室，進一步增強了傳染病研究所在防疫中的重要性與聲譽。

　　②鼠疫疫情中，臺灣醫員也自費前往傳染病研究所研習。在臺灣公私立衛生機構任職且推廣血清疫苗的人員中，不少人曾有在傳染病研究所任職或研習的經歷。

　　③在後藤新平主政臺灣和日本內務省、帝國議會支持下，相較於東京帝國

大學再度不被同意設立獨立研究所,臺灣卻成立了全日本唯一的複合研究機構——臺灣總督府研究所,且是獨立研究機構。臺灣總督府研究所的業務以衛生學部為重,而衛生學部以細菌和血清疫苗研究為重。

◇ ◇ ◇

一、鼠疫推促細菌學發展

1. 細菌檢驗靠人與器

　　本書第一章說明,1870 年代的日本以霍亂大流行時傳染病防治為契機,在長與專齋等人主持下,開啟一連串的近代衛生行政改革。而 1890 年代流行的鼠疫,再度促使日本的衛生行政發生轉變。這是因為,20 世紀前的日本雖已經開始關注細菌學發展,在東京大學醫學部的衛生學課程下開設細菌學講座,但日本各地能從事細菌學檢驗的專門人才和場所其實非常少。直到傳染病研究所 1893 年起開設內容強調細菌學課程和實習的「講習班」[01],且逐漸增加員額。尤其 1899 年傳染病研究所成為內務省下的國立機構和更擴增講習員額後,日本的細菌學人才數量才明顯增加,如【表 3-1】。另須注意,當時日本尚未出現細菌學專科或免疫學專科,這兩類知識都是屬於衛生學的學科領域。

　　另方面,有了技術人才,亦須有相對應的設備儀器方能充分配合。日本早期的衛生檢查,主要是尿酸、糖量或寄生蟲等的物理化學檢查。作為日本國家衛生領導機關的內務省,其衛生試驗所是 1887 年才開始有細菌檢查,且常因為缺乏技術人員而中斷檢查業務。全日本唯一的「都」廳——東京都,其東京

01　「講習班」一詞,其實傳染病研究所在開班授課初期並無固定名稱。如 1895 年衛生局公告的是「黴菌學研究生養成事業」。內務省衛生局《衛生局年報》寫為傳染病研究所「講習生」。北里大學留存的學員名簿則是以「傳染病研究所(研究生・講習生)名簿」作標題。後人研究中,小高健《傳染病研究所—近代醫學開拓の道のり》和橫田陽子〈日本近代における細菌學の制度化—衛生行政と大學アカデミズム〉,則是以「講習班」稱之。

警視廳醫務局是直到 1891 年才開始有細菌學檢查。日本最大軍醫院的大衛成病院（即東京衛成病院、日本國立東京第一醫院，今國立國際醫療研究中心病院），也是直到 1896 年才開始有細菌學診斷[02]。而全日本公、私立細菌檢查所的成立數量，若以 1899 年傳染病研究所成為國立機構為界，之前全日本每年僅成立 1 至 2 所，之後的成立速度才明顯增加。尤其 1903 年一年內就成立 7 所細菌檢查所，數量是歷年之最，如【表 3-1】。

針對上述細菌學人才和細菌檢驗機構均在 1899 年後出現快速成長，到 1903 年更達巔峰的現象，其原因除了傳染病研究所 1899 年成為國立機構後，能更有力地推動政策和更吸引地方來朝，更是因為當時發生鼠疫疫情且快速傳播。為了防疫，促使地方在衛生行政上應用細菌學，進而使細菌學在各地方快速擴張[03]。

表 3-1：傳染病研究所講習生人數與公私立細菌檢查所成立數量

年／事件	1893 至 1899 年		1900 至 1910 年	
傳染病研究所講習班人數 註①	4 月 1 日成為國立機構前為第 1 至 17 屆，講習生共 400 多人		每年舉辦，屆數不一。1900 至 1903 年有時一年會達 200 人。1904 至 1912 每年的講習生為 50～100 人	
全國公、私立細菌檢查所成立數量 註②③	每年成立 0～2 所		每年成立 1～7 所	
	1893 年 0 所	1897 年 2 所	1900 年 3 所	1905 年 3 所
	1894 年 1 所	1898 年 2 所	1901 年 1 所	1906 年 5 所
	1895 年 0 所	1899 年 2 所	1902 年 5 所	1907 年 4 所
	1896 年 1 所		1903 年 7 所	1908 年 1 所
			1904 年 4 所	1909 年 5 所

說明：①講習生來自日本各地，包括臺灣。②僅計算位於日本本土的細菌檢查所。③新成立的細菌檢查所多為公立，僅 1898、1904、1907、1909 年各有新增一間私立的細菌檢查所。

來源：內務省衛生局編，《衛生局年報》明治二十七年至大正元年（東京：同作者，1898～1926），各年度「講習生地方別」表；內務省衛生局，《細菌檢查所に關する調查》（東京：內務省衛生局，1924），頁 3-21。

---

02 谷島清郎，〈北陸における醫學檢查技術者教育に關する醫史學的考察〉，《金澤大學大學教育開放センター紀要》13（1993 年 3 月），頁 46。

03 橫田陽子，〈日本近代における細菌學の制度化—衛生行政と大學アカデミズム〉，頁 69。

2. 鼠疫促進學細菌

　　鼠疫在日本，繼 1899 年發生第一波流行，1900 年前後發展成日本國內首次的大規模流行，恰是傳染病研究所成為國立機構之時。當時，官方為防疫而設立臨時檢疫官，在大阪市設臨時鼠疫預防事務局，以大阪府知事為長官，聘傳染病研究所技師志賀潔、大阪府警視桑原忠次郎、大阪府技師栗本庸勝等人為臨時檢疫事務官，內務省技師兼血清藥院長高木友枝等人為顧問[04]。實施的防疫措施，包括前幾章提到的鼠疫疫苗接種計畫。據橫田陽子研究，當時的內務省衛生局和傳染病研究所認為可以趁著鼠疫流行機會普及細菌檢查，和可以蒐集、貯藏、實驗鼠疫菌，因此在 1901 年公告〈鼠疫菌處理規則（鼠疫菌取扱規則）〉，規定：①處理鼠疫菌的相關設施須得地方長官認可；②設施的建物構造和器具裝置等須按規定；③設施內的檢查主任須是受過醫師專門教育、擁有醫術開業許可、曾在傳染病研究所等機構學過細菌學的人[05]。

　　不久後，1902 年 9 月到 1904 年 11 月，以橫濱市和東京市為中心發生了第二波的鼠疫流行。1904 年 12 月到 1911 年 3 月，又發生擴及日本 15 個府縣的第三波大流行。於是，以鼠疫大流行和檢查作業須符合〈鼠疫菌處理規則（鼠疫菌取扱規則）〉為契機，日本各府縣陸續設立專門的細菌檢驗室和配置專門人員。因此如【表 3-1】，無論講習生人數或細菌檢查室成立數，均於 1900 至 1903 年間達到高峰。依傳染病研究所助手柴山五郎作（大阪鼠疫疫苗實驗參與者，參見第二章）的調查，全日本 47 個府縣及東京、大阪二市的細菌檢驗室設置率，從 1896 年時寥寥無幾，到 1905 年已達到約 82%。再例如傳染病研究所講習班的學員人數，從 1899 年 4 月傳染病研究所成為國立機構後的第一屆講習班，到 1904 年 10 月舉辦第 17 屆講習班，6 年間總計培訓出 788 名學員，含來自臺灣 17 人，參見【表 3-2】。比 1893 年至 1899 年 7 年間培訓 400 多人，

04　內務省衛生局編，《衛生局年報 明治三十三年》（東京：內務省衛生局，1912），頁 16。
05　橫田陽子，〈日本近代における細菌學の制度化—衛生行政と大學アカデミズム〉，頁 71。

增加近2倍。再到1910年前後的第28屆，總計培訓出1,176名學員，含來自臺灣21人。這千餘人若平均分散到日本各府縣和殖民地等外地，則每一行政區有約22.6名經過講習班研習而且具有細菌學實務知識的學員[06]。而這段時期，正是鼠疫流行期間。

小田俊郎（1893-1989*）記述：

> 1895年時任近衛師團三等軍醫的堀內次雄，他跟著軍隊來臺工作期間，深感臺灣的衛生極差……1896年5月他退役返回東京後，決心正式學習細菌學。當時可以學習細菌學的場所，只有北里柴三郎創設的傳染病研究所，他曾在該所接受了三個月講習。堀內知道1894年北里柴三郎與青山胤通在香港發表關於鼠疫的研究報告，傳染病研究所可以看到從香港帶回來的菌苗培養，而且可以使用顯微鏡做觀察，這也是他想進入傳染病研究所的主因。可是當時細菌學剛剛傳入日本，想接受講習的人很多，很難進到所裡。他等不及，就到東京帝大教授緒方正規的衛生學教室，請求剛從德國留學回國的坪井次郎（1863-1903*）為他講學。坪井次郎是比北里晚二年的後輩，他的教室沒有鼠疫細菌，經過周旋，從傳染病研究所得到標本後，才得知鼠疫菌的真相。這件事對他赴臺灣工作初期，在鼠疫流行的防治工作上非常有幫助[07]。

可以說，傳染病研究所開設以細菌學教育為重點的講習班，以及內務省衛生局透過疾病防治和法規，要求各地方建設細菌學檢查室和配置專門人才，疊加起來，促使細菌學在短期間內普及全國，也使細菌學成為專家技術和細菌檢查程序的必要一環[08]。而從地方衛生實務來看，地方上對鼠疫防疫的實際需求，

06　內務省衛生局編，《衛生局年報》各年度「講習生地方別」表。若將1,176人(講習生)除以52個行政區（47個府縣、東京市、大阪市、臺灣、朝鮮、滿洲），平均為22.6人。
07　小田俊郎著，洪有錫譯，《臺灣醫學五十年》（臺北：前衛，1995），頁12-13。
08　橫田陽子，〈日本近代における細菌学の制度化—衛生行政と大学アカデミズム〉，頁67、71。

也是衛生人員願意主動，或是地方首長願意同意衛生人員前往學習細菌學和血清疫苗新知的重要吸引力。

> * 坪井次郎，薩摩藩醫師坪井為春之子。衛生學者，研究霍亂和結核病。1887年任帝國大學助教授，1880年以公費留學德國、1895年得醫學博士學位。1899年京都帝國大學醫科大學開學，任首屆醫科大學長。
>
> * 小田俊郎，日本三重縣人，堀內次雄的女婿。1918年東京帝國大學醫科大學畢業，後在同大學傳染病研究所研究內科。1924年獲醫學博士學位，1925年赴德國留學兩年，再前往美國及澳洲研究內科學。1928年擔任北海道帝國大學醫學部教授，同年獲聘為臺灣醫學專門學校教授兼臺灣總督府醫院院長。1936年臺北帝國大學醫學部成立，他擔任內科教授，兼臺北帝國大學附屬醫院第一任院長。1947年被遣返日本，後論著《臺灣醫學五十年》。（興南新聞社，《臺灣人士鑑》。臺北：興南新聞社，1943，頁50；愛光新聞社，《臺灣關係人名簿》。橫濱市：愛光新聞社，1959，頁33）

二、臺灣的傳染病研究所講習生

1. 醫員自費學習

小田俊郎記述：

> 堀內次雄於1896年10月抵達臺北的第三天傍晚，在旅館內休息時，衛生課派人傳達，請他到府後街（表町，今臺北衡陽路一帶）檢查可能是因鼠疫病死的屍體。…指派堀內負責檢查，是因為為數甚多的在臺醫師履歷書中，操作過顯微鏡觀察細菌經驗的只有堀內一人。他曾經有一次從顯微鏡看到鼠疫菌，但欠缺關於這種病的經驗。…當時雖然有顯微鏡，但缺乏染色液…因為沒有準備革蘭氏液，所以無法進行革蘭陰性或陽性的檢驗。堀內雖然把自己作的標本給川添（指川添正道，時任軍醫、臺

灣總督府醫員）等人看，因沒有人能夠確定而度過一夜。…

當年 5 月安平有類似的病例發生時…臺南的第三旅團二等軍醫村上彌穗若，他個人毫無細菌學的素養，只好從日本訂購當時唯一的 Gunter 細菌學的著作，自己研習細菌學。村上攜帶不全的材料器具到安平檢診，由淋巴液中培養出病原似物體，再託人送請東京陸軍軍醫學校教官岡田園太郎判定[09]。…

　　這兩個案例呈現出 1896 年時，臺灣的細菌學人力、設備均不足的實況。為了防治鼠疫，同一時間在日本為防治鼠疫等傳染病而實施的細菌學人才和設備建置計畫，也在臺灣展開。

　　首先在人才方面，【表 3-2】傳染病研究所講習班的臺灣人員名單，呈現 1900 至 1930 年間臺灣共有 27 人前往研習。這些人多是在臺灣鼠疫患者發生最多的 1906 年之前前往，共有 21 人，且半數以上是公醫，其次是各醫業機構的醫員和囑託。若為公醫，以臺灣南部者為多；若為醫業機構的醫員和囑託，則以臺灣北部者為多。

　　從臺灣前往傳染病研究所參與講習班的人員，通常具有公職身分，但他們必須自付一切費用，如：

　　①臺南縣知事今井良一 1901 年呈文給臺灣總督兒玉源太郎，說臺南縣受鼠疫流行之害，檢診患者和檢驗弊鼠是防疫重要事項，故擇公醫 1 名——臺南縣關帝廟街公醫神尾廣三郎【表 3-2 序號 4】——到傳染病研究所研習，希望長官同意。最後，民政局衛生課長加藤尚志同意申請，但不提供差旅費及研習所需之所有費用[10]。

09　小田俊郎著，洪有錫譯，《臺灣醫學五十年》，頁 17-19。
10　〈臺南縣關帝廟街在勤臺灣公醫神尾廣三郎東京傳染病研究所ヘ入所ヲ命ス〉，「臺灣總督府公文類纂」00000693030，頁 101-105。

表 3-2：傳染病研究所來自臺灣的講習生

序號	年	月	講習班	人名	任職機構	職稱
1	1901	1	第6屆	桑島東兵衛	臺北縣警察部衛生課	技手
2	1901	4	第7屆	西村繼太	斗六廳	公醫
3	1901	4	第7屆	高柳元六郎	基隆醫院	醫員
4	1901	10	第8屆	神尾廣三郎	臺南廳	公醫
5	1902	4	第10屆	鵜飼碧汀	鳳山醫院	醫員
6	1902	4	第10屆	宮地威鮫	臺南廳	公醫
7	1902	10	第11屆	大島杢太郎	鹽水港廳	公醫
8	1902	10	第11屆	檜前謙藏	臺南廳	公醫
9	1903	4	第13屆	中島久	澎湖廳	公醫
10	1903	4	第13屆	村部源治	鐵道部總務課	囑託
11	1903	10	第14屆	木村謹吾	新竹廳	公醫
12	1903	10	第14屆	野部誠之	桃仔園廳	公醫
13	1903	10	第14屆	村部健治	鐵道部總務課	囑託
14	1903	10	第14屆	森田志	鹽水港廳	公醫
15	1904	10	第17屆	澤田清司	臺北艋舺婦人病院	醫員
16	1904	10	第17屆	長野悟	臺北廳	公醫
17	1904	10	第17屆	渡邊學之	警察本署臨時防疫課（1903年任臺北廳公醫）	防疫醫
18	1905	1	第18屆	古川政次郎	臺北醫院	囑託
19	1906	10	第20屆	黑川嘉雄	鳳山廳	公醫
20	1906	10	第20屆	小林寅松	基隆廳	公醫
21	1906	10	第20屆	吳文明	臺灣總督府醫學校	囑託
22	1907	1	第21屆	唐澤準吉	臺北醫院	囑託
23	1913	10	第36屆	許贊	（若指「許贊生」，為臺南醫院雇員）	

說明：①無載之年，為臺灣 0 人前往。
②枋寮公醫吉池勇 1904 年獲臺灣總督府同意前往研習，但不見於本名單中。

來源：北里大學北里柴三郎史料室「傳染病研究所（研究生・講習生）名簿」，未出版；中央研究院臺灣史研究所「臺灣總督府職員錄」資料庫。

②阿緱廳（今屏東）枋寮公醫吉池勇，1904年提交擬進入傳染病研究所及東京帝國大學醫科大學國家醫學講習會，研究細菌學的申請書及切結書。臺灣總督府回函同意他進入傳染病研究所研習，同樣不提供任何差旅費或補助費[11]。又是否也允許他進入東京帝國大學醫科大學的講習會則不見記載。

③1906年，基隆廳金包里公醫小林寅松擬入傳染病研究所研習，如【表3-2序號20】；他也是提出申請書和切結書，誓約歸任後一年內不能辭職等。最後，民政長官後藤新平允許，同樣也是諸費不給[12]。

再如【表3-2序號21】的吳文明（1881-1971），為臺北士林街吳文藻家弟，臺灣總督府醫學校第三屆畢業生（1904年），畢業後歷任臺北醫院醫務助手和臺北赤十字社病院醫員。1906年，吳文明赴傳染病研究所研習。當時他為了節省通勤時間以增加研究，搬離東京本鄉區，改住房價較貴，但位在傳染病研究所附近的芝區白銀町。又研習過程「費用之鉅」，如需購買250圓的顯微鏡，「其額實當乎國語學校卒業生一年間勤勤所獲之薪水」；又如「作為顯微鏡附屬器具的玻片等等雜具，僅一單品可能就要百餘圓」，此外還有「每月20多圓的學費」…據此，他的心得是「以現下我臺灣個人經濟程度較之，弗云鉅乎哉[13]。」

上述幾個案例，再再說明學員進入傳染病研究所研習，須自費且需負擔昂貴的器材和住宿費。在一切需自籌經費，上課時又需購置昂貴設備和每月繳交昂貴學費的情形下，想進入傳染病研究所講習班，也必須有相當的財力和意志力才能成行。然而，鼠疫疫情嚴峻激發對於防疫和檢驗人才的需求，因此仍吸

---

11 〈公醫吉池勇東京傳染病研究所ヘ入所ヲ命ス〉，「臺灣總督府公文類纂」00001013054，頁186-190。

12 〈公醫小林寅松ニ東京傳染病研究所ヘ入所ヲ命スル件〉，「臺灣總督府公文類纂」00001233018，頁57-64。

13 〈留學生近狀（二）〉，《臺灣日日新報》漢文版，1906年11月18日，版5；楊福，〈臺北縣醫師公會創會理事長—吳文明醫師〉，《新北市醫誌》10（2011年3月），頁31-33。

引不少人申請前往傳染病研究所研習；而且，政府也願意核假，讓有志於此的官員前往學習。只是，臺灣總督府核准前往學習之處，是傳染病研究所，而非東京帝國大學。

2. 衛生場域多同儕

臺灣學員是為了職業或學習所需而參加傳染病研究所的講習班，他們離開講習班回臺任職後，也能繼續應用所學，或在所學基礎上更進一步。如【表3-2】的赴傳染病研究所研修者為例：①【序號3】高柳元六郎，1902年在報紙發文鼓勵基隆人士接種鼠疫疫苗[14]；②【序號6】宮地威鯨，為臺南防疫委員，1904年與築山揆一一起執行鼠疫疫苗接種計畫[15]；③【序號19】黑川嘉雄，為臺灣總督府研究所首任技師，專責研究製造狂犬病等獸疫相關疫苗[16]。

以及，在臺灣擔任衛生機構長官、具政策主導性的人物，許多也與內務省衛生局、傳染病研究所或北里柴三郎有關。例如：① 1898年來臺擔任鳳山縣醫院長的馬島珪之助，原為痘苗製造所技師、所長兼臨時檢疫局事務官兼內務省技師[17]。② 1901和1904年在臺南主持鼠疫血清疫苗實驗的築山揆一，原為傳染病研究所助手，1898年來臺後歷任臺南縣醫院醫員、臺灣總督府臺南縣技師、海港檢疫醫官、臺南廳防疫部副部長，直到1916年9月因病退官[18]。而築山揆一來臺後亦與傳染病研究所保持密切聯絡。如使用鼠疫血清疫苗時，有與北里柴三郎直接通信；築山揆一的各項研究成果，亦多刊登在傳染病研究所機

---

14 高柳元六郎，〈百斯篤豫防接種に就て〉，《臺灣日日新報》1902年2月8日，版4。
15 築山揆一，〈明治三十七年臺南市ニ於ケル百斯篤豫防接種成績〉，《臺灣醫學會雜誌》4:34 (1905)，頁466-484。
16 〈島政要聞 研究所近況〉，《臺灣日日新報》1909年12月3日，版2。
17 〈川上生之助外七名〉，《臺灣總督府府報》231（1898年1月27日），頁29-30。
18 〈臺灣總督府醫院醫長築山揆一賞與ノ件〉，（日本）公文雜纂・大正五年第九卷內閣九，申請號：纂01354100-202。

關誌《細菌學雜誌》[19]。③倉岡彥助，原為傳染病研究所技手，1906 年來臺任職臺灣總督府防疫醫官兼專賣局技師[20]。④堀內次雄，1896 年結束傳染病研究所的研習後來臺，歷任臺北醫院醫師、傳染病醫院長、臺灣總督府醫學校助教授、基隆神戶往返船舶鼠疫預防事務囑託、臺灣總督府研究所衛生學部長、臺北醫學專門學校校長等職。他在臺灣試驗鼠疫血清療法和鼠疫疫苗，在臺北醫院主持接種狂犬病疫苗，多次演講免疫學理及歷史，與高木友枝並肩工作。他與森滋太郎均是「傳染病研究所同窗會」會員[21]。

也由於傳染病研究所的重要性和吸引力，由高木友枝擔任校長的臺灣總督府醫學校，1902 年首屆畢業生的校外教學就是到日本細菌學研究應用重鎮的傳染病研究所參觀，當時正值傳染病研究所創立第 10 年[22]。1903 年，臺灣總督府醫學校學生的校外教學，參觀地點包括長崎醫學專門學校、東京帝國大學醫學大學各科、傳染病研究所、血清藥院、疫苗製造所…從參訪名單所見，也是以細菌學和血清疫苗的研製機構為重[23]。

三、跨域的臺灣總督府研究所

1.「後藤新平的創意」

細菌學知識技術的應用，需要人才也需要設備。在細菌檢驗設備方面，臺灣最晚到 1896 年已設立海港檢疫機構和臺灣總督府製藥所衛生試驗室。1898

---

19 築山揆一發表在《細菌學雜誌》，有第 71 期〈臺南縣立傳染病院ニ於ケル百斯篤血清療法成績報告〉（1901 年）、第 82 期〈臺南廳ニ於ケル百斯篤豫防の驅鼠法成績報告〉（1902 年）等等數篇。
20 〈傳染病研究所技手倉岡彥助總督府防疫醫官兼總督府專賣局技師ニ任用ノ件〉，「臺灣總督府公文類纂」00001232061，頁 302-308。
21 〈同窗會懇親會出席會員左ノシ〉，《細菌學雜誌》163（1909 年），頁 404。
22 小田俊郎著，洪有錫譯，《臺灣醫學五十年》，頁 66。
23 〈醫學校生徒內地觀光の模樣〉，《臺灣日日新報》1903 年 3 月 31 日，版 2。

至 1904 年間，再陸續增設臺中縣、臺北縣、基隆廳、嘉義等地的衛生試驗室，兼配置專門人員，以供檢查鼠疫菌或各種飲食物[24]。

1902 年 4 月，恰在高木友枝來臺擔任臺灣總督府醫院長、府技師、府醫學校教授兼校長等諸職位後，臺灣的報紙一度出現在臺灣設置血清藥院的正反意見。例如半官方的《臺灣日日新報》，以較偏向臺灣民間的《臺灣民報》刊出時論「避病院中的血清缺乏和日本已有血清藥院，臺灣也有設立血精製藥所的必要」，進而以長篇文章講述鼠疫血清實驗過程、避病院內的患者不一定是因為缺乏血清而死亡，設置血清製造所還關係著預算、設置程序、議會經費協助、技師，以及「其他如痘苗製造所、瘋癲醫院、醫科大學等設立亦有益處」等等，從經費和程序來說明血清藥院的設立不可簡單視之[25]。

上述的討論雖然至此告結，但約 3 年之後，臺灣總督府為了產業發展、降低牛疫，1905 年 7 月在阿緱街（今屏東市）成立「臨時牛疫防遏部附屬牛疫血清作業所」，翌年（1906）初開始生產發放[26]，成為臺灣第一個血清疫苗的製造機構，但製品僅供動物使用而非人用。另一方面，呼應日本增設細菌檢查機構和培養細菌學人才的氛圍，臺灣總督府也開始籌設臺灣總督府研究所。

臺灣總督府本來已有專賣局衛生試驗室專責細菌檢查相關業務，還有其他少數機構也有附設實驗室。約 1906 年，《臺灣日日新報》出現幾篇報導，大要是：①各室分立不經濟，且各有規矩，不便研究，故擬將它們裁撤，改設立一個整合性的中央試驗所，以增加研究和行事便利。若學者們齊聚一堂，可互

---

24 〈臺中通信 衛生試驗室の設置〉，《臺灣日日新報》1898 年 5 月 28 日，版 5；〈臺北縣衛生驗室〉，《臺灣日日新報》1901 年 1 月 27 日，版 1；〈基隆の有菌鼠〉，《臺灣日日新報》1904 年 11 月 10 日，版 2；嘉義廳衛生展覽會，〈嘉義廳衛生試驗場〉，《衛生關係案內》（嘉義市：嘉義廳衛生展覽會，1915），圖像頁。

25 血精子，〈血精液どは何ぞ〉，《臺灣日日新報》1902 年 5 月 3 日，版 4；血清子，〈半面子少シく氣を取鎮めよ〉，《臺灣日日新報》1902 年 5 月 7 日，版 2；〈十把一束〉，《臺灣日日新報》1902 年 5 月 10 日，版 5。

26 高澤壽，《臺灣牛疫史》（臺北：臺灣總督府殖產局，1924），頁 10-11。

相切磋、器具互通；需要被檢查研究的物品不用分送到各署而直接送到一處，可以便民，也方便檢驗研究的完成。②成立科學性實驗室，需有固定來源的水、瓦斯、理化學等等諸機械配合。以上設施在當時的臺北並非隨手可即。此外，各機構經費有限，使各個實驗室多止於小規模設施，難作較大研究與應用，即使專賣局檢定課亦然。設立一個可彼此共用的大型研究所因此有實際必要。③殖民地建設關係母國顏面，故各國在其殖民地均競相建設基礎設施以外設備。如美國在菲律賓即增設科學試驗所。臺灣本島的交通、衛生、行政等諸基礎建設已設備，若再增設科學研究所，可供臺灣各機關研究試驗，或更開放給各國研究者，則臺灣在世界的地位將日益提升[27]。簡言之，把各機構的檢驗機構和實驗室化繁為一，成立一個大型規模的研究檢驗機構，能有經濟、研究、行政等諸多便利和國際地位提升等效益。

至於如何出現這個大規模研究機構的構想，據小田俊郎記述：

> 研究所的實現，歸功於後藤新平的創意和首任所長高木友枝的建議一致。研究所成立以前，是個缺乏瓦斯、自來水的時代，試管用酒精燈加熱，加壓的水無法使用，極不方便。高木為了排除這種不便，於是擬定成立綜合研究所的腹案，前往行政長官官署。見面後，高木作了三、四分鐘的說明，後藤反而起身對他講解約一個半小時有關設立研究所的必要性，研究所隨即即席決定成立[28]。

臺北帝國大學教授富士貞吉（1891-？）也說「臺灣總督府研究所是因為後藤新平的創意而設立」[29]。

要言之，基於對試驗研究的實際需求和預計研究所能帶來的好處，高木友

27　〈中央試驗所之設立〉，《臺灣日日新報》1906年3月6日，版2；〈中央研究所〉，《臺灣日日新報》1907年2月22，版2；〈創設中央研究所〉，《臺灣日日新報》1906年9月22日，版2。

28　小田俊郎著，洪有錫譯，《臺灣醫學五十年》，頁101。

29　富士貞吉，〈臺灣衛生史の概要〉，《日本衛生學雜誌》23：5（1968年12月），頁491。

枝和後藤新平都支持成立大型研究所。臺灣總督府即以「有助本島施政、貢獻熱帶地區的調查研究和科學界」等事由，向日本申請創設研究所。經 1906 年帝國議會同意，自 1907 年起連續 5 年，共提撥 55 萬元的建設費成立[30]。而日本官方同意此案的公文書理由是：「需要增加殖產及衛生有關研究調查及實驗，故有設立獨立官衙的必要」。在確立名稱前，對研究所的稱呼有「臺灣中央試驗所」、「臺灣中央研究所」、「臺灣研究所」等等[31]。

2. 仿美超日

臺灣方面對研究所的設立案極為讚揚。如報載：「如此獨立之大規模研究所，在日本本土尚未設立」[32]。這是因為 1906 年前，全日本以「研究所」為名的機構，私立的有明治義塾法律研究所、政治研究所、速算研究所、名和昆蟲研究所、教育研究所、國民精神文化研究所、皇典研究所等。公立但為獨立設置的研究所也僅只 1899 年成為國立的傳染病研究所、文部省直轄的臨時緯度觀測所和東京帝國大學的東京天文臺（今國立天文臺）。以上全都是針對單一題材或學科類別而設置。日本本土大約是到 1914 年第一次世界大戰之後，才開始設置複合研究領域的研究所[33]。

對於臺灣擬設立的研究所，報導說：

美國在菲律賓已設立科學試驗所，殖民地臺灣若也建設，則不僅有益母

---

30 臺灣總督府研究所，《大正五年臺灣總督府研究所一覽》（臺北：臺灣總督府研究所，1916），頁 4。
31 〈臺灣總督府研究所官制ヲ定ム〉，（日本）公文類聚第三十三編・明治四十二年・第三卷・官職二・官制二・官制二，申請號：類 01071100-002；〈臺灣中央試驗所〉，《臺灣日日新報》1907 年 8 月 25 日，版 2。
32 〈中央研究所〉，《臺灣日日新報》1907 年 2 月 22 日，版 2。
33 村松洋，〈明治前期における「研究」概念の變容と「研究所」の成立過程〉，《技術と文明》20：1（2016 年 1 月），頁 1-19；〈組織情報－歷史〉，「國立天文臺」網站，https://www.nao.ac.jp/about/history.html（2024/7/22 檢索）。

國顏面，也可使臺灣在世界上的地位日益提升。……擬比照美國在馬尼拉設立的學術研究所，將臺灣的各試驗所合一…[34]。

上述的馬尼拉學術研究所，疑是指1901年美國在菲律賓設置的政府實驗局（Bureau of Governmental Laboratories）。1905年實驗局擴大職能，納入礦業及人種學調查，並改名為科學局（Bureau of Science）[35]。還有報導說：

聽說其原欲自1905年度興工，後來改成自1907年度起，向後5年為興工期。該試驗所分化學、黴菌、動植物三部。其設施完備，即使於日本本土亦不可得。因為日本本土，雖有衛生試驗所、礦業試驗所等，但都是各自獨立，還無如臺灣中央試驗所般合一，可行系統性研究之便。其他各殖民地有類此種設備者，僅美國於馬尼拉市建設之學術研究所而已。而臺灣較之更好，因應用最近學理而建造之獨創建築[36]。

換言之，1900年代臺灣能設立研究所，而且是國立，又具有複合學科性質，在當時的日本是個特例、先例，也不遜於外國。

此外，臺灣總督府決定在臺灣設立研究所，所觀察的對象不獨日本本土，也有觀察其他國家在殖民地的作法，如參考美國在菲律賓設置的研究機構。這是臺灣研究所的另一特色，也關係著後藤新平等人的國際見識。

---

34 〈創設中央研究所〉，《臺灣日日新報》1906年9月22日，版2。

35 "ITDI History." In"GOVPH" website, https://reurl.cc/OrddbX(2024/10/20 search). 另可參見 Paul C. Freer, 'The Bureau of Government Laboratories for the Philippine Islands, and Scientific Position sunderIt,' Science 16 (Oct. 1902), pp.579-580.

36 〈臺灣中央試驗所〉，《臺灣日日新報》1907年8月25日，版2。同一篇報導中，還有介紹馬尼拉的學術研究所是以約60萬圓於1902年底著手興建，1905年落成。分生物（細菌）、病理、礦物、動物、植物、人類、純正化學、應用化學等八部，包含人類和獸類疾病防治的研究。研究所每年以龐大經費研究、購書、每月發行學報。又馬尼拉沒有老鼠，需向外購買。「番鼠」（歐美老鼠；小白鼠）一隻須1.5至2圓，「鳥鼠」（普通老鼠）則向日本及香港購買，一隻0.5～1圓。因菲律賓牛疫甚多，故該研究所的血清主力為製造牛疫免疫血清，常從臺灣南部採購牛隻以供免疫血清製造使用。血清製造事業屬該所農務部。

一方面，日本本有派官員出訪研修、調查、參與國際會議的習慣。僅以傳染病研究所的職員為例，1906年春，有柴山五郎作出差英領印度、第四部長志賀潔出差菲律賓、第五部長梅野信吉為痘苗業務出差韓國。1907和1908年春，有宮島幹之助和北島多一出差菲律賓群島[37]。二方面，後藤新平從1900年起即聘任美國顧問——星一（1873-1951*）[38]。曾經在傳染病研究所當翻譯的野口英世（1876-1928，舊日幣千圓紙鈔上人像），1904年起擔任美國洛克斐勒醫學研究所（Rockefeller Institute for Medical Research）研究員[39]，而野口英世在美國的助手赤津誠內，是從臺北醫院轉任其下工作。以及1908年時，曾在北里柴三郎門下的大野醫學士（疑為Dr. Y. K. Ohno），正在菲律賓總督府衛生局（Bureau of Health）擔任黴菌學血清主任[40]。以上案例說明著後藤新平等人和其背後傳染病研究所諸人員，已有不少對於他國的醫科學交流，因此臺灣研究所的設計與規劃，得有參考美式做法的眼界。

＊星一，福島縣富農的長男，創星製藥。東京商業學校、美國哥倫比亞大學畢業後經營報紙新聞業，失敗後歸國成立製藥業。後成為製藥王、星商業學校校長。（吉田寅太郎，《續財界人の橫顏》。臺北：經濟春秋社，1933，頁7）。

37　內務省衛生局編，《衛生局年報 明治三十九年》，頁8-9；《衛生局年報 明治四十年》，頁1-11。
38　劉碧蓉，「日本殖民體制下星製藥會社的政商關係」（臺北：國立臺灣師範大學政治學研究所碩士論文，2009），頁39-40、57。
39　北里研究所北里柴三郎記念室企畫・編集，《北里柴三郎：生誕150年記念》（東京：北里研究所北里柴三郎記念室，2003），頁121。
40　〈馬尼剌雜觀（續下）／比島之日人〉，《臺灣日日新報》1908年5月22日，版1；Philippines Governor, "Report of the Governor General of the Philippine Islands. [1908]," in the digital collection of The United States and its Territories, 1870-1925: The Age of Imperialism. In "University of Michigan Library Digital Collections" website, https://reurl.cc/E6e7yA (2024/7/26 search).

3. 巨額投資選址臺灣

臺灣研究所還有一個隱而未顯但具象徵意義的特色，即臺灣研究所提出申請的時機正是日俄戰爭之後，日本國內經濟極困頓，各大機構均積極爭取新建設費用預算的時期。甚至東京帝國大學此時也再次提出要設立研究所的申請案，卻依舊不被許可（上一次東京帝國大學申請設立研究所，是私立傳染病研究所正跟東京都借用土地之時；後來申請案被否決，原申請經費被帝國議會移作傳染病研究所的補助費）。耗資龐大的臺灣研究所建設案，卻能幾乎毫無困難的獲得日本相關單位和帝國議會的同意，這也是臺灣研究所設立時的一大特點。而臺灣研究所能在日本國內經費拮据時脫穎而出、獲得同意，其原因除了臺灣有熱帶研究和防疫需求、細菌學研究正值興盛期，可能更須考慮到人事因素。

當時，在臺灣方面積極推動的是臺灣民政長官後藤新平和身兼多職的高木友枝。雖然後藤新平在臺灣研究所向帝國議會提案後不久，就在1906年底離臺轉任南滿洲鐵道株式會社總裁，但是後藤新平的影響力仍然存在。一方面，高木友枝在臺灣繼續推動；二方面，申請研究所的公文上呈到日本的內務省衛生局，時任衛生局長的窪田靜太郎（1865-1946，1903-1910擔任衛生局長）也與後藤新平關係密切。窪田靜太郎1891年從帝國大學法科大學法律學科第一名畢業後，進入內務省，與後藤新平一起研制出日本保健衛生制度的基礎法令，例如〈傳染病預防法〉、〈癩預防法〉等。他長期擔任內務省參事官，兼衛生局保健課長等等數職，也深受後藤新平影響，把狹義的衛生政策擴大為包括社會問題和社會政策，並推促成立社會政策學會。他也是第一位不具醫師身分的衛生局長[41]。

從上敘窪田靜太郎的背景，可以想見後藤新平和窪田靜太郎的有志一同，

---

41 內務省衛生局編，《衛生局年報 明治三十一年》，頁3-4;同年報 明治三十九年，頁1;上田正昭等監修，《日本人名大辭典》，頁684。

因此臺灣的研究所建設案能順利獲得內務省衛生局同意。又當時，在法令和財務審議機構的帝國議會眾議院，其中有不少議員是大日本私立衛生會的會員，或是曾到傳染病研究所進修過的醫師議員。他們也支持內務省衛生局的政策，因此共同使「如此獨立之大規模研究所，於日本本土尚未設立」的臺灣研究所興建案，在帝國議會能被核可成立。可以說，臺灣總督府研究所的起議創設與正式實施，背後實有後藤新平和高木友枝所連結起的一大群人共同推波助瀾，方使得臺灣研究所的設立案能不受反對，甚至得以超越東京帝國大學或其他機構的申請案而成立。

4. 複合研究且自製煤氣

1906年經帝國議會同意，1907年開始以5年時間建設的臺灣研究所，地址選擇在臺北大加蚋堡三板橋庄土名東門外處（今臺北市中正區教育部址），接鄰赤十字病院北側、臺灣總督府臺北醫院（院長為高木友枝）東側設立[42]。1909年4月1日，該所以「臺灣總督府研究所」為名開始營運，是臺灣官方將研究事務擴大成為一個獨立機構的開始。臺灣總督府研究所由臺灣總督直接管理，掌管臺灣殖產及衛生研究、調查、實驗諸事項。1913年完工時，有建地面積約8千坪、建物面積約2千坪。與1906年傳染病研究所新建案的1萬9千餘坪土地、建坪3,400多坪相較，臺灣總督府研究所的地坪和建坪，各僅為傳染病研究所的42%和59%。但傳染病研究所的服務對象是全日本，臺灣總督府研究所的服務對象是全臺灣，而日本面積約臺灣11倍大、人口約159倍多[43]。由此觀點來看，則臺灣總督府研究所的比例規模可以視為大於傳染病研究所。

此外，臺灣總督府研究所採綜合規劃，這種設計方式更是日本第一次，亞

---

42 臺灣總督府研究所，《大正二年臺灣總督府研究所一覽》（臺北：臺灣總督府研究所，1913），頁4、30-31。

43 東京統計協會，《日本帝國統計全書》（東京：東京統計協會，1902），頁2-3、33、603。

洲繼美國馬尼拉研究所之後的第二次[44]。研究所的初期規劃，依1909年12月的報導，大約分成化學、黴菌、動植物三部門，「其目的以產業並衛生科學調查為先，進而調查熱帶地特有鑛動植物，及設備對於人類學等科學研究」[45]。高木友枝代表臺灣參與1911年在德國德勒斯登（Dresden）舉辦萬國公共衛生博覽會，為了向大眾介紹日本治臺10年有成而用德文撰寫的《臺灣公共衛生體系的基礎》，其中則提到研究所已差不多完工化學部和衛生學部，未來會再增加實驗病理學、動物病理學、植物病理學、人類學等其他部門[46]。

若依照組織規程，則研究所初期只分成兩部門：①化學部、②衛生學部。①化學部負責：工業、農業、電器、物理、衛生化學、有害動植物和白蟻害預防、煤氣（Coal Gas，日語為石炭瓦斯）及蒸餾水製造等物品的化學性試驗研究。其中衛生化學為一般飲食品、毒物、藥物，及其他衛生有關之一般化學性試驗，與日本內務省的衛生試驗所互動聯繫。②衛生學部負責：(1)細菌學及原生動物學，(2)傳染病的病原、病理、預防法及治療法，(3)熱帶地衛生，(4)藥物學、毒物學，(5)家畜傳染病及殖產相關細菌，(6)水質細菌學，(7)其他衛生等相關研究。本來在研究所申請書的公文草案中還有「熱帶的特種疾病」研究項目，但最後被刪除，不見於正式公告的組織章程中[47]。鼠族檢查部分，則因為整體防治鼠疫策略，劃歸給民政部警察本署防疫課管理[48]。而由上述組織規程的①化學和②衛生學二部，可見報紙報導的化學、黴菌、動植物三部門規劃，最後是將黴

---

44 臺灣總督府研究所，《大正五年臺灣總督府研究所一覽》，頁4-10；宮島幹之助，《北里柴三郎傳》，頁79。

45 〈研究所近況〉，《臺灣日日新報》1909年12月1日，版2。

46 高木友枝著，周斌明、林靜靜譯，《臺灣公共衛生體系的基礎—臺灣島之衛生條件（The Foundation of the Public Health System in Formosa 1911）》（臺北：臺大景福醫訊雜誌，2017），頁31。本書的德文版本最初由德國C. C. Meinhold & Sohne 出版社於1911年在德勒斯登（Dresden）發行，後由Mary Nagle Wessling 英譯，2016年7月由美國加州Many Names Press 出版。本中文版為英文版之翻譯。

47 〈訓令第六十三號研究所分課規程ヲ定ムル件〉，「臺灣總督府公文類纂」00001540026，頁272-288；臺灣總督府研究所，《大正二年臺灣總督府研究所一覽》，頁6-16。

48 臺灣總督府研究所，《臺灣總督府研究所報告第一回》，頁2-4。

菌部分劃入衛生學部，而動植物部門則依屬性，分別劃入化學和衛生學部。

臺灣總督府研究所還有一個特別之處，即自製煤氣燃料。除供給自用，也擬另設管線，傳輸給附近的臺北醫院、醫學校、赤十字支部醫院、臺灣總督府等機構使用。煤氣原料主要來自臺灣所產煤炭，費用也較電力低廉。當時（1909），全日本可以自製專用煤氣的機構，約僅京都帝國大學醫院及札幌醫院兩處，其他機構都是仰賴煤氣公司或瓦斯公司[*49]。而臺灣總督府研究所的煤氣能自產還能外銷，也象徵著臺灣總督府研究所的宏大設計。

至 1916 年，臺灣總督府研究所已成為本館建築和南、東、北側附屬舍四部分，多為磚造。如【圖 3-1】，本館為二層樓，正面一樓為事務室，二樓為所長室和會議室，陳列殖產和衛生參考品。建物右側為化學部，左側為衛生部和圖書、標本、原生動物研究、細菌學研究、白蟻害調查、蟻害預防材料調查、釀造試驗、農藝化學試驗、水質試驗、器具機械、餐廳等各室。南側附屬舍含醫藥用品取用、土壤淘汰、值班人員和傭人等室。東側附屬舍為釀造試驗和電器變壓等室，可提供充沛、價廉且穩定的煤氣能源。之後隨著臺灣瓦斯株式會社的成立，研究所的煤氣也從 1916 年起，由研究所自製改為由臺灣瓦斯株式會社提供。北側附屬舍為四棟獨立的建物，包括農業化學用鐵構玻璃屋、屍體污物燒却窯，和實驗動物舍 2 棟[50]。

5. 著重細菌學和免疫研究應用

臺灣總督府研究所的首任所長是高木友枝，直到 1919 年 5 月卸任。依 1909 年 3 月公告的研究所官制，所長下設專任的技師 4 人、書記 6 人和技手

---

49 〈供給瓦斯〉，《臺灣日日新報》1909 年 8 月 6 日，版 2；〈研究所近況〉，《臺灣日日新報》1909 年 12 月 1 日，版 2；〈研究所近況（續前）〉，《臺灣日日新報》1909 年 12 月 3 日，版 2。

50 臺灣總督府研究所，《大正五年臺灣總督府研究所一覽》，頁 11-12。

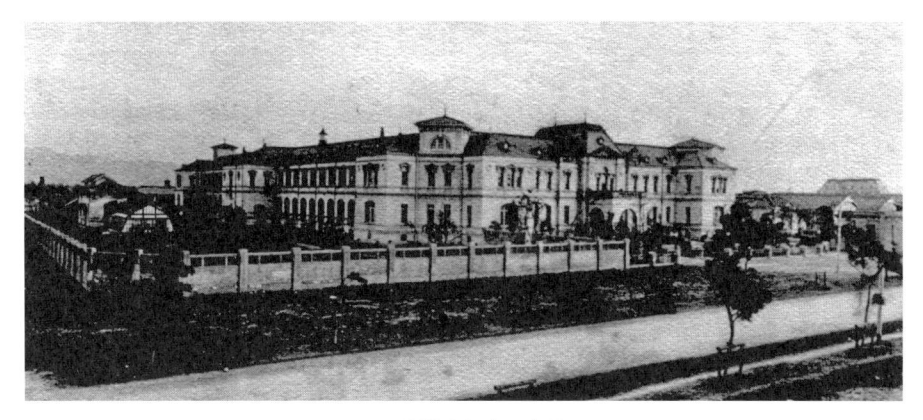

圖 3-1：臺灣總督府研究所全景
來源：臺灣總督府中央研究所，《臺灣總督府中央研究所梗概》
（臺北：臺灣總督府中央研究所，1936），附圖。

> * 日本 1872 年（明治五年）於橫濱市點上瓦斯燈後，東京亦設立瓦斯局，2 年後東京市出現第一盞瓦斯燈。1901 年神戶、1905 年大阪、1907 年名古屋，成為日本第 3 至第 5 個開始使用瓦斯的城市。（高松豐吉等編，《化學工業全書第 17 冊（石炭瓦斯）》。東京：南江堂書店，1916，頁 1-10）

15 人。另有正式官職外的囑託和雇等職級。研究所的首屆技師，按公文書和《臺灣總督府職員錄》紀錄，依序為：①高木友枝（所長，醫學校校長兼任）、②長野純藏（醫院醫長兼任）、③堀內次雄（醫學校教授兼任）、④早川政太郎（原專賣局技師，專任）、⑤倉岡彥助（防疫醫官兼任）、⑥片山徹吉（原專賣局技師，專任）、⑦黑川嘉雄（專任）[51]。

上述技師中，①所長高木友枝專長衛生學研究。②長野純藏原為神戶病院副院長，來臺後歷任臺灣總督府臺南醫院長、臺北醫院長，1911 年曾發表國外

---

51 〈醫院醫長長野純藏外五名中央研究所技師兼任及新任ノ件〉，「臺灣總督府公文類纂」00001546003，頁 26-43；臺灣總督府編，《明治四十二年五月臺灣總督府文官職員錄》（臺北：株式會社臺灣日日新報，1909），頁 172-173。

熱帶病研究所的參訪心得[52]。③堀內次雄如前所述，曾至傳染病研究所研習、留學德國。⑤倉岡彥助原為傳染病研究所技手，來臺後歷任臺灣總督府防疫醫官、專賣局技師，曾在臺灣實施鼠疫血清療法和疫苗接種。1908 年以長篇文章〈通俗免疫談〉四篇，介紹細菌學歷史、免疫學原由與發展、各種血清或疫苗之應用[53]。⑦黑川嘉雄，歷任鳳山廳公醫、專賣局檢定課、殖產局農事試驗場等職[54]，1906 年曾自費到傳染病研究所講習班研習【表 3-2 序號 19】。

上述 7 名技師中，僅④早川政太郎、⑥片山徹吉為原專賣局技師，屬於化學部，其餘 5 名技師均屬於衛生部。換言之，臺灣總督府研究所成立初期，衛生學部的技師人數明顯多於化學部，且衛生學部技師的專業以細菌學和免疫研究的專長為多。

至於研究所的實際業務，是按臺灣當下最緊要的事項著手。據報導，1909 年研究所初設立時，衛生學部初分二個研究室，①第一研究室以部長堀內次雄兼首長，從事衛生業務，推廣鼠疫等血清疫苗，研究腳氣、傷寒和腦膜炎病原，以及研究鼠疫及瘧疾的免疫學理，水牛肉及黃牛肉的生物學鑑別。②第二研究室以黑川嘉雄技師為主任，研究動物病、臺灣獸疫種類及預防法，如研製狂犬病和豬疫的血清疫苗等。尤其狂犬病疫苗，當時全日本僅臺北的臺灣總督府研究所、東京的傳染病研究所及長崎醫院三處有狂犬病疫苗而已，所有患者都須來到這三地治療*[55]。

---

52 〈德國之醫學界〉，《臺灣日日新報》1911 年 4 月 30 日，版 2；〈醫院醫長、醫學校教授、研究所技師長野純藏（依願免本官並兼官ノ件）〉，「臺灣總督府公文類纂」00001874006，頁 37-52。

53 〈傳染病研究所技手倉岡彥助總督府防疫醫官兼總督府專賣局技師ニ任用ノ件〉，「臺灣總督府公文類纂」00001232061，頁 302-308；倉岡醫學士談，〈通俗免疫談〉（一）～（四），《臺灣日日新報》1908 年 1 月 7～11 日，版 2。

54 〈黑川嘉雄〔臺灣〕公醫ヲ命スーケ月五拾円臺南在勤〉，「臺灣總督府公文類纂」00000206003，頁 10-14。

55 〈島政要聞 研究所近況〉，《臺灣日日新報》1909 年 12 月 3 日，版 2。

> *臺灣發生狂犬病患者時，需將患者以船運送至東京或長崎接種狂犬病疫苗。1909 年臺灣總督府研究所成立後，開始製造狂犬病疫苗專用接種器，臺灣患者可用電報申請，同時本人親至臺北醫院，接受醫院長堀內次雄接種狂犬病疫苗。(〈島政要聞 研究所近況〉,《臺灣日日新報》1909 年 12 月 3 日，版 2)

從上述的技師身分背景和工作內容所見，臺灣總督府研究所 1909 年初創立時，業務核心是衛生學部，其中又以細菌學和免疫學理的研究與應用為重。1911 年時，衛生學部的研究項目再增加釀造和醫藥用藥品試驗。至 1913 年度，衛生學部的業務擴增①水質的生物學性檢驗、②狂犬病疫苗製造試驗、③細菌學性診斷、④依殖產局囑咐製造豬疫疫苗，依舊是以細菌學和免疫研究應用為重[56]。

上述衛生學部偏重細菌學和免疫研究的現象，也表現在衛生學部後續新聘職員的背景選擇上。例如① 1910 年 9 月增聘的技手丸山芳登（1885-1959*），聘書寫的工作內容是協助堀內次雄和所長高木友枝分擔細菌學業務[57]。② 1911 年 4 月增聘的技師森滋太郎（兼防疫醫官），原為傳染病研究所學員。他來臺後，在研究所負責赤痢及瘧疾的細菌學研究。翌年（1912）森滋太郎兼任宜蘭醫院長，任內對宜蘭的原住民實施傷寒預防接種試驗[58]。③ 1913 年增聘的技師山口謹爾，原為陸軍軍醫，進入研究所後負責一般免疫學理和狂犬病、傷寒及蛇毒研究[59]。小田俊郎記述「山口謹爾技師製造狂犬病預防劑，交給臺北醫院，

---

56 臺灣總督府研究所,《大正二年臺灣總督府研究所一覽》, 頁 17-18。
57 〈丸山芳登任府研究所技手〉,「臺灣總督府公文類纂」00001727030, 頁 113-114。
58 〈防疫醫森滋太郎研究所技師兼府防疫醫官任用ノ件〉,「臺灣總督府公文類纂」00001872002, 頁 1-4；森滋太郎、鮫島新,〈移住蕃人部落腸「チフス」流行時ニ豫防接種ヲ施行シタル成績〉,《臺灣醫學會雜誌》17：182、183（1918 年）, 頁 62-68；〈同窗會懇親會出席會員左ノシ〉, 頁 404。
59 〈囑託山口謹爾（研究所技師二任用ノ件）〉,「臺灣總督府公文類纂」00002179002, 頁 13-21。

開始使用在被害者的治療,這是草創時期研究所事業中最值得注目的。[60]」

新增上述人等的參與,至 1916 年時,臺灣總督府研究所衛生學部的研究主軸已改為以下十項:①傷寒菌帶原者實驗治療法、②奎寧溶血性與血液諸病間關係、③鼠疫細菌學性治療法、④具放射能傳染病預防治療及效果、⑤臺灣細菌性赤痢、⑥蛋白體免疫理論、⑦臺灣產毒蛇毒素、⑧狂犬病疫苗製造及改良、⑨寄生原生動物、⑩寄生蟲病預防與糞尿處理。衛生學部也特別說明,「鼠疫細菌學性治療法」(③)為研究所數年來針對鼠疫免疫血清改良而進行之研究,其成果雖已發表於該所第一次報告,但尚未得到理想成績,有再精進向上企圖。「細菌性赤痢」(⑤)已確認其菌種,之後欲再窮明其預防及治療方法。「蛋白體免疫理論」(⑥)正快速進步且常被實際應用,未來希望持續研究[61]。若再依研究所 1912 至 1920 年出版的第一至八屆《臺灣總督府研究所報告》,統計諸報告的研究類別,則衛生學部各年度成果仍是以細菌學和免疫學理(如補體結合、凝集素、免疫物質機轉、免疫血清和疫苗等研究)最多,占全部門發表總數 41 篇的 63%[62]。簡言之,臺灣總督府研究所的設立,無論是從設立前的期許,還是從設立後的人員編制與歷年業務內容和成果,均以細菌和免疫學理研究應用為重。

> * 丸山芳登,山形縣人,醫師。1926 年 3 月以主論文〈關於鼠疫菌毒性及抗體原性實驗之研究(ペスト菌ノ有毒性並ニ抗體原性ニ關スル實驗之研究)〉獲東京帝國大學醫學博士。(興南新聞社,《臺灣人士鑑》,頁 378)

---

60 小田俊郎著,洪有錫譯,《臺灣醫學五十年》,頁 102。
61 臺灣總督府研究所,《大正五年臺灣總督府研究所一覽》,頁 27-30。
62 臺灣總督府中央研究所衛生部,《臺灣總督府中央研究所 衛生部年報 第 1 號(昭和 6 年度)》(臺北:臺灣總督府中央研究所衛生部,1932),頁 55-57。

小結

綜合而言，本章論述傳染病研究所1899年從私立成為國立機構，加上1900年起鼠疫疫情擴散，促使注重實地防疫而非實驗室學理的傳染病研究所，借鼠疫流行機會在日本各地推展細菌學人才培訓和建置細菌檢查室。相對於此，（東京）大學則是注重實驗室學理而非實地防疫。因為對鼠疫防治的實務需求，日本的醫政界傾向較重視傳染病研究所。而日本領有臺灣後，因為有臺灣總督府民政長官後藤新平等人作為紐帶中介：

①一方面，臺灣總督府執行的衛生政策和人事，常和日本的內務省衛生局和傳染病研究所直接關聯，包括推動細菌學人才和細菌檢查室計畫。曾在傳染病研究所任職或參與講習課程的醫員，也在臺灣各地應用所學，包括推動細菌學和血清疫苗相關的衛生政策。

②二方面，使臺灣的細菌學和血清疫苗技術，常與日本本土同步發展，甚至不落於日本本土之後。例如推促成立了全日本唯一的複合研究領域機構——臺灣總督府研究所，這是當時連東京帝國大學都無法被同意設立的獨立研究機構。臺灣總督府研究所設立後，以衛生學部為重，而衛生學部以細菌和血清疫苗研究應用為重。

③本章所述之臺灣細菌學人事和機構發展，都可追溯到日本在19世紀後期發展近代國家衛生業務時，是以內務省衛生局（後藤新平）和傳染病研究所（北里柴三郎）為核心，共同推展近代醫學新興的細菌學和免疫技術的歷史淵源。

本章分析了傳染病研究所在臺日衛生事務中的重要地位，特別是在後藤新平等人的推促下，臺灣不僅能與日本同步發展細菌學和血清疫苗技術，甚至能在某些項目超越日本本土。1916年起，臺灣總督府研究所衛生學部再發生一項重大變化——開始對外販賣自製的人用血清疫苗。本書第二部分將進一步說明此事的原委和意義。

> **本章焦點**
>
> 展示傳染病研究所的發展過程、臺灣衛生機構的歷史演變和與日本關聯、臺灣在細菌學和血清疫苗技術發展的特色。

1. 傳染病研究所國立化
   - 背景與環境：
     - 時點：1899 年，從私立轉為國立機構。
     - 時疫：1900 年起，鼠疫疫情擴散。
   - 機構特點：
     - 實地防疫：注重現場防疫而非實驗室學理。
     - 重視人才場所：培訓細菌學人才、鼓勵建置細菌檢查室。
   - 東京大學 vs 傳染病研究所：
     - 東京大學：注重實驗室學理，不擅實地防疫。
     - 傳染病研究所：注重實地防疫，受醫政界重視。

2. 臺日的衛生政策和人事連結
   - 關鍵人物：
     - 後藤新平：臺灣總督府民政長官，為臺日中介。
   - 政策和人事：
     - 關聯：臺灣的衛生政策與人事與日本內務省衛生局和傳染病研究所密切相關。
     - 推動：細菌學人才培訓、設置細菌檢查室。
     - 人流：具傳染病研究所經驗者，在臺推動細菌學和血清疫苗。

本章重點回顧

3. 臺灣細菌學和血清疫苗技術發展
   - 1905 年：牛疫血清作業所成立
       - 臺灣第一個製造血清疫苗機構，僅供動物使用。
   - 1909 年：臺灣總督府研究所成立
       - 獨立研究所，也是全日本唯一的複合學科研究所。
       - 重衛生學部，而衛生學部重細菌學和血清疫苗研究應用。
       - 同時期的東京帝國大學再次不被許可設立研究所。

4. 連結與異同
   - 連結合作：
       - 內務省衛生局（後藤新平）、傳染病研究所（北里柴三郎）共同推動近代醫學新興的細菌學和血清疫苗技術。
   - 從屬超越：
       - 臺灣的細菌學與血清疫苗與日本近乎同步，甚有超越。

次章焦點
- 傳染病研究所移管後體制開放。
- 臺灣 1916 年開始販賣自製的人用血清疫苗。

02
第二部分

一戰改制與疫變狂潮
1914～1931

1914年7月至1918年11月，國際上發生第一次世界大戰，日本稱之歐洲戰爭。這場戰爭的主要戰場在歐洲，但從中引起的經濟、外交等波浪，也波及到全世界，成為世界大戰。日本的位置離歐洲遙遠，但也以三大協約國盟友的身份，加入戰爭，巡洋亞洲的海上航道、劍指中國的德國佔領地，也是亞洲唯一的參戰國。

第一次世界大戰給日本帶來多種影響。例如在對東亞的外交政治上，日本對德國宣戰，攻下德國在中國的租借地膠州灣（今山東省青島），之後取代德國，獨占青島，助長了日本之後想要擴展東亞勢力的野心。第一次世界大戰和大戰之後的疫情狂潮，也對日本國內醫科學界的體制和權力階級變化有所影響。尤其是傳染病研究所移管事件，更帶動後續日本醫科學界的自由開放。

本書的第二部分，就是以血清疫苗製劑為核心，探討第一次世界大戰發生之後，日本和臺灣相關醫藥界的變化與發展。這份變化以戰爭為始，也以戰爭為終──1914年第一次世界大戰至1931年九一八／滿洲事變。之後日本進入戰爭期，將帶來本書第三部分：臺、日醫界再次劇烈轉型的震撼彈。

第四章
傳染病研究所移管波瀾

一、倏然改隸文部省
二、移管事件的「裏」由
三、移管後的重組與爭議
四、開放民間製造販賣
五、MIT 血清疫苗

　　突然發生的傳染病研究所移管事件，是體制組織的轉型，也是本書第一部分所述日本長期以來人事對立的遺緒。此事件撼動日本傳統而穩固的醫科學界體制，也帶動後續醫科學界的自由多元發展。本章論述 1914 至 1916 年傳染病研究所移管事件的遠因、近因、過程、結果、影響，以及在臺灣引發的效應和官方反應。內容包括：

　　①傳染病研究所移管案呈現的傳染病研究所與東京帝國大學兩立，可溯自本書第一章的兩強糾葛背景。

　　②傳染病研究所移管造成北里柴三郎等人全員總辭，另成立私立的北里研究所。傳染病研究所人員全替換成東京帝國大學和有關陸軍一派。

　　③新傳染病研究所開放各界自由製造販賣血清疫苗，惟對白喉等細菌毒素製劑仍採限制措施，因為它是傳染病研究所過去最大收入來源。

④臺灣總督府研究所1916年12月開賣自製的血清疫苗，距今約110年，具百年意義。

⑤臺灣總督府研究所衛生學部以舊傳染病研究所和新成立的私立北里研究所為模範。

◇ ◇ ◇

一、倏然改隸文部省

1. 研究整備與獨立潮流

第一次世界大戰中，日本取代德國獨占青島，助長了之後想要擴展東亞勢力的野心。在科學研究層面，第一次世界大戰也引發日本國內醫科學界的體制和權力階級變化。一方面，面對歐洲各國大戰，日本政府預估戰爭可能有礙藥品進口而引起國內的醫藥品缺乏，因此順勢提倡振興國內的製藥業，確立純良的藥品能在國內發展到自給自足[01]。二方面，大戰期間作為戰爭動員，歐美開始組織、集結科學研究機構。戰爭期間的研究整備成為世界趨勢，也帶動與之相應的產業與研究所興起[02]。

當代日本學者認為，日本科學史的發展約從1915年開始進入科學技術自主的獨立期。理由有二：①第一次世界大戰期間，研究整備成為世界趨勢，與之相應的產業與研究所興起。②1914年「傳染病研究所移管事件」開啟的日本國內體制開放和醫界人事波瀾。

關於上述的理由①，是因為第一次世界大戰期間，歐美開始將科學研究機構組織化，以作為戰爭動員。日本雖然也加入戰爭，但戰爭地點不在日本國內，

01　厚生省醫務局，《醫制百年史 記述編》，頁59-60、111、190。
02　橫田陽子，〈日本近代における細菌學の制度化―衛生行政と大學アカデミズム〉，頁65-73。

日本國內沒有因為戰爭受損，反而因為支援戰爭和鼓勵國內產業，而刺激日本的經濟和產業發展；約從1915年起日本開始經濟復甦，產業活潑。在此局勢下，日本政府也更積極於技術發展，表現之一是鼓勵增設研究機關[03]。

如第三章所述，1906年臺灣向日本提案申請研究所並獲得通過時，當時報載：「如此獨立之大規模研究所，在日本本土尚未設立」（《臺灣日日新報》1907/2/22）。這是因為，1906年前，日本以「研究所」為名的機構，在私部門，僅有明治義塾法律研究所、政治研究所、速算研究所、名和昆蟲研究所、教育研究所、國民精神文化研究所、皇典研究所等少數幾間。在公部門，獨立研究所更僅只傳染病研究所，頂多再加上文部省直轄的臨時緯度觀測所和東京帝國大學東京天文臺而已[04]。甚至，當1906年前後臺灣向帝國議會提案申請設立研究所時，東京帝國大學也和臺灣一樣向帝國議會提出研究所的申請案，卻不被同意。

然而，受到第一次世界大戰期間歐美競相發展科學研究組織的風潮影響，日本政府至1916年也同意東京帝國大學增設衛生學講座，終於使細菌學從衛生學的研究項目下獨立而出，也同意京都帝國大學的微生物學講座從衛生學講座中獨立出來。1917年，再以官民合作的方式，設立涵蓋物理學、化學、工學、生物學、醫科學等領域的自然科學綜合研究機構——理化學研究所（Institute of Physical and Chemical Research，今國立研究開發法人理化學研究所，簡稱理研）。1918年起，文部省進一步設置科學研究獎勵金，作為各大學理工醫學系之研究費補助。之後，各大學更是陸續開設附屬研究所，如1918年東京帝國大學開設航空研究所，1922年東北帝國大學開設金屬材料研究所，1925年東

03　丸山博，〈日本衛生學史〉，《產業醫學》5：3（1963年3月），頁79。
04　學制百年史編集委員會，〈大學・研究機關等の設置と擴充〉，「文部科學省」網站，http://goo.gl/fo9SdQ（2024/7/26檢索）；村松洋，〈明治前期における「研究」概念の變容と「研究所」の成立過程〉，頁3-11。

京帝國大學開設地震研究所等[05]。

2. 傳研移管巨變

關於上述的理由②，是因為 1914 年，新上任的大隈重信（1838-1922）內閣以「文政統一」及「行政整理」為由，將傳染病研究所從主掌衛生事務的內務省移到主管教育文化的文部省下，並擬進一步與東京帝國大學合併[06]。然而，傳染病研究所成立之初，即確立宗旨是走入實地田野的衛生實作，而非在大學等教育機構實驗室進行紙筆的衛生研究。如此的變革不只與 1890 年代傳染病研究所創立以來的宗旨和機構屬性相違背，其作法更是以極機密且迅雷不及掩耳的速度實施。這個移管的變革公告後，因為事發突然且轉變巨大，使大眾都感到訝詫。對被瞞在鼓外卻又是主要當事人的傳染病研究所所長北里柴三郎等人而言，更像是晴天霹靂[07]！

由於事發突然，且社會上正因為日本政府參加第一次世界大戰而充斥著政變和抗議氣氛，各種關係傳染病研究所移管和背後陰謀、問題的議論不斷出現。反對移管的人對北里柴三郎表示同情，有的說大隈內閣聽信青山胤通（1859-1917）東京帝國大學醫科大學長的話，趁機打倒多年嫉視的民間派，奪其地盤。有的討論北里柴三郎與傳染病研究所之間深刻的歷史關係，以及北里柴三郎與青山胤通的關聯。有的說東京帝國大學教授長與又郎（1878-1941*）與林春雄（1874-1952*）等人，長期對傳染病研究所另外獨立不滿，一直認為東京帝國大學作為日本最高學府，也能夠經營這樣的獨立研究所等等。總之，從 1914

---

05 丸山博，〈日本衛生學史〉，頁 79；東京帝國大學，《東京帝國大學學術大觀：醫學部傳染病研究所農學部》，頁 431；小高健，《傳染病研究所―近代醫學開拓の道のり》，頁 264。

06 〈傳染病研究所官制中ヲ改正ス〉，（日本）公文類聚第四十三編・大正八年・第五卷・官職三・官制三〉，申請號：類 01302100-018；宮島幹之助，《北里柴三郎傳》，頁 81。

07 安藝基雄，〈大正三年の所謂「傳研移管問題」について 其の一〉，頁 2。

年10月日本《官報*》突然刊出傳染病研究所移管公告後，輿論一片譁然[08]。在野的立憲政友會也對此問題設置特別委員會，調查傳染病研究所的移管問題[09]。

期間，在推測北里柴三郎辭職為必然的情勢後，東京帝國大學醫科大學長青山胤通，就和陸軍軍醫總監森歐外（1862-1922）等人開始行動[10]。結果，日本政府11月5日剛同意傳染病研究所所長北里柴三郎與旗下所有部長的請辭案，隔天即刻發布新任人員的上任命令。新職員包括：

①傳染病研究所所長——文部次官福原鐐二郎（3個月後，改由青山胤通兼任所長，至1916年）。

②所長事務取扱（約同代理所長，acting director of the head）——東京帝國大學醫科大學教授橫手千代之助、林春雄、長與又郎、同校助教授石原喜久太郎。

③兼任技師——陸軍軍醫西澤行藏和八木澤正雄、東京市立駒込醫院長二木謙三（1873-1966*）、陸軍獸醫城井尚義和芳賀石雄[11]。

簡言之，移管給文部省的傳染病研究所，專任所員均是東京帝國大學醫科大學的教師，兼任所員則有軍醫和市立醫院長協助。

---

08 〈傳染病研究所問題（略）三の大なる矛盾〉，《朝日新聞》東京朝刊1914年10月24日，版5；〈傳染病研究所（併合は不可也）〉，《朝日新聞》東京朝刊1914年10月25日，版3。臺灣對此亦有報導，如〈電報 研究所動搖〉，《臺灣日日新報》1914年10月20日，版2等。另可參見安藝基雄，〈大正三年の所謂「傳研移管問題」について 其の一〉，頁2-8、13、19-20；James R. Bartholomew, *The Formation of Science in Japan: Building a Research Tradition* (New Haven: Yale University Press, 1989) 等論文。

09 〈政友と研究所問題〉，《朝日新聞》東京朝刊1914年10月26日，版2；〈政友會の決議 傳染病研究所問題〉，《朝日新聞》東京朝刊1914年10年27日，版2。

10 安藝基雄，〈大正三年の所謂「傳研移管問題」について 其の二〉，頁30-31。

11 宮島幹之助，《北里柴三郎傳》，頁88-89；東京帝國大學，《東京帝國大學學術大觀：醫學部傳染病研究所農學部》，頁413。

> *《官報》，日本政府的機關報，日本政府唯一公布國家法令和行政事項的官方出版物。
>
> *長與又郎，長與專齋三男，東京帝國大學衛生學教授，男爵。研究恙蟲病原體及臟器疾病，癌研究權威。1932年協助成立日法生物學會。
>
> *林春雄，東京帝國大學醫學部藥物學教授。1927年任日本藥理學會首屆會長。
>
> *二木謙三，秋田縣人。發現赤痢菌型中的駒达A菌、B菌，以及鼠咬熱螺旋體（Spirillum Minus）。日本傳染病學會的首屆會長。創設二木式健康法。
>
> （上田正昭等監修，《日本人名大辭典》，頁1405、1652）

二、移管事件的「裏」由

1. 學問團體之爭

據時人及當代研究者的分析，傳染病研究所移管的表面原因如前所述，是為了「文政統一」及「行政整理」，但內裡卻有幾種權力爭奪。首先是「學問團體之爭」。這是因為，在北里柴三郎還在德國留學期間，日本醫界已因為決定醫師身分的《醫師法》制定問題而隱然形成兩派[12]：

A. 以高木兼寬（1849-1920*）、長谷川泰和長與專齋等等在東京帝國大學設立前已成為醫師的人為中心者。他們以擁護開業醫權利為目的，多任職於內務省衛生局或參與大日本私立衛生會等行政或實務機構。1893年設立「大日本醫會」。

B. 以青山胤通等東京帝國大學關係者為中心者。他們於1898年設立「醫師會法案反對同盟」，翌年改稱「明治醫會」。

---

12 劉士永，《武士刀與柳葉刀：日本西洋醫學之形成與擴散》，頁93-182；安藝基雄，〈大正三年の所謂「傳研移管問題」について 其の二〉，頁30。

> *高木兼寬，宮崎縣人，日本最早的醫學博士，男爵。英國留學回國後，1885 年任海軍軍醫總監。主張腳氣病（Beriberi）起因於營養，應食用糙米飯。設立成醫會講習所（今東京慈惠醫科大學）、有志共立東京病院（今東京慈惠會醫科大學附屬醫院）、看護婦（護士）養成所等。（上田正昭等監修，《日本人名大辭典》，頁 1090）

在《醫師法》法案對立問題逐漸白熱化前的 1891 年，時任陸軍軍醫總監的石黑忠悳已寫信告訴正在德國留學的後藤新平，告知當時日本醫界的對立情況，後藤新平也轉知給正在德國的北里柴三郎。對此醫界的隱然對立，北里柴三郎選擇親近擁護開業醫權利的這一方，而後誕生獨立於大學而設的傳染病研究所[13]。然而，使北里柴三郎產生團體傾向的原因，除了以《醫師法》制定為中心的兩派對立，還有北里柴三郎的個人經歷。因為：

①北里柴三郎在留學德國期間，曾公開反對自己老師——帝國大學衛生學講座教授緒方正規——腳氣病源自某種細菌的「腳氣細菌說*」。這在尊師重道的日本是個大忌。

② 1890 年柯霍發表結核桿菌素時，東京帝國大學派遣山極勝三郎等三人到德國學習，由北里柴三郎居中幹旋；但柯霍因日本官方不讓北里柴三郎繼續留在德國卻改派其他人來而發怒，最後謝絕三人，僅留下北里柴三郎一人。這也造成北里柴三郎本人和東京帝國大學、文部省之間的緊張關係。之後北里柴三郎與貝林研發出白喉及破傷風血清而在國際間聲名大噪，文部省和東京帝國大學卻近乎漠視北里柴三郎的功績。再者，北里柴三郎剛回國時為了研究，曾向東京帝國大學交涉借用實驗室，大學卻「剛好」沒有一間研究室可以借給他。1894 年青山胤通和北里柴三郎都被日本政府派往香港研究鼠疫菌，案成歸國，東京帝國大學擬為兩人舉行歸國歡迎會，大學的教授間卻傳出風聲，說北里柴

---

13 安藝基雄，〈大正三年の所謂「傳研移管問題」について 其の二〉，頁 30。

三郎並無參加大學歡迎會的必要[14]。

以及③鼠疫菌真偽論爭時，批判北里柴三郎的記事多是刊載於偏向東京帝國大學派的刊物《公眾醫事》，傳染病研究所派的刊物《細菌學雜誌》則多是支持北里柴三郎的言論[15]。如是等等，一再深化北里柴三郎與東京帝國大學兩方之間的隔閡。

另方面，北里柴三郎因研發血清療法而享譽國際。他剛回國時的境遇雖不如其他留學回國者順遂[16]，但其後握有傳染病研究所、大日本私立衛生會、內務省衛生局、各醫會會長等等資源，聲勢扶搖直上。如大日本私立衛生會是半官半民的全國組織，1893年時全國會員約5千名。傳染病研究所作為大日本私立衛生會的附屬機關，其「成果」向全國會員介紹，被認知度即快速提升。此外，傳染病研究所設置「講習生」的研究學習制度，並在日本鼠疫流行危機中加速全國細菌學家和細菌檢查機關普及，也形成大學以外的學派。1899年起每年舉辦的「傳染病研究所同窗會大會」，又更增加「北里（柴三郎）學派」的存在感，甚至與大學學派並立[17]。接著，北里柴三郎1901年起擔任大日本醫會的東京醫會會長，與關西聯合醫會相提攜（如第二章論述鼠疫菌疫苗率先實施之處就是關西）。1903年成立的帝國聯合醫會亦是由北里柴三郎任會長，而帝國聯合醫會常與代表大學的明治醫會呈相反立場[18]。

簡言之，從附屬於大日本私立衛生會與內務省衛生局，到北里柴三郎個人與東京帝國大學矛盾，再到以北里柴三郎為首的各團體與東京帝國大學或明治

---

14 安藝基雄，〈大正三年の所謂「傳研移管問題」について 其の三〉，頁30、150。
15 橫田陽子，〈日本近代における細菌學の制度化―衛生行政と大學アカデミズム〉，頁70。
16 如森鷗外*。森鷗外在海外的實驗學習並不順遂，回國後卻擔任帝國大學教授和醫院長。北里留學7年期間專心一處的研究實驗，得到舉世聞名的研究業績，回國時卻無職可就。安藝基雄，〈大正三年の所謂「傳研移管問題」について 其の三〉，頁151。
17 橫田陽子，〈日本近代における細菌學の制度化―衛生行政と大學アカデミズム〉，頁67-71。
18 安藝基雄，〈大正三年の所謂「傳研移管問題」について 其の二〉，頁30。

醫會相對抗，使「北里學派」的形成日益明顯。此勢力團體的兩端為：(1)北里柴三郎等人相對於東京帝國大學的緒方、青山等人；(2)行政官僚與開業醫相對於學界；(3)實務、技術界相對於理論、學術界；以及(4)內務省傳染病研究所相對於文部省大學。如【表 4-1】[19]。

表 4-1：明治時期日本醫界隱然二立

代表人	長與專齋 高木兼寬（海軍軍醫，腳氣營養說） 石黑忠悳（陸軍軍醫） 長谷川泰 後藤新平 北里柴三郎（反對老師緒方正規的腳氣說）	緒方正規（腳氣病源細菌說） 青山胤通 森歐外（陸軍軍醫，腳氣細菌說）
機關	內務省衛生局、大日本私立衛生會關係者	東京帝國大學、文部省關係者
法案	醫師、擁護開業醫、支持《醫師法》	反對《醫師法》
社團	1893 設立「大日本醫會」	1898 設立「醫師會法案反對同盟」 1899 改稱「明治醫會」
期刊	《細菌學雜誌》	《公眾醫事》
屬性	實務、技術界	理論、學界
政黨	立憲政友會 （長年組閣，直到 1914-1918 下野）	大隈內閣 （1914-1916 組閣）

來源：筆者。

* 森鷗外堅信腳氣病源細菌說，大肆抨擊食物說，嚴厲指控主導海軍伙食改革的高木兼寬，也拒絕陸軍採納米麥混食。1894 年，不少陸軍軍醫目睹海軍實施伙食改良後，成功抑制腳氣病，他們態度略有鬆動，但森鷗外毫不妥協。甲午戰後，森鷗外調任臺灣總督府陸軍局軍醫部長，依舊嚴禁陸軍部隊擅自提供米麥混食。結果，他駐臺三個月內，2 萬 5 千名士兵中，有 90% 罹患腳氣病，2 千多人病死。（秦郁彥，〈病氣の日本近代史（2）脚氣論爭と森鷗外〉，《政經研究》45：3（2008 年 12 月），頁 701-733）

---

19 另可參見劉士永，《武士刀與柳葉刀：日本西洋醫學之形成與擴散》，頁 93-182。

2. 權力與資源之爭

其次，造成傳染病移管的原因還有權力與資源之爭。這是因為，北里柴三郎所屬的大日本私立衛生會雖是由醫師構成，但許多人同時也帶有政治家身分。而日本各府道縣的衛生技術官或開業醫到傳染病研究所接受講習後再分布全國，也給人內務省利用業務扶植各地方勢力的感覺。進一步說，開業醫許多出自北里學派，已使大學派的人感到憂心；另方面，中央政府內不是內務省衛生局或東京帝國大學出身的人，也對隱身於開業醫、醫院、各地衛生課、內務省的北里學派者感到壓力[20]。

再者，大隈內閣本與立憲政友會對立而生。北里柴三郎、醫師會與立憲政友會之間關係密切（含資金），而北里柴三郎等人透過現場調查傳染病，或經過講習對全國衛生行政機構和醫師會、開業醫團體產生影響力，也被視為立憲政友會勢力的間接擴大[21]。

以及，傳染病研究所長期握有技術管制、先進儀器和政府行政資源協助的生產者兼控制者優勢。內務省雖於1903年已公告「痘苗及血清其他細菌學預防治療品製造取締規則」，允地方政府和民間也可在取得地方首長和內務省同意後製販血清疫苗，但直到1914年，無論是民營業者自製，或是從海外輸入的血清疫苗，數量都很少。可以說，傳染病研究所或血清藥院製品幾乎獨占日本內外地的全部市場。

對於如上現象，有人認為是政府偏袒北里柴三郎和傳染病研究所。有人認為內務省多是傳染病研究所相關人士，散布各地方的細菌或免疫學研究者又多曾在傳染病研究所學習，結果一則大家不便冒犯尊長既有利權，二則產生排外

20　安藝基雄，〈大正三年の所謂「傳研移管問題」について 其の三〉，頁34-35；小高健，《傳染病研究所―近代醫學開拓の道のり》，頁191。

21　小高健，《傳染病研究所―近代醫學開拓の道のり》，頁189-190。

效果[22]。例如1907年，佐多愛彥（1871-1950）、石神亨（1857-1919）、吉津度（1878-1956）＊等人的血清疫苗申請案，都被以安全為由而不被同意。血清疫苗在日本仍舊是傳染病研究所的獨占事業[23]。

還有一說是，北里柴三郎驕傲、目中無人，因此對立派也批評傳染病研究所是北里柴三郎私有物、衛生局是北里柴三郎傀儡、官紀因之紊亂等等。於是，新上任大隈內閣對付在野黨立憲政友會的政治方法之一，就是驅除傳染病研究所代表者北里柴三郎，停止其利權[24]。

此外，大學也需要開拓資源和財源。這是因為，日本國立大學的經費屬於一般會計，在國家總預算中常與軍事費競爭。日俄戰爭後，大學經費的來源更嚴苛，也使大學事業難有擴張。如本書第三章論述臺灣總督府研究所的特色之一，就是東京帝國大學也曾經提案要設立研究所，但不被帝國議會許可，反而同意在臺灣這個殖民外地設立大型研究機構。而且相對於大學發展有經費、設備、土地等等困難，單一個傳染病研究所卻占地2萬坪，還擁有冷藏庫和遠心器（centrifuge）等絕佳設備，以及日本最完善的血清疫苗裝置[25]。

恰在傳染病研究所移管前的兩個月，東京帝國大學的青山胤通公開批判傳染病研究所，說任何人有金錢和好設備都可以做出好研究，可是北里柴三郎近年卻沒有新業績等等。因此移管事件一發生，1914年12月的報紙社論就提出大學欲奪取傳染病研究所土地建物等資本，是導致傳染病研究所移管的重要因

---

22 安藝基雄，〈大正三年の所謂「傳研移管問題」について 其の二〉，頁21；小高健，《傳染病研究所―近代醫學開拓の道のり》，頁89-90、207。

23 民間可向內務省申請血清疫苗製造或販賣，但1903至1914年12月間，獲得內務省認可通過者僅三件：①角倉賀道的牛痘苗 ②蜷川昌的牛痘苗 ③額田豊的淋菌疫苗。內務省衛生局編，《衛生局年報》明治三十六年至大正三年間，各年度「傳染病預防事務」或「痘苗及血清其ノ他細菌學ノ豫防治療品（ノ製造販賣取締）」。

24 安藝基雄，〈大正三年の所謂「傳研移管問題」について 其の一〉，頁22-23。

25 安藝基雄，〈大正三年の所謂「傳研移管問題」について 其の二〉，頁29；小高健，《傳染病研究所―近代醫學開拓の道のり》，頁174-175。

素²⁶。再加上如前所述，日本的衛生行政最早是由大學和文部省所管，又東京帝國大學自1893年起申請成立傳染病研究所未果，1906年又是撥款給臺灣成立研究所而非東京帝國大學，一切都使東京帝國大學更有理由奪回它早應享受卻沒有得到的利權。此外，當時細菌學是很吸引人的學問，但傳染病研究所長期獨占鰲頭，大學相形之下顯得弱勢；一旦有機可乘，大學派就結合掌權官僚、陸軍，暗地圖謀收復失土，如戲劇般地追打北里柴三郎²⁷。

---

* 佐多愛彥，東京大學病理學教室出身，後任大阪醫科大學長。

* 石神亨，曾為北里柴三郎的養生園助手、國立痘苗製造所大阪支所所長。後於大阪開設傳染病研究所和石神病院。

* 吉津度，創大阪醫科大學，為大阪細菌研究所附屬病院長。

（東京帝國大學，《東京帝國大學學術大觀：醫學部傳染病研究所農學部》，頁77；〈創立80周年記念特別市民講演會〉，《大阪醫科大學學報》75（2008年2月），頁2）。

---

3. 行政制度管理需要

除上所述之官僚或醫界對北里柴三郎「擁有專制權力」的反動底流，促使傳染病研究所移管還有以下幾個原因。包括：

①行政制度管理的需要。

(1)研究者川上武認為，使傳染病研究所移管的直接原因是東京帝國大學的青山胤通對大隈內閣建言，認為研究機關應歸文部省管理，才有利主治醫師地位²⁸。

26　安藝基雄，〈大正三年の所謂「傳研移管問題」について 其の二〉，頁29。
27　小高健，《傳染病研究所—近代醫學開拓の道のり》，頁187。
28　川上武，《現代日本醫療史：開業醫制の變遷》（東京：勁草書房，1965），頁235。

(2)研究者安藝基雄認為，新上任的大隈內閣需要整理行政財政，因此讓傳染病研究所移管。這是因為，使大隈內閣上任的原因之一，是日俄戰爭後日本國力耗盡、國民被大幅增稅增兵和物價騰貴；再加上適逢凶年農作不順、講和結果不符國民期待、經營殖民地（臺灣）所需財政支出大升、因戰時特別稅延續使勞資對立激化等等諸多國力民生困境，引起「大正政變」倒閣後，才於1914年產生新的大隈內閣。大隈內閣上任後，面對舊有財源艱困和民心動盪，又想增設師團參加剛興起的第一次世界大戰以從中獲利，因此計畫撙節經費，將可以屬於教育系統的各機關整合於文部省下，包括傳染病研究所[29]。

　　(3) James R. Bartholomew 認為，作為官僚任用制度的文官任用高等試驗始於1894年。這一制度發展到1914年傳染病研究所移管事件的當時，政府體系內的官僚已多數是經過文官考試及格的行政官僚。過去的內務省衛生局長，從長與專齋、後藤新平到長谷川泰都是醫師；但到1910年代後，已掌握衛生行政主導權的事務官們不希望醫師復權，因此刻意將北里柴三郎等非經過文官考試的非專門行政官僚排除在衛生行政之外[30]。

　　②傳染病研究所本身研究屬性問題。

　　移管事件後不久，三島椿軒於1914年11月發議，認為是傳染病研究所近年的研究過於廣泛，主題廣及傳染病學各部分議題。不僅研究細菌學防疫方法，也研究藥物學、理學、化學、結核、梅毒、淋病、癌腫、骨軟化症等等疾病，與大學的區別漸低。此外，也有人認為血清痘苗還可以有更多發展，希望能開放給民間，以有更多改良、使更廉價等等，這些均是使傳染病研究所面臨舊有使命必須更新的原因[31]。

29　安藝基雄，〈大正三年の所謂「傳研移管問題」について 其の一〉，頁3-6。
30　James R. Bartholomew, *The Formation of Science in Japan: Building a Research Tradition*, pp.293-310.
31　安藝基雄，〈大正三年の所謂「傳研移管問題」について 其の三〉，頁49-50。

當代研究者橫田陽子對此進一步分析，說明細菌學原本是為了解決現場實際問題而誕生。1888 年法國設立巴斯德研究所，1891 年德國設立柯霍傳染病研究所，或 1892 年日本設立傳染病研究所，都是因為細菌學能有效解決民生實際問題，而於世紀轉換期的醫學領域占有重要地位，影響國家政治經濟。大學體系著重學術意義、生產人（學子）和知識，目的是發展學問；細菌學研究著重的是衛生行政的科學技術、生產資料和實際技法，目的是有效解決問題。細菌學在學問發展成熟前，就是在衛生行政現場培養出來的技法，帶有從問題現場收集資料、從實務產生知識的特性。而傳染病研究所設立初期，正是細菌學開始發展、社會疫病叢生之時，因此設在衛生行政體系下，比設置在學術機構內更好[32]。但隨著細菌學知識日益成熟、法定傳染病明顯趨緩、國家社會實質需求已轉向時，傳染病研究所就有面臨改組、更新目的的必要，惟發生在如何的時間和方式而已。

三、移管後的重組與爭議

1. 全員總辭另組北里研究所

　　面對突然、震驚又眾口紛紛的傳染病研究所移管案，在確定結果不可逆後，北里柴三郎所長及旗下全員約 400 人集體總辭[33]。請辭所長而下野的北里柴三郎，已年過 60 歲。他的決心和抱負成為新研究所——北里研究所的設立旨趣，於 1914 年 11 月對外公開：

> （我）在任期間的國立傳染病研究所，不只製造有效且更優於歐美製品之白喉血清，亦發現赤痢病原菌（指志賀潔）、改良痘苗製造法（指梅

32　横田陽子，〈日本近代における細菌学の制度化―衛生行政と大学アカデミズム〉，頁 65、72-73。
33　〈傳染病研究所破壞 北里博士の辭職〉，《朝日新聞》東京朝刊，1914 年 10 月 25 日，版 4；宮島幹之助，《北里柴三郎傳》，頁 81、88。

野信吉）、應用飯匙倩蛇毒血清、開創黴毒化學療法（指 Salvarsan 606 號療法*）等。其他還有各種疾病之研究、血清療法及預防接種法。但對學問之追求不能一步停止，且要在列國競爭中生存⋯故成立新的私立研究所⋯。研究機關獨立是世界趨勢，巴斯德（法）、柯霍（德）、李斯特（英）、埃爾利希（指 Paul Ehrlich，1854-1915，德國）、洛克斐洛研究所（美）等，均是世界重要研究所，其事業均與教育之官方體制無關，而以學問獨立之社團維持其學問權威⋯[34]

簡言之，以各國先例和追求學問自由獨立，北里柴三郎決定設立私人的北里研究所。北里研究所所需經費 30 多萬圓，全由北里柴三郎以個人財產支出。新研究所冠以北里柴三郎姓氏，去除「傳染病」三字，是依柯霍等諸研究所先例，和帶有學術進步期許。而新研究所不只持續過去的血清疫苗等實驗，也將繼續發展化學療法和其他各種傳染病研究[35]。

1914 年底，北里研究所在東京芝區白金三光町（今港區白金、白金臺一帶）開始興建，也著手研究業務、製造血清疫苗、實施狂犬病疫苗注射及梅毒用藥灑爾佛散（Salvarsan*）注射。約同時，「北里研究所後援同窗會」亦組織成立。1915 年 11 月，新研究所竣工，占地 2 萬 5 千多坪，建坪 770 多坪。12 月 11 日舉行盛大開所式，朝野名士 2 千多人聚集祝賀。從後藤新平的發言：「民間出現一大研究所，本日舉行如此盛大開所式，主管文政之文部大臣卻無送來祝詞。此帶有如何意味？[36]」再次顯現傳染病研究所移管事件的起因紛爭和餘波未平。

此一新成立的北里研究所，事務組織分為研究、臨床、講習、檢查、製造、飼畜、事務七部，其中研究部再分細菌學、血清學、病理學、生物化學、醫動

---

[34] 北里研究所，《北里研究所五十年誌》（東京：北里研究所，1966），頁 26-27。
[35] 宮島幹之助，《北里柴三郎傳》，頁 92。
[36] 北里研究所，《北里研究所一覽》，頁 3-6；宮島幹之助，《北里柴三郎傳》，頁 93-94。

物學、化學療法、結核、獸疫八科。血清學科研究血清學及免疫學原理及應用，生物化學科的研究包括血清疫苗等預防治療劑製造之再考究[37]。社員們的研究成果，發表在舊傳染病研究所機關誌《細菌學雜誌》月刊，和新發行的《歐文北里實驗醫學雜誌》。研究所也持續對所外人士提供講習、診療與檢查協助等業務[38]。

另一方面，1914年傳染病研究所移管，雖然在行政層面看似移轉完成，但在經濟預算方面卻是不被同意。在同年12月的預算委員會中，面對議會議員的輪番詰問，官員答辯說：「傳染病研究所當初為北里博士一個人之自由研究，其後歸國有，性質變為國家機關，國家有對其適當處置責任，絕非無視議會意識和學者功勞。」但反對者仍發動全面刪除文部省提出的移管預算，最後確實刪除了傳染病研究所和水產講習所移管相關的全部費用，惟同意軍艦建造費。帝國議會眾議院也否決了傳染病研究所移管和增設陸軍第二師團案。但增設陸軍師團對意圖參戰的大隈內閣極為重要，決意一定要使議案通過，結局是解散國會。國會被解散，1915年度預算就不能成立，傳染病研究所因此得以有一年管轄權模糊的時間；且內閣若改變，可能再次影響傳染病研究所命運。但1915年3月再次舉行總選舉，在野黨（立憲政友會）席次較前更加減少；故總選舉過後，執政黨大隈內閣提出的師團增設、軍艦建造費和傳染病研究所移管三案，即獲得正式通過[39]。

> * Salvarsan：秦佐八郎和Paul Ehrlich於1910年研發梅毒治療特效藥，為世界最早的化學療法藥劑，俗名606號，又被稱為魔法之藥（魔法の彈丸）。（〈六〇六號談〉，《臺灣日日新報》1911年2月10日，版7）

37　北里研究所，《北里研究所一覽》，頁13-16。
38　北里研究所，《北里研究所一覽》，頁23-40。
39　安藝基雄，〈大正三年の所謂「傳研移管問題」について 其の一〉，頁22-23；小高健，《傳染病研究所─近代醫學開拓の道のり》，頁176-177。

2. 血清檢定與降價爭議

移管之事被帝國議會正式通過後，傳染病研究所首先面臨的是血清疫苗國家檢定和開放程度問題。承前所述，北里柴三郎等人在移管事件不可逆後，就另外籌設研究所。對於新研究所的營運經費，幹部們於 1914 年 10 月 7 日訂出結論：「製作血清疫苗販賣」。這需要有血清疫苗販賣許可，但新政府不一定會輕易同意，尤其過去其他機構長期間都不被許可製造販賣。為確保日後新設研究所的收入和永續考量，幹部北島多一等人商議「須極快速得到血清製造認可」；這攸關新研究所的顏面和生計，也是適法性上必需解決的問題。據北島多一自述，他們決定策略後，立即在翌日（8 日）前往東京警視廳拜會第三部長，也是「與我等極親密」之栗本庸勝（？-1933，曾任大阪府技師，與高木友枝等人共同執行 1900 年鼠疫疫苗計畫；1902 年 3 月起任內務省技師），再經過相當低調、秘密、合法且快速的各種程序，使北里研究所得到東京地方政府和內務省的血清疫苗販賣同意書[40]。

繼北里研究所先例，1914 年 12 月 16 日的眾議院預算委員會，有議員提出「血清取締」之血清監督管理問題。理由是內務省已同意北里研究所的血清製造販賣證，又有大阪佐多愛彥的大阪血清藥院等其他製造所也提出請願，以及傳染病研究所在移管後失去實質製作製劑和檢驗能力，從海外輸入的血清也必須檢驗等等，因此有必要討論國家的血清檢定議題[41]。結果，1914 年 12 月 18 日修改原 1903 年 6 月內務省令第 5 號製造取締規則，規定痘苗、血清等細菌學預防治療品的輸出入與販賣，要在 6 個月內依令申請許可。程序為準備必要事項，經地方長官通過，再向內務省提出申請。內務省就製品良窳，命傳染病研究所鑑定可否，但許可證書權限屬內務省衛生局。有此許可證後，就能自由

---

40 安藝基雄，〈大正三年の所謂「傳研移管問題」について 其の三〉，頁 36、44-45。
41 小高健，《傳染病研究所—近代醫學開拓の道のり》，頁 205。

製販[42]。惟白喉血清和破傷風血清所需力價（potency），須再依照醫藥品質規格書〈日本藥局方〉（Japanese Pharmacopoeia）的規定[43]。

內務省也從 1915 年初開始檢討血清的檢定制度，討論白喉和破傷風這類特殊的細菌毒素血清，①其檢定機關應設置何處？②接受檢定後能否販賣、由誰來檢定、檢定方法和檢定費用？③其若需依〈日本藥局方〉規定，那麼是否也應遵守有關開業藥劑師資格、權力、義務的〈藥律〉[44]？諸事項討論期間，由於傳染病研究所移管事件也突顯出大學派與北里派對立、大學派缺乏血清疫苗製劑的實作經驗能力，民間醫師因此也有提出：由傳染病研究所檢定恐不公平、傳染病研究所檢定證不受普遍認可、血清檢定機關應獨立、檢定機關應置於各個衛生試驗所等等，向內務大臣申議[45]。只是最後，日本政府還是決定將血清檢定委員會設置在傳染病研究所內，惟增加第三者以增加公信力[46]。

1915 年 10 月 12 日，傳染病研究所官制修改，第 1 條中「及痘苗血清其他細菌學之預防治療品製造」，改為「並痘苗血清其他細菌學之預防治療品製造及檢定」，使研究所的業務增加「檢定」項目。翌日再頒〈白喉血清並其製品製劑和破傷風血清並其製品製劑檢定規程〉15 條，規定白喉和破傷風製劑，可準備好製造者、輸入者、免疫單位數、實驗日期、製品製劑號碼和擬販賣容量包裝等等，向地方長官（作為中介者）或直接向傳染病研究所提出檢驗申請[47]。因此，血清檢定仍是新傳染病研究所的業務，直到 1938 年轉由厚生省（內

---

42 內務省衛生局編，《衛生局年報 大正三年》（東京：內務省衛生局，1916），頁 9-10；〈血清製造特權〉，《臺灣日日新報》，1915 年 6 月 12 日，版 1。

43 小高健，《傳染病研究所—近代醫學開拓の道のり》，頁 205-206。白喉血清的國際認證議題，另可參見李尚仁，〈神奇療法或巧合誇大 血清療法的早期爭議史〉，《科學發展》368（2003 年 8 月），頁 77-78。

44 〈血清製造販賣認可（十三日東京發）〉，《臺灣日日新報》，1915 年 6 月 14 日，版 2。

45 〈血清問題と民間醫師の奮起〉，《朝日新聞》東京朝刊，1915 年 7 月 18 日，版 5。

46 〈血清檢定決定〉，《臺灣日日新報》，1915 年 8 月 6 日，版 1。

47 內務省衛生局編，《衛生局年報 大正四年》（東京：內務省衛生局，1917），頁 1-3。

務省後身）管轄[48]。新傳染病研究所此時（1915年）的血清疫苗研製能力雖有待驗證，但已經是球員（研究製造販賣）兼裁判（審核）的角色，如【圖4-1】。

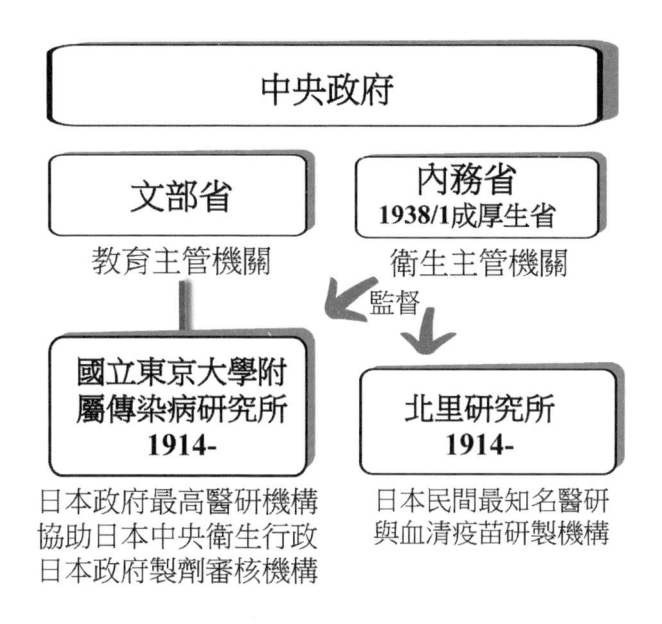

圖4-1：傳染病研究所移管後的日本衛生行政

來源：筆者製圖。

在上述血清檢定機制的檢討過程中，會特別重視白喉與破傷風製劑的原因，除此二製劑(1)屬於細菌毒素，(2)製程異於其他菌種的血清疫苗，(3)特別列入〈日本藥局方〉規範管理外，還關係到(4)它們對機構帶來的豐厚營收。如【表4-2】，傳染病研究所的白喉血清販賣量是其他製品的十數倍至數十倍，可說是傳染病研究所的最大收益來源。為確保傳染病研究所的收益和地位，白喉製劑的利權不可輕易開放。

48　小高健，《傳染病研究所─近代醫學開拓の道のり》，頁208-211。

與血清檢定制度爭議約同時，傳染病研究所也調整了血清疫苗的販賣法規。1915 年 9 月，文部省公告〈傳染病研究所痘苗、血清等販賣規程〉，同時廢止 1905 年內務省令第 16 號〈傳染病研究所痘苗、血清類賣捌規則〉[49]。單從法規的名稱來看，「賣捌」（日文）也是指「販賣」，但有著「持有官方憑證而得以販賣；特許販賣」之意。傳染病研究所販賣痘苗血清的法律用詞，從「國營特許」改為「一般性販賣」，即凸顯出研究所與其製品在行政意義上的轉變。

　　再者，新規程公告的製劑販賣類別為：痘苗、白喉血清、破傷風血清、舊結核菌素、傷寒血清、赤痢血清、霍亂血清、鼠疫血清、飯匙蛇毒血清、連鎖球狀血清、丹毒治療液。這些製劑品項的售價，如①赤痢血清、連鎖球菌血清、丹毒治療液比過去少 2 成；②痘苗、破傷風血清、霍亂血清、飯匙倩蛇毒血清的價格與過去相同；但③作為傳染病研究所過去最大收入來源的白喉血清和結核桿菌素，售賣卻比過去少 4 成[50]！如是的賣價降低，使本來一年 14 至 15 萬元的國庫收入減少一半，但也可造福國民消費者，和薄利多銷[51]。然而，時人更加認為，傳染病研究所降低售價，是要不利、壓迫民營業者，尤其是故意打擊北里研究所。因為當時全日本有能力且獲政府許可製造白喉和破傷風製劑的機構，僅傳染病研究所和北里研究所二處。民間與醫界也為北里研究所能否在傳染病研究所削價競爭中存續下去，感到擔憂[52]。1915 年 12 月下旬，杉山四五郎（1870-1928*）等議員也在帝國議會發難，質問傳染病研究所上述的降價手段是否刻意要壓迫北里研究所[53]。

49　內務省衛生局編，《衛生局年報 大正四年》，頁 9-11；佐佐木英光，《醫事法令全集》（東京：中央法律學館，1909），頁 97-99。

50　內務省衛生局編，《衛生局年報 大正四年》，頁 9-11；佐佐木英光，《醫事法令全集》，頁 97-99。

51　小高健，《傳染病研究所―近代醫學開拓の道のり》，頁 178。

52　安藝基雄，〈大正三年の所謂「傳研移管問題」について 其の三〉，頁 47。

53　小高健，《傳染病研究所―近代醫學開拓の道のり》，頁 210。

表 4-2：傳染病研究所血清、治療液及預防液賣量　（單位：千）

日本	白喉血清全品項	破傷風血清全品項	赤痢各號血清	其他各種血清	各種疫苗
1911	130	3	6	14	9
1912	138	3	14	15	5
1913	155	3	13	16	6
1914	151	4	12	15	9

說明：本表為便宜故，使各不同免疫單位和計量單位數同一，故僅為極粗略之示意表。
來源：內務省衛生局編，《衛生局年報 明治四十四年》（東京：內務省衛生局，1913），頁 88-89；同年報 明治四十五・大正元年，頁 99-91；同年報 大正二年，頁 82-83；同年報 大正三年，頁 90-91。

> * 杉山四五郎，東京帝國大學政治科畢業後，進入內務省擔任參事官。1900 年在德、法學習政治學。1908 年任內務省臺灣課長。1914 年因政黨輪替下野，入黨立憲政友會擔任眾議院議員。約 1920 年擔任關東廳事務總長。（〈關東總長退職〉，《臺灣日日新報》1921 年 1 月 20 日，版 2）

四、開放民間製造販賣

1. 開放血清疫苗製造權

受新內閣全力支持的大學派新傳染病研究所，在爭議中確立了血清檢定機關和製品售價降低案，1916 年 3 月 31 日再公告新的傳染病研究所官制：

第一條，在東京帝國大學附置傳染病研究所。

第二條，傳染病研究所掌管傳染病其他病原檢索、預防治療方法研究、預防消毒治療材料檢查、傳染病研究方法講習並痘苗血清其他細菌學預防治療品製造及檢定。

第三條，東京帝國大學校長（日文為總長）掌理傳染病研究所事務，其

中衛生行政有關事項受內務大臣監督。

第五條，所長屬於技師，由文部大臣自東京帝國大學醫科大學教授補之。所長在東京帝國大學校長（日文為總長）監督下，掌理傳染病研究所事務[54]。

如此的新官制，確立傳染病研究所自1916年4月起移管給東京帝國大學，成為附屬研究所，亦是日本國內大學附屬研究所之先。此新官制發布時，也同時任命東京帝國大學醫科大學藥理學教授林春雄為所長[55]。

那麼，傳染病研究所移管是否有達成它原先被期許的效果呢？①首先，新傳染病研究所的人氣除反應在前述各種移轉與爭議，也反應在招生名額上。如傳染病研究所改制後，也是年年招收講習生，但1914至1916年的講習生分別為77、57、41人，人數年年降低。尤其1914年的講習生人數，比起舊傳染病研究所時代的1913年大減86人[56]。

②其次，新傳染病研究所也的確如時人所認為的，並沒有實作血清疫苗的實力。對於這點不足，也可以從新傳染病研究所的組成人員來觀察。如前所述，1914年11月6日傳染病研究所移管後的首波新職員，所長為文部次官，正式所員為東京帝國大學醫科教授或助教授，以及兼任技師：(1)陸軍軍醫西澤行藏、(2)陸軍軍醫八木澤正雄、(3)東京市立駒込醫院長二木謙三、(4)陸軍獸醫城井尚義[57]。上述的陸軍3人是受森鷗外指派而擔任傳染病研究所的兼任技師，他們原本在陸軍省負責細菌學研究，曾被派至傳染病研究所學習，與北里柴三郎有師徒關係。他們不只曾學習免疫技術和能製造血清疫苗，可從事大學派尚無能

---

54 內務省衛生局編，《衛生局年報 大正五年》（東京：內務省衛生局，1918），頁9-10。
55 小高健，《傳染病研究所—近代醫學開拓の道のり》，頁180-182。
56 內務省衛生局編，《衛生局年報 大正二年》（東京：內務省衛生局，1915），頁9；同年報 大正四年，頁9；同年報 大正五年，頁9。
57 東京帝國大學，《東京帝國大學學術大觀：醫學部傳染病研究所農學部》，頁413。

力執行的血清疫苗製造工作；若他們工作失敗，罪責也可歸為北里門下軍醫的失敗，而非大學派或陸軍軍醫問題[58]。

③第三，引發傳染病研究所移管的原因之一，就是血清疫苗利權的長期壟斷。這一點在傳染病研究所移管後也確實發生改變。【表4-3】為內務省歷年許可傳染病研究所以外業者製造販賣血清疫苗的數量，顯示自從移管事件後，各業者向政府申請且通過的數量即驟然大增。由此現象可以說，傳染病研究所移管或撤換首長北里柴三郎之後，確實有因權力架構轉變而達到開放業界自由產製血清疫苗的效果。

表4-3：內務省許可通過痘苗及血清其他細菌學預防治療品件數（全日本）

時間	內務省許可傳研以外業者通過件數
1899年傳研成為國立 至1914年傳研移管前	僅3件
1914至1915年 傳研移管事件之交	東京：北里柴三郎21件 大阪：石神亨8件、吉津度20件、木場榮熊*4件 ⊙以上共計通過53件
1916年全年 （共59件提出申請）	東京：北里柴三郎5件、遠山椿吉5件、星一12件 大阪：石神亨9件 京都：田中秀三10件 ⊙以上共計通過41件

來源：內務省衛生局編，《衛生局年報》明治三十六年至大正五年間，各年度「痘苗及血清其ノ他細菌學的豫防治療品（ノ製造販賣取締）」。

【表4-3】亦呈現，民間血清疫苗通過申請的人除北里柴三郎位在東京，其餘多位在大阪。大阪是日本藥業的集中地，是西洋醫學在日本的早期發展地（如種痘館和適塾）[59]，也是日本預防注射針群體接種的開始地（1900年代鼠

---

58 安藝基雄，〈大正三年の所謂「傳研移管問題」について 其の三〉，頁20-24。
59 富士川游，《日本醫學史》（東京：裳華房，1904），頁832、926。

疫疫苗），因此大阪的申請者輩出有其遠因。而位在東京卻得通過血清疫苗製販的遠山椿吉和星一，前者是東京大學衛生學教授緒方正規學生，創立東京顯微鏡院[60]；後者是後藤新平的美國事務顧問、星製藥的代表人。就在傳染病研究所確定移管給東京帝國大學後，1916年，星製藥依野口英世的規劃成立細菌部，並聘請野口英世在洛克斐勒研究所的助手赤津誠內（原在臺灣總督府研究所任職）回國，協助製造各種血清疫苗[61]。

只是，促進民間製造販賣血清疫苗的氣氛也不全是傳染病研究所移管所致。其實在1914年傳染病研究所移管當時，距巴斯德或柯霍等人的近代細菌學興起已近30年，距傳染病研究所1892年設立時已歷時約20年。期間，傳染病研究所自1894年開始至1899年3月移交內務省成為國立機構時，已開辦17屆的講習生研習，學員數400餘人。傳染病研究所正式成為國立機構後，1899至1913年底共舉辦了36屆講習會，日本國內外1,526人取得結業證書[62]。也籌辦《細菌學雜誌》，在各地方建設細菌學檢驗室和配置專業人員以防治鼠疫，以及對學校和社會大眾推廣細菌學和血清疫苗的科普教育等等，使細菌學和血清疫苗的觀念在醫界和社會大眾間日漸普及。而第一次世界大戰時，有鑑於戰爭時期對醫藥品的需求，日本政府也開始實施醫藥品輸出限制與醫藥品獎勵製造政策[63]。

換言之，自1890年代至1910年代約20年間，細菌學和血清疫苗已較成熟發展且被普遍認識，各府縣已配置專門技術人員和至少一處的專門檢驗機構，大眾的相關知識也有增長變化。在此社會氛圍中，當傳染病研究所移管後權力下放，和政府對於醫藥品的管控轉為鼓勵，隨即推促日本的血清疫苗業走向百花盛開的綻放時期。甚至，不獨血清疫苗業，全日本的細菌檢查所成立數

60　東京帝國大學，《東京帝國大學學術大觀：醫學部傳染病研究所農學部》，頁97。
61　劉碧蓉，「日本殖民體制下星製藥會社的政商關係」，頁164-165。
62　內務省衛生局編，《衛生局年報 大正二年》，頁92-93。
63　吉野作造編，《近時の經濟問題》（東京：民友社，1916），頁237-243。

量，也在歷經 1903 年鼠疫防治需求的設立高峰後（新設立者多為公立機構），於 1914 至 1916 年傳染病研究所移管後更起高峰，且新設立者多是私立機構，如【圖 4-2】。

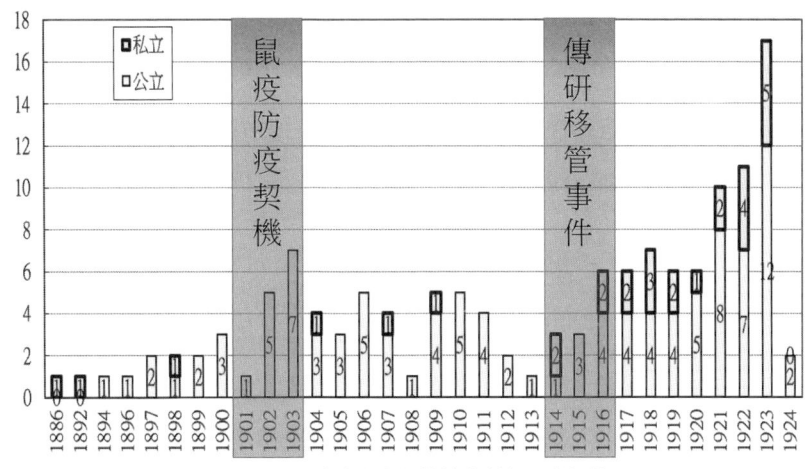

圖 4-2：日本公私立細菌檢查所年別成立數

說明：①僅計算位於日本本土、傳染病研究所以外機構。②總計有公立 108 所，私立 29 所，共 137 所。另有 2 所私人機構不知開始時間，以及 1 所公立機構尚未正式開所，故無納入本表數值。
來源：內務省衛生局，《細菌檢查所に關する調查》，頁 3-21。

> *木場榮熊，藥劑師，東京藥學校（今東京藥科大學）畢業後赴美研究，1915 年與美國馬福德公司在大阪創立外用藥之マルホ株式會社（Maruho Co.,Ltd.），販賣野口英世創製的梅毒皮膚藥 Salvarsan 等製品。（〈創業者 木場榮熊とマルホ〉，「Maruho Co.」網站（2023/10/30），https://reurl.cc/6doAMy（2024/8/22 檢索））

2. 北里研究所聲勢大起

傳染病研究所移管事件中，北里柴三郎等人雖因為日本國內大學（東京帝國大學）派與非大學派，大隈內閣與立憲政友會，文部省與內務省等等對立而下野，但不代表北里一派因此勢去人微。宮島幹之助說：「所員努力和世間的

同情與期待，使北里所的發展更凌駕國立傳染病研究所，日益隆盛[64]。」宮島會這麼說的原因是：

恰在北里研究所成立後不久，約 1916 年 9 月，日本從橫濱開始發生國內罕見的霍亂大流行。這次霍亂累計蔓延 40 府縣，造成 1 萬 1 千名患者，6 千多人死亡[65]。當時，鑑於長久以來實驗所見的霍亂疫苗效力，大阪血清藥院負責人佐多愛彥就建議在疫區，實施過去慣例的隔離、檢疫、注意健康狀態和用水等預防措施，也應立即對健康人士接種霍亂疫苗[66]。同一時間，與過去一旦發生疫情就立即行動，在職務上極熱心積極的舊傳染病研究所時代相較，這次疫情發生且擴大時，傳染病研究所所長正與妻子度假，令外界觀感不佳[67]。又依報載，東京都對居民，文部省對員工，公司團體對職員等，分別請來北里研究所、傳染病研究所的醫師提供居民和職員免費預防注射[68]。統計後卻發現，異於當局說法，原來傳染病研究所的疫苗供給量非常少，大部分是由北里研究所和大阪製造所提供，且北里研究所還快速研發出新型的「感作霍亂疫苗」（「感作」sensitization，指人體容易對抗原產生反應、引起免疫作用），號稱比傳統加熱法疫苗的免疫效果更快、副作用更少。此新式疫苗受到社會狂熱歡迎，在 9 月下旬霍亂流行達到頂點時，僅東京一地就有 30 多萬人接種感作霍亂疫苗[69]。同年（1916）秋冬臺灣北部發生霍亂小流行時，也有應用[70]。

64　宮島幹之助，《北里柴三郎傳》，頁 95。
65　內務省衛生局防疫課編，《虎列剌病流行誌 大正五・六年》（東京：內務省衛生局防疫課，1919），頁 36-37。
66　佐多愛彥，〈防疫意見〉上・下《大阪每日新聞》1916 年 9 月 3 日，版 1、1916 年 9 月 4 日，版 1。
67　小高健，《傳染病研究所—近代醫學開拓の道のり》，頁 220。
68　〈豫防注射施行〉，《讀賣新聞》1916 年 9 月 17 日，版 5；〈文部省豫防注射〉，《讀賣新聞》1916 年 9 月 17 日，版 3；〈旭日生命と豫防注射〉，《讀賣新聞》1916 年 9 月 18 日，版 5；〈日本郵船豫防注射〉，《讀賣新聞》1916 年 9 月 22 日，版 3。
69　小高健，《傳染病研究所—近代醫學開拓の道のり》，頁 220-221。
70　〈研究所發賣豫防液〉，《臺灣日日新報》1916 年 12 月 4 日，版 3；〈コレラ血清製造旺盛〉，《臺灣日日新報》1916 年 12 月 12 日，版 2。

相較之下，傳染病研究所不只長官的態度不積極，傳染病研究所販賣的加熱霍亂疫苗也被北里柴三郎向內務和文部兩大臣警告含有過多菌量，無視學理、有礙防疫。此事被公諸於報刊、受議會質詢後，再度降低大眾對新傳染病研究所已經不高的信心[71]。不獨霍亂疫苗，同年（1916）11月神戶船隻發生鼠疫，患者使用傳染病研究所製造的鼠疫血清注射後，反使60多人陷於極重症，更增加大眾對新傳染病研究所的疑懼[72]。

此外，同年（1916）10月，有人向東京警視廳告發北里研究所的霍亂感作疫苗尚未得到警視總監同意卻販賣，因此提告違反製造取締規則。北里研究所因為偶然或預先知道此事，急向當局申請同意證書。北島多一對此回應：感作疫苗僅限於發給有興趣的醫師，絕無販賣，仍為試驗品等等。北里柴三郎亦對法官解釋：這是為了緊急防疫而使用的手段，是愛民心理等等。結果，北里研究所被象徵性地處罰35圓[73]。此案有它程序正義的一面，但對北里研究所與其支持者來說，也是因為北里研究所的疫苗大受好評，對手因忌妒而產生提告的行為，更再加深大眾對北里一派的認同[74]。最後，新傳染病研究所終1916年，全年僅賣出1萬5千毫升（c.c.）霍亂疫苗和3,504毫升霍亂血清，其中各僅5毫升和9毫升賣到臺灣。以1毫升疫苗可供約13人份計算[75]，傳染病研究所全年賣出霍亂疫苗約19萬5千人份。相較於北里研究所僅在東京一地，就有30多萬人接種它的感作霍亂疫苗，數量差距甚多。

再者，北里柴三郎下野後，仍積極參與各種政治和行政組織。1916年北里研究所開所時，北里柴三郎本人已經擔任東京醫會、帝國聯合醫會、大日本醫

71　〈危險なる官製抗毒素 夥多の細菌を含む〉，《朝日新聞》東京朝刊，1916年8月2日，版4。
72　〈傳研不正事件決定 六名有罪となる〉，《朝日新聞》東京朝刊，1915年8月26日，版5。
73　〈北里博士に科料十五円 虎疫予防注射液販賣に關する判決〉，《朝日新聞》東京朝刊，1916年11月22日，版5。
74　北里研究所，《北里研究所五十年誌》，頁50；小高健，《傳染病研究所―近代醫學開拓の道のり》，頁224。
75　內務省衛生局編，《衛生局年報 大正五年》，頁90-91。

師會等等會長。當 1916 年 11 月，網羅全國開業醫師而設立的大日本醫師會 (今日本醫師會) 成立時，北里柴三郎再成為首屆會長，任期直到他 1931 年逝世為止。1917 年，福澤諭吉創立的慶應義塾大學決定增設醫學科，也是請北里柴三郎負責。北里柴三郎自 1917 年慶應義塾大學創立醫學科至 1928 年，均是同校醫學科長、醫學部長兼附屬醫院長。而慶應義塾大學醫學科的教職，多由北里研究所職員，或京都帝國大學出身者擔任。這是因為京都帝國大學的荒木寅三郎校長，與北里柴三郎從德國留學時代就親近之故。又移管當時，北里柴三郎兼任內務省防疫課長、內務省中央衛生會委員；他雖辭去傳染病研究所所長，仍與內務省保持連繫，1920 至 1925 年再擔任中央衛生會長。此外，北里柴三郎 1917 年底被勅選為貴族院議員。1924 年初，他再因為對國威、學術和民眾福祉的貢獻，受頒成為男爵。換言之，北里柴三郎雖因傳染病研究所移管而辭職下野，但他本人在社會和國家仍具有相當威望。北里柴三郎或北里研究所職員，亦長期擔任保健衛生調查會、日本衛生會、日本結核預防協會、保生會、恩濟財團濟生會等醫事團體的會長、理事長、委員等職[76]。顯示即使北里柴三郎或北里一派被迫下野，他們在日本醫界依舊活躍、有力。

五、MIT 血清疫苗

1. 臺灣總督府研究所 1916 年創舉

在日本實質開放血清疫苗製造販賣權與時局影響下，1916 年 7 月或更早以前，臺灣總督府內部也出現是否自製血清疫苗的討論。依當時的公文書所述，臺灣總督府研究所衛生部須在臺灣自行研究製造血清疫苗的理由包括：①狂犬病疫苗申請數量年年快速增加。加上狂犬病預防接種的時效需快，疫苗保存時

---

[76] 北里研究所，《北里研究所五十年誌》，頁 51、501-505；小高健，《傳染病研究所─近代醫學開拓の道のり》，頁 184、226。

間短且效果每天遞減、不耐高溫、臺灣的需求量極不規則而很難事先預測，故有自製必要＊。②傷寒有逐年增加跡象，為預防而需製造疫苗，也需針對臺灣流行菌種製造診斷血清，才能確實達成早期診斷目的和避免誤診。③傷寒、副傷寒、赤痢、鼠疫、霍亂等，為臺灣特有流行菌種；儘可能供給新鮮疫苗，效果會更完善。臺灣或對岸中國臨時有大量要求時，亦可協助供給。④適當貯藏時較能維持長期效力的白喉製劑，或較能事先預測需要量的痘苗（因定期接種），當然由本所來製造。⑤毒蛇咬傷後的治療血清，是對臺灣特殊病患的預防治療品，這還需要不少研究，待日後研究結束再行製造。⑥雖增加製造業務，但將來的組織人數大體同本年度，不需增加，除非有過大製造要求時[77]。從上述的公文書內容，說明是基於疾病防治、機動、時效、效力、運輸、貯藏、早期診斷、正確診斷、不需特別增加職員等等考慮，臺灣官方有必要自行研發、製造、發放各種血清疫苗。與販賣相關的成本與收支問題並不在討論之列。

> ＊本書第三章曾提到，臺灣發生狂犬病患者時，需將病患以船載運至東京或長崎接種狂犬病疫苗。1909年臺灣總督府研究所成立後，開始製造狂犬病疫苗專用接種器，臺灣患者可用電報申請，同時本人親至臺北醫院接受署長堀內次雄接種狂犬病疫苗。如若臺灣總督府研究所能自行製販狂犬病疫苗，使各地方病院和開業醫均得方便取得、提供接種，各地患者就不用全部移動至臺北醫院接種。

基於上述理由，臺灣總督府即參考日本的傳染病研究所官制，向日本政府提出擬自行製造販賣血清疫苗的公文。此公文的傳送機關單位，除了主管衛生事務的內務局，也傳送給外務（外交）、大藏（財政機關）、海軍、文部、遞信（交通與通信）、陸軍、司法、農商務等，廣及軍、政、文、法、商、交、外事的各領域部門；這可能是因為臺製血清疫苗的販賣、應用對象並不僅止臺灣一地。本案最後經內閣總理大臣同意，1916年9月8日以敕令於原研究所官制

---

77 〈臺灣總督府研究所官制中ヲ改正ス〉，（日本）公文類聚第四十編・大正五年第六卷・官職五・官制五・官制五，申請號：類01229100-019。

中新增「並且製造血清其他等細菌學的預防治療品」，於公告日起實施[78]。研發製造等費用從臺灣總督府特別會計費中經常部或臨時部提撥，不足時可向日本國庫第一預備金申請補充[79]。此後，臺灣總督府研究所衛生部就能依法製造販賣人體使用的血清疫苗。臺灣不用只能依賴他地製品，或困於法令與運輸等行政與時間關卡。另一方面，1916年起能在臺灣自行製販血清疫苗，除了①實際需要，也代表著②臺灣已具備血清疫苗製造產能基礎，以及③臺灣全島配送網絡及貯存、應用等技術已具一定水準。

2. MIT 血清疫苗採用北里版本

在上述臺灣總督府討論自製血清疫苗案的前後，還發生了一些事，可能影響臺灣血清疫苗自製案的形構和結果。即在臺灣總督府內部提出討論之前，1916年4月，北里柴三郎、秦佐八郎、伊東重（1857-1926*）等人來臺參加臺北醫學會大會。據新聞報導，北里柴三郎等人所搭乘的因幡丸（船名）上，還搭乘著擬巡視臺中等地的閑院宮殿下伉儷、要拜訪臺灣總督府的一木文相（一木喜德郎）等人，全船貴重雲集[80]。北里柴三郎等人抵臺後，先是在臺灣總督府醫學校、臺北偕行社（為陸軍軍官俱樂部）等地演講，均由臺灣總督府研究所長高木友枝引言。24日往臺中，拜訪臺中神社、臺中醫院和水源地等地。5

78　〈臺灣總督府研究所官制中ヲ改正ス〉，（日本）公文類聚第四十編・大正五年第六卷・官職五・官制五・官制五，申請號：類01229100-019。

79　〈臺灣總督府特別會計歲入歲出科目中科目新設〉，《臺灣總督府府報》1354（1917年8月15日），頁33-34；〈大正十一年度歲出豫算中第一豫備金ヲ以テ補充シ得ヘキ費途ノ件〉，《臺灣總督府府報》2687（1922年6月22日），頁72-74。其他如獸疫血清製造及購入費、衛生試驗所依賴試驗用諸費、海港檢疫費、傳染病預防費補助、病牛撲殺及消毒諸費、傳染病預防檢疫諸費、醫藥品製造獎勵補助金、陸海軍傳染病預防及消毒諸費、南洋廳防疫費等等疾病衛生諸費，均可向第一預備金申請補充。

80　〈滿員の因幡丸〉，《臺灣日日新報》1916年4月18日，版2；〈北里博士一行〉，《臺灣日日新報》1916年4月18日，版7。

月初基隆市民歡送北里柴三郎、秦佐八郎、佐多愛彥三博士離臺[81]。舊傳染病研究所機關誌《細菌學雜誌》亦簡單記載：「北里研究所長上月渡臺，本月7日下午8時半抵達東京車站。同部長秦佐八郎博士與北里博士同行歸京[82]。」北里大學史料室也藏有北里柴三郎等人當時來臺的照片，【如圖4-3】。

> ＊伊東重，津輕藩（今青森縣弘前市）御醫伊東家久之子，為醫師、政治家、思想家，歷任弘前公立病院長、青森公立病院長、青森縣醫師會會長、眾議院議員，以養生哲學著名。（伊東六十次郎編，《伊東重と養生會》。東京：養生會，1965）

1916年4月北里柴三郎等人訪臺的時間，恰發生在帝國議會通過傳染病研究所移管經費、確立移管案後。北里柴三郎等人訪臺後不久，同年7月，臺灣總督府又恰出現擬自製血清疫苗的議案。又臺灣議案在臺日兩地各部會官僚間來來回回檢討的期間，9月時，日本從橫濱開始發生擴及40府縣的霍亂大流行，11月，神戶船隻又出現鼠疫疫情。接著，同年（1916）11月30日，〈臺灣總督府研究所血清其他等細菌學的豫防治療品賣捌（指販賣）規程〉經核定公告實施。

此規程僅三項條文。首條為各種製品種類及定價、說明臺灣本島內不需運費。其後分述製品類別細目、電報符號、製品容量、可注射次數和價錢（如【表4-4】），以及本規程規定以外的其他依賴製品，均由臺灣總督府研究所長指定其價格[83]。

81　〈北里博士一行〉，《臺灣日日新報》1916年4月21日，版5；〈結核に關する講演 北里、秦兩博士〉，《臺灣日日新報》1916年4月23日，版1；〈北里博士と臺中〉，《臺灣日日新報》1916年4月26日，版2；〈三博士招待會〉，《臺灣日日新報》1916年5月2日，版2；〈無絃琴〉，《臺灣日日新報》1916年5月20日，版2。

82　〈雜事〉，《細菌學雜誌》248（1916年4月），頁759。

83　〈臺灣總督府研究所血清其ノ他細菌學的豫防治療品賣捌規程〉，《臺灣總督府府報》1165（1916年11月30日），頁76-77。

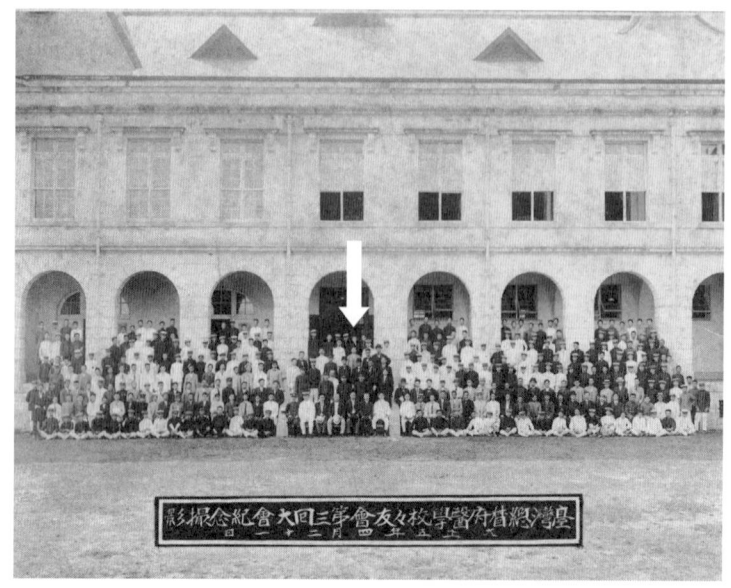

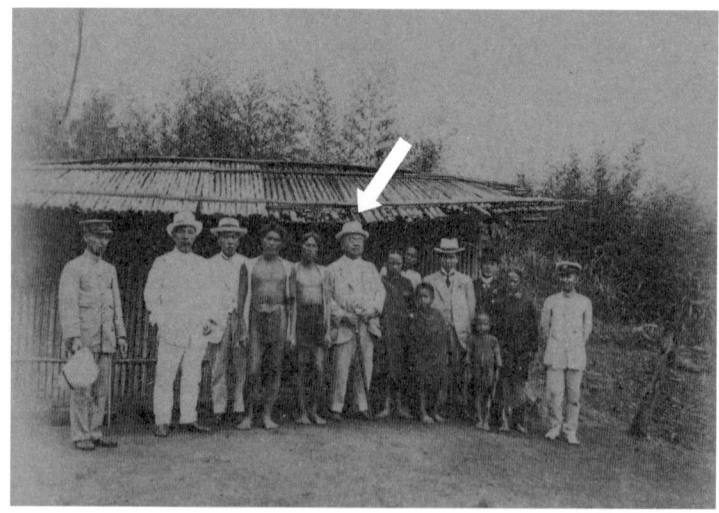

圖 4-3：北里柴三郎訪臺紀念

說明：（上）臺灣總督府醫學校校友會第三次大會紀念攝影，1916 年 4 月 21 日。
　　　（下）臺灣視察，秦佐八郎同行（高砂族）。
來源：北里大學北里柴三郎紀念室，未出版，照片編號 K01605、K01954。感謝北里大學北里柴三郎紀念
　　　室提供。

從【表 4-4】的製品項目來看，臺灣總督府研究所製造販賣的製劑品項是臺灣本島常見法定傳染病，如傷寒、赤痢、霍亂、鼠疫菌，加上特殊疾病狂犬病。選擇以上菌種，前述的公文書已說明理由是「因為臺灣常見流行菌種，故有自行製造必要」。但公文書未說出的理由還有：① 這些疾病屬法定傳染病，更需要積極防疫。② 1916 年的臺灣，無論赤痢、霍亂或鼠疫患者數量均低，尤其鼠疫已幾近全滅（臺灣總督府於 1918 年宣告臺灣鼠疫終結）；故臺灣官方選擇製販的血清疫苗種類，除了因為臺灣「曾經盛行」，更是因為臺灣周圍國家時常發生，因此需要之以備不時之需。另如法定傳染病中的牛痘、白喉，或其實在臺灣發生率也不低的破傷風、蛇毒、結核桿菌素、連鎖球菌、丹毒、淋菌、葡萄狀球菌、大腸菌等病症，卻沒有被列入 1916 年的製販品項中，則可能關乎供需度、經濟、效度、臺灣製造能力，甚至日本法規限制等等考量。

　　若進一步比較臺、日兩地的血清疫苗販賣規程，首先，臺灣版的規程在研議過程中，臺灣總督府內部將詞彙「販賣」改為「賣捌」並成為定案。「販賣」與「賣捌」均指賣出商品，但後者尤其著重由公部門販賣特定物品，如郵票限定由郵局專門製造和販賣[84]。因此臺灣製販的血清疫苗，在擬案規劃期間，就已經決議要採取國家管控販賣的公部門特定事業性質。此外，「賣捌」也是舊傳染病研究所時代的用詞，而新傳染病研究所時代的法規已改用「販賣」一詞[85]。

　　其次，雖然立方厘米、立方公分、cm^3、c.c.、竓、公撮（mℓ）、毫升都是大小同樣的單位計量用詞，但寫法和所代表的背後意義不同。在舊傳染病研究所時代，一律用「竓」作為計量血清疫苗的單位；北里研究所的製品販賣規則也是用「竓」。新傳染病研究所時期，不用「竓」而改用「cm^3」[86]。臺灣方面，

84　〈売り捌き〉，「デジタル大辞泉」網站，https://reurl.cc/dyqbny（2024/7/22 檢索）。
85　內務省衛生局編，《衛生局年報 大正四年》，頁 9-11。
86　內務省衛生局編，《衛生局年報 大正四年》，頁 9-11。

表 4-4：臺灣總督府研究所販售製品

品項	細目	售價
豫防品（指疫苗）	狂犬病豫防劑	1 人份（18 次或 20 次注射）4 圓
	傷寒豫防液、赤痢豫防液、霍亂豫防液、鼠疫豫防液	1 瓩 20 竓（約 10 人份）1 圓 1 瓩 40 竓（約 20 人份）2 圓
	感作傷寒豫防液、感作赤痢豫防液、感作霍亂豫防液	1 瓩 10 竓（約 5 人份）1 圓 1 瓩 20 竓（約 10 人份）2 圓 1 瓩 40 竓（約 20 人份）4 圓
治療品	感作傷寒治療液	1 瓩（10 竓）1 圓
診斷液	傷寒診斷液、副傷寒 A 型診斷液、副傷寒 B 型診斷液	1 瓩（30 竓）1 圓
診斷用血清	傷寒菌、副傷寒 A 型菌、副傷寒 B 型菌、赤痢本型菌、赤痢異型菌，上述各菌種的診斷用血清（家兔）	1 瓩（3 竓）1 圓

說明：「竓」音 háo，指毫升、milliliter、mℓ。
來源：〈臺灣總督府研究所血清其ノ他細菌學的豫防治療品賣捌規程〉，《臺灣總督府府報》1165（1916 年 11 月 30 日），頁 76-77。

則是依照舊傳染病研究所時代和北里研究所的用法，使用「竓」；而不使用新傳染病研究所，和其所代表當時日本官方用法的「cm^3」。

再者，臺灣的製販品項有感作傷寒、感作赤痢、感作霍亂等項目。這些「感作」類型的血清疫苗，是新傳染病研究所販賣規程和 1916 年度北里研究所製造販賣規程中均沒有的項目[87]，但是是北里研究所獨創的技術。承前所述，1916 年日本發生霍亂大流行，北里研究所緊急研製感作霍亂疫苗並被大量應用；當年曾引起未經過地方政府同意而違規發放的法律爭議，被法院象徵地裁罰了 35 圓[88]。而臺灣總督府的販賣規程比北里研究所的販賣規程更早，1916 年

87　佐々木英光，《醫事法令全集》，頁 97-99；北里研究所，《北里研究所一覽》，頁 32-35。
88　北里研究所，《北里研究所五十年誌》，頁 49-50。

11月即已納入「感作」類型的各種疫苗，顯示對北里研究所的認可與支持。而且，依官方統計，臺灣總督府研究所從 1916 年 11 月底開賣血清疫苗，隔月 12 月的單一個月，就賣出霍亂疫苗 210 瓩（2,100 人份）、感作霍亂疫苗 1,677 瓩（1 萬 6,605 人份）、感作傷寒疫苗 32 瓩（265 人份），其中霍亂相關疫苗比其他品項的販賣量多出許多[89]。當時如前章所述，在日本和北臺灣有霍亂疫情。日本廣泛應用感作霍亂疫苗，臺灣也開始製造販賣疫苗，因此感作霍亂疫苗成為當時臺灣總督府研究所製造販賣的最重要品項，並在防疫法中嘗試納入霍亂疫苗項目（嘗試過程請參見下一章）。

簡言之，臺灣在人、事之外，於售價策略、製品類目、計量單位詞、法規用語，均處處顯現舊傳染病研究所或北里研究所身影，以及北里柴三郎團隊對臺灣的影響。如【表 4-5】。

表 4-5：臺灣與新舊傳染病研究所的法律用詞與製品比較

用詞	舊傳染病研究所	新傳染病研究所	臺灣總督府研究所
販賣屬性	「賣捌」	「販賣」	「賣捌」
製品單位	「瓩」（指 mℓ）	「cm³」	「瓩」
製品類型	無「感作」品項	無「感作」品項	「感作」血清疫苗

來源：本文。

此外，隨著臺灣自製血清疫苗的開展，臺灣向傳染病研究所採購的製品項目和數量從 1916 年起明顯減少。但是，臺灣沒有自製的品項，如結核菌素、丹毒治療液等等，向傳染病研究所採購的數量卻也從 1916 年前後大減[90]。因此可見，這不單僅是臺灣開始自製血清疫苗的原故，也是因為日本的血清疫苗已

89　臺灣總督府研究所，《臺灣總督府研究所報告 第六回》（臺北：臺灣總督府研究所，1918），頁 26。
90　內務省衛生局編，《衛生局年報》大正元年至大正九年，各年度「痘苗及血清其ノ他細菌學的預防治療品ノ製造取締販賣」。

經開放給民間製造業者，而臺灣改向民間業者（如北里研究所）採購所致。

小結

　　總結上述，本章論述 ①日本長期執政的立憲政友會內閣，於 1914 年 4 月被立憲同志會取代。新內閣支持透過高等考試而非實務經驗的內閣成員，並以訴求科研機構整合為名，強將傳染病研究所改隸東京帝國大學。期間雖有帝國議會凍結預算做反對，但內閣解散國會，造成反對未果，傳染病研究所的移管案也在 1916 年形成定局。造成上述傳染病研究所移管與爭議的深層「裏」由，一方面是新內閣政策和當時政治、經濟或社會等因素，二也須溯自本書第一章所述之傳染病研究所與東京帝國大學間的長久糾葛。

　　②傳染病研究所被強迫移管，造成 1892 年就開始擔任所長的北里柴三郎等人全員總辭，另成立私立的北里研究所，傳染病研究所的人員全替換成東京帝國大學和有關陸軍一派。而移管事件後，新傳染病研究所與新北里研究所分別如何重組、重建、處理爭議和不同利益方的反應，是兩個機構在移管事件後的重要業務。例如大學人員沒有製造血清疫苗的實際經驗，在防疫實務競賽中慘輸北里研究所；加以當初促使傳染病研究所移管的原因之一，是希望解放血清疫苗的製造販賣權，因此新傳染病研究所順勢解除限制，開放各界自由製造販賣血清疫苗。這將對日後的自由市場和血清疫苗應用帶來深遠影響。惟新傳染病研究所對白喉等細菌毒素製劑仍採限制規範措施，因為關係核心收入來源。

　　③臺灣總督府研究所 1909 年成立時，已有製造血清疫苗的人力技術和器材設備，但直到 1916 年日本本土實質開放各界得製造血清疫苗販賣後，臺灣總督府研究所才在同年開始販賣自製的血清疫苗；而且因為臺灣已經既有技術和人力，而無須再擴增人員。1916 年距今約 110 年，具有百年意義。

④臺灣總督府研究所血清疫苗的製劑類型、容器單位和相關法規，因舊人事的紐帶連結而比照舊傳染病研究所與私立的北里研究所，卻異於代表國立、國家正統的東京帝國大學附屬傳染病研究所。

本章總結了傳染病研究所移管過程中的關鍵事件與影響，包括 1914 年內閣變動導致的研究所移管，到北里柴三郎等人全員辭職與私立北里研究所的成立，再到血清疫苗製造限制解除和市場開放卻又非完全開放，以及展示了臺灣總督府研究所的發展過程，和面對新舊體制下的選擇。接下來兩章將接續討論：傳染病研究所移管後，恰逢罕見的大疫頻發。此時既有體制開放和大疫狂潮所需，促使血清疫苗的產量、研發和應用均大擴張。這加速了當時的血清疫苗技術及其在公共衛生領域的應用，卻也讓機構與體制的舊有問題再度浮上檯面。

> **本章焦點**
>
> 展示傳染病研究所移管的背景、結果，及其對臺灣血清疫苗業的影響，包括臺灣總督府研究所的角色和相關政策變化。

本章重點回顧

1. 日本主政者改變
    - 內閣更迭：1914 年日本內閣由立憲政友會改為立憲同志會。
    - 新內閣的政策：
        o 成員選擇：重視高等考試，非實務經驗。
        o 改革：將傳染病研究所從內務省（衛生行政）改隸東京帝國大學（學術教育），且事前採秘密進行。
    - 反對與結果：
        o 反對：帝國議會凍結預算。
        o 結果：內閣解散國會，1916 年移管終成定局。

2. 傳染病研究所移管
    - 結果：
        o 總辭：北里柴三郎等全員另成立私立的北里研究所。
        o 人員更替：傳染病研究所人員改為東京帝國大學和陸軍一派。
    - 新傳染病研究所：
        o 大學人員：缺乏製造血清疫苗的實際經驗。
        o 防疫競賽：新傳染病研究所在防疫實務競賽中慘敗。
    - 血清疫苗政策：
        o 開放：實質開放各界製造販賣血清疫苗。
        o 限制：白喉等細菌毒素製劑仍受限制，因屬於傳染病研究所核心收入來源。

本章重點回顧

3. 臺灣總督府研究所
    - 既有實力：1909 年成立，已有研製血清疫苗的人力技術和器材設備。
    - 開賣血清疫苗：
        o 1916 年 11 月開始販賣自製的人用血清疫苗。
        o 距今約 110 年，具有百年意義。
        o 製品與法規：比照舊傳染病研究所與私立的北里研究所，而異於代表國家的國立東京帝國大學附屬傳染病研究所。

次章焦點
- 移管後：體制開放。一戰後大疫頻發。
- 影響：血清疫苗產量大爆發。
- 氛圍：政府與群眾的選擇。

第五章

跨國惡疫中的救命草

一、1919霍亂大流行：預防針防疫模式的確立
二、流行性感冒：未知病原的疫苗開發

　　前章說明與第一次世界大戰同時，日本國內發生了科研體制變化，傳染病研究所移管，和其後實質開放民間產製販售血清疫苗。本章接續說明臺灣在抗疫和血清疫苗業開放的雙氛圍下，衛生政策和民情出現相當倚重血清疫苗的變化。內容包括：

　　①這段時期霍亂預防針廣泛應用，全臺灣民眾過半數接種了霍亂疫苗針。過去的全民種痘是切種於皮膚，而非注射於皮下；對於如此深入身體組織的新技術、新觀念，政府如何作為，民間又是如何反應？

　　②面對未知病原傳染病——流行性感冒，疫苗接種如何也被視為防疫重點措施而被推廣使用？讀者可將此情形與當代SARS（嚴重急性呼吸道症候群）、COVID-19（嚴重特殊傳染性肺炎）的防疫措施相對照比較。

◇ ◇ ◇

一、1919霍亂大流行：預防針防疫模式的確立

1. 戰後起大疫

　　關於疫情、醫學技術、政府政策和民情變化之間如何交互影響，在本書第二章討論19至20世紀之交危害臺灣甚巨的天花和鼠疫疫情時，已曾舉例說明。而臺灣年復一年的防治，包括從1906年起強制新生兒全面種痘，以及以滅鼠、消毒、大清潔法對抗鼠疫，使臺灣的相關疫情在1910年代初期已受控制，1918年更宣告鼠疫絕跡。1910年後，臺灣發生較多的法定傳染病如【表5-1】，一是逐漸升溫且多發生在日本人族群的傷寒、赤痢，二是第一次世界大戰結束後，受國際疫情影響，1918年後突然大爆發的霍亂、天花、流行性腦脊髓膜炎和流行性感冒（俗稱西班牙流感）。

　　傷寒、赤痢、霍亂都是腸胃道疾病，透過不潔的飲食經口傳染；天花、流行性腦脊髓膜炎和流行性感冒則是透過呼吸和空氣傳染。上述疾病都能快速傳播也能致命。而1918年後這段多種疫情大流行的時期，恰是傳染病研究所移管、開放民間產製血清疫苗，和臺灣總督府研究所開始販賣自製的血清疫苗之後。

2. 霍亂菌製血清疫苗

　　霍亂又名虎疫、虎列拉（日語假名コレラ），是由霍亂弧菌（Vibrio Cholerae）所引起腸胃道急性感染，19世紀隨著國際交通發達而從印度擴散到世界各地，之後發生幾次廣域性大流行。其中第三次大流行，英國醫師雪諾（John Snow，1813-1858）於1854年提出水媒說，認為霍亂經水傳染。1881至1896年第五次大流行，正逢病原細菌學發展期，1883年由柯霍領先發表霍

表 5-1：1914 至 1923 年臺灣法定傳染病患者人數和患者死亡率

病名／患者／年	鼠疫	霍亂	赤痢	天花	傷寒	白喉	流行性腦脊髓膜炎	流行性感冒
1914	567 [86%]	0	315 [30%]	24 [42%]	1,094 [18%]	128 [30%]	X	X
1915	74 [89%]	0	455 [19%]	81 [36%]	1,008 [20%]	116 [35%]	X	X
1916	5 [80%]	34 [47%]	318 [17%]	0 [.%]	1,323 [16%]	136 [32%]	X	X
1917	7 [100%]	2 [50%]	246 [14%]	2 [0%]	1,050 [20%]	122 [36%]	X	X
1918	X	1 [100%]	543 [11%]	**147 [27%]**	998 [21%]	138 [39%]	7 [29%]	78萬
1919	0	**3,836 [70%]**	396 [11%]	**303 [16%]**	1,512 [16%]	147 [26%]	17 [82%]	15萬以上
1920	0	**2,670 [63%]**	271 [9%]	**856 [28%]**	932 [18%]	173 [28%]	**95 [57%]**	X
1921	0	12 [0%]	312 [14%]	6 [33%]	1,040 [18%]	206 [22%]	**483 [54%]**	X
1922	0	0	183 [7%]	99 [15%]	1,206 [14%]	213 [19%]	**565 [57%]**	X
1923	0	0	233 [8%]	11 [18%]	866 [14%]	186 [26%]	**579 [62%]**	X

說明：① 本表所列為傳染病研究所移管後的 10 年間。
② 患者包括「上年遺留」和「本年新患」。[ ] 指患者死亡率。
③〈傳染病預防法〉1918 年增列流行性感冒和流行性腦脊髓膜炎為法定傳染病。

來源：臺灣省行政長官公署統計室編，《臺灣省五十一年來統計提要》，表 490-491；內務省衛生局，《流行性感冒》（東京：內務省衛生局，1922），頁 100-106。

亂菌，眾等驗證後無誤[01]。此時醫科學界已能確認霍亂病原，和其感染路徑為水、大小便（尤其糞便）和飲食。而自 1899 至 1923 年第六次大流行後，霍亂疫情範圍縮小，但在某些地域仍時有發生[02]。

期間，1883 年柯霍發現霍亂菌後，霍亂血清疫苗隨即被研發製造。如 1884 年費蘭（Jaime Ferran，1851-1929）在西班牙霍亂大流行時，1894 至 1899 年哈夫金（Waldemar Haffkine，1860-1930）在印度，均有應用霍亂疫苗。1896 年日本霍亂流行，日本的血清藥院也對兵庫縣 7 萬 8 千人接種霍亂疫苗，結果接種與未種者的染病人數各為萬分之 6 和 13 人，死亡率各 42.5% 和 75%，結論霍亂疫苗確實有效[03]。

在臺灣，清朝嘉慶、道光、咸豐、同治、光緒等朝代，均曾發生霍亂流行。1895 年日軍征臺時，也在澎湖發生嚴重的霍亂疫情；僅同年 3 月至 11 月，就有 5,459 人罹病，3,916 人死亡，死亡率 71.73%。尤其軍隊前鋒比志島支隊，總員 6,194 人中 1,945 人感染，佔全員 31.4%；死亡 1,247 人，死亡率 64.1%；合葬軍人軍屬的澎湖馬公「千人塚」因之而生[04]。但這時，霍亂血清疫苗似乎還沒有應用在臺灣。之後日治臺灣 50 年間，臺灣出現 3 人以上霍亂患者的年度為：1902 年（746 人）、1910 年（13 人）、1912 年（333 人）、1916 年（34 人）、1919 年（3,836 人）、1920 年（2,670 人）、1926 年（16 人）、1932 年（16 人）、1942 年（7 人）。患者死亡率在 1926 年前常高於 60%，如【表 5-2】。可以說，臺灣的霍亂疫情主要集中在 1920 年前，尤以 1919 至 1920 年為最高峰，之後臺灣鮮少出現大的霍亂疫情。

01　福見秀雄，《ある防疫作戰》（東京：岩波書店，1965），頁 37-39、84-107；是川漣造編，《惡疫予防接種及血清療法要論》（東京：吐鳳堂書店，1900），頁 8。

02　如 1937～1944 年，霍亂在印尼的蘇拉威西島（Celebes）反覆流行，於 1961 年前後發展成為國際大流行，臺灣亦受害。福見秀雄，《ある防疫作戰》，頁 12-36、77。另可參見山本俊一，《日本コレラ史》（東京：東京大學出版會，1982）。

03　志賀潔，《免疫學 應用編（血清療法並予防接種法）》（東京：佐藤喜六，1906），頁 109-113。

04　勝山吉作編，《臺灣紹介最新寫真集》（臺北：勝山寫真館，1931），頁 144。

表 5-2：日治時期臺灣出現 3 人以上霍亂患者年度

年	1902	1907	1910	1912	1916	1919	1920	1921	1925	1926	1932	1941	1942
患者人數	746	3	13	333	34	3836	2670	12	3	16	16	3	7
患者死亡率	82%	67%	62%	77%	47%	70%	63%	0%	100%	69%	38%	33%	0%

來源：臺灣省行政長官公署統計室編，《臺灣省五十一年來統計提要》，表 490。

其中，1902 年可說是臺灣本島有記載以來首次出現的霍亂大流行。當時，從中國南部及菲律賓馬尼拉先傳出疫情，接著日本大阪出現病例，血清藥院也趁機對大阪 5 萬多人接種霍亂疫苗實驗，結論仍是疫苗有效，且能降低患者死亡率。有日本的前例，當臺北發生第一起疑似霍亂病例，就有時論需儘早向血清藥院申請血清以檢驗是否確實是霍亂菌。這一年，臺灣向傳染病研究所申請 50 單位霍亂血清，占該所全年霍亂血清數量 133 單位的近三成[05]。當 1907 年基隆發現疑似霍亂病例，官方除追查來源、消毒、嚴格檢疫，也對疑似患者接種霍亂血清疫苗。因此，1902 年起，臺灣已見應用霍亂血清疫苗。而 1912 年的霍亂疫情中，臺灣總督府研究所的森滋太郎比較臺灣菌種與傳染病研究所的日本霍亂菌種，發現了霍亂異型菌[06]。

1916 年的霍亂，日本比臺灣先出現疫情。當時時值傳染病研究所移管爭議經帝國議會確認定案，而北里柴三郎另立的北里研究所對疫情積極反應，並快速研發出新型的感作霍亂疫苗，對東京、神奈川等疫區 33 萬 7 千名健康者（實驗）接種，報告結果說成效良好，且較傳統加熱型疫苗有免疫體發生快、副作用低、效力持續長等特點[07]。總計終 1916 年，全日本有近 98 萬人接種了各廠牌的霍亂疫苗。多數人的副作用反應輕微，且僅少數人染病，因此預防接種被

05　內務省衛生局編，《衛生局年報 明治三十六年》（東京：內務省衛生局，1907），頁 15-18、62。
06　丸山芳登，《日本領時代に遺した臺灣の醫事衛生業績 疾病衛生編》（橫濱：丸山芳登，1957），頁 35。
07　古玉太郎，〈虎列剌豫防接種ニ就テ〉，《臺灣醫學會雜誌》19：211（1920 年），頁 11-13、565-566。

認為非常有效[08]。這次社會大眾接種預防注射針的數量，可說是日本史上最多，也是首次由民間發起的大規模疫苗接種活動。

同年（1916），當北臺灣繼日本之後發生霍亂，臺灣總督府除實施過去慣例的檢疫、檢便、消毒等防疫法，也引進感作霍亂疫苗，甚至從 12 月起由臺灣總督府研究所自製販售。之後，《臺灣日日新報》等報刊上出現多篇引進新式疫苗和鼓勵接種的報導。內容例如臺灣總督府研究所如何忙碌製造疫苗，特約販賣店為資生堂藥店，各種場域的個人或團體如何申請接種，接種後的身體反應和注意事項，公私立醫院、大稻埕鼎新醫院翁瑞春、臺北醫師會、西門外街組合提供免費接種，兩劑疫苗接種時間需相隔一週，介紹霍亂疫苗的歷史和案例等等[09]。大稻埕腸胃病醫院的木村謹吾醫師【表 3-2 序號 11】也投書報紙，鼓勵大眾踴躍接種高木友枝監製的霍亂疫苗[10]。

這波疫情中，至少有臺北市直轄五所小／公學校的 1,700 多名學童（經家長同意）接種疫苗，另有千名兒童被家長帶到開業醫處接種。在臺灣對外門戶的基隆（按：基隆港是當時臺灣唯一的對外港），5 天內就有約 2,600 人接種。到全臺灣最後一名霍亂患者出院，具有宣告霍亂疫情結束意義時，報紙仍提醒大眾要按時接種第二劑疫苗[11]。

簡言之，比起過去，1916 年臺灣官方已把「預防針」接種當作防疫手段，

---

08 內務省衛生局防疫課編，《虎列剌病流行誌 大正五・六年》，頁 362。

09 如〈研究所發賣豫防液〉，《臺灣日日新報》1916 年 12 月 4 日，版 3；〈コレラ血清製造旺盛〉，《臺灣日日新報》1916 年 12 月 12 日，版 2；〈ワクチンの注射發熱は殆んと皆無〉，《臺灣日日新報》1916 年 12 月 11 日，版 5；〈コレラ豫防接種〉，《臺灣日日新報》1916 年 12 月 7 日，版 7；〈豫防注射無料〉，《臺灣日日新報》1916 年 12 月 9 日，版 6；〈豫防注射無料 臺北醫師會の奮起〉，《臺灣日日新報》1916 年 12 月 8 日，版 7；〈西門外街豫防注射〉，《臺灣日日新報》1916 年 12 月 10 日，版 7。

10 木村謹吾，〈コレラ豫防注射に就て 臺北市民の注意を促す〉，《臺灣日日新報》1916 年 12 月 10 日，版 3。

11 〈豫防注射終了 小學校生に對する〉，《臺灣日日新報》1916 年 12 月 19 日，版 7；〈虎疫全治と注射 患者は一人もない〉，《臺灣日日新報》1916 年 12 月 23 日，版 7。

宣傳疫苗是新型、免費、接種方便、專家保證有效、副作用少。以及透過團體接種、臺灣自製疫苗並擴增販賣等等方式，盡量擴大接種比例，以加強社會整體的防疫效果。經多重的防疫作為，1916 年的臺灣霍亂疫情僅歷時約 3 周，全臺患者僅臺北 34 人[12]。而血清疫苗的應用和效力，除了保衛生命，也影響到民生經濟，包括保險業者的費率計算。1917 年已有保險業者提出

> 隨著臺灣疾病染患率降低，尤如赤痢等類疾病因血清注射應用，少有無法康復者。疾病危險率降低，建議應調整保費和改變推廣保險方式[13]。

3. 1919 推廣兼實驗

1919 年霍亂再起，且極嚴重。日本、韓國等地亦有嚴重疫情。當年先是中國華南一帶霍亂猖獗，臺灣雖警戒，7 月仍忽於澎湖風櫃尾、基隆、臺南廳鳳山支廳紅毛港各發生一例，隨後疫情在臺灣分三方散播：①澎湖島疫區，②從臺北蔓延的北部疫區，③從臺南蔓延的南部疫區。疫情尤其集中在臺北和臺南兩地。1919 年全年各月別的病患統計，以臺北廳 8 月份患者 1,107 人、臺南廳 10 月份患者 545 人，和臺東廳 9 月份患者 353 人為前三多[14]。

當時從中國等地傳出嚴重的霍亂疫情時，臺灣官方已有警戒；故當臺灣一發現患者，總督府就設置特別防疫機關，規劃防疫方法通告各地。此時因為已有 1916 年霍亂疫苗實驗成功的經驗，面對這次疫情，臺灣總督府和地方政府除了消毒、檢疫、隔離等的傳統防疫法，更是廣加應用疫苗，力求防疫；也時時提醒大眾：疫苗並非一受注射就完全不會被傳染，大眾仍要同時留意飲食安

12　臺灣總督府官房調查課編，《臺灣總督府統計書 第 20 大正五年》（臺北：臺灣總督府官房調查課，1918），頁 726-728。
13　北里裟袈男，〈臺灣の保險事業〉，《中外商業新報》1917 年 4 月 2 日，版 4。
14　臺灣總督府警務局，《大正八九年コレラ病流行誌》（臺北：臺灣總督府警務局，1922），頁 44、97。

全等等預防法和定期接種，才能真正安全[15]。

　　如在基隆，一發生患者，官方按慣例實施帶菌檢查、消毒、隔離、限制集會、檢疫、指導霍亂預防要點，並參考1916年霍亂防疫的案例，對所有船舶員工、漁民接種完整的兩劑疫苗；對旅行者和船員厲行預防接種，檢查有無感染或預防注射證明；基隆鐵道部也對員工及其家屬約1萬多人接種。基隆支廳也在水產會社事務所、寺廟、公會堂、基隆醫院等地，提供大眾免費疫苗接種[16]。此外，臺灣官方也發現民眾對二劑式接種有疑懼，或恐懼副作用，或覺得麻煩，而不利接種普及，因此改用免疫效價較低但較方便的一劑式新疫苗，以達到普及接種、擴大預防的效果。最後，終1919年，基隆疫情總計歷時104日，發現患者211人（其中基隆街患者206人）。基隆支廳總人口7萬人中，有3萬7,633人接種疫苗，占當地總人口54%。而這3萬多人中，僅21人罹病（萬分之5.6），16人死亡（76%）。相對於無接種者3萬3,418人中，185人罹病（萬分之57.8），159人死亡（85.9%），再次論證預防接種有效[17]。

　　在首都臺北，除了醫院每天下午提供預防注射，官方也在各派出所和艋舺祖師廟提供大眾免費接種，或派囑託醫出差為公職人員和其家族接種。對餐飲業者及其家人，和淡水河上游住民，則強制接種。也有民眾自發性的推廣疫苗接種。如大稻埕公會在女子公學校、臺北生魚行商在魚市會社、板橋徐元懷籌資為大眾免費接種等等[18]。簡言之，臺北是從免費或酌收成本費，從鼓勵到強

15　臺灣總督府警務局，《大正八九年コレラ病流行誌》，頁97-96、128-129。

16　臺灣總督府警務局，《大正八九年コレラ病流行誌》，頁97-140；〈基隆の豫防注射注意のかずかず〉，《臺灣日日新報》1919年7月28日，版5；〈豫防注射成績〉，《臺灣日日新報》1919年9月11日，版7；〈基隆豫防注射〉，《臺灣日日新報》1919年10月13日，版5。

17　三村靜、未次常太郎，〈大正八年基隆ニ於ケルコレラ豫防注射實施成績〉，《臺灣醫學會雜誌》4：34（1919年），頁97-99、646-653。

18　〈虎疫と注意〉，《臺灣日日新報》1919年7月31日，版5；〈水源地之警戒〉，《臺灣日日新報》1919年8月10日，版6；〈虎疫豫防注射 遞信局に於ける〉，《臺灣日日新報》1919年8月11日，版5；〈豫防注射施行〉，《臺灣日日新報》1919年8月15日，版7；〈虎疫と魚類販賣の現狀〉，《臺灣日日新報》1919年8月24日，版7；〈新埔 虎疫豫防注射數〉，《臺灣日日新報》1919年10月3日，版3；臺灣總督府警務局，《大正八九年コレラ病流行誌》，頁130-135。

制等方式，對大眾推廣、實施預防接種。醫官堀內次雄也發現：「臺灣人不喜歡預防注射，需藉助臺灣人醫師鼓吹。…但是現在臺灣人有主動接受注射，是衛生思想發達的可喜現象[19]。」最後臺北廳終全年，全廳發現患者1,656人；而廳內約42萬人接受一劑式接種，占住民79.8%[20]。當年的細菌學檢查和預防接種實況照片如【圖5-1】。

在另一疫區核心臺南，則是對警務課員、公務人員及同家族、學校師生預防注射。或由保甲通知各戶，在廟宇提供免費接種。也有富戶直接請醫生為其家族與奴婢接種[21]。總計臺南從疫情初發到結束的2個月內，臺南市有過半數的市民接種了霍亂疫苗[22]。而臺南廳全年發現患者1,039人，接種疫苗者約26萬人，占當地人口47%[23]。

在臺灣其他縣治，也都是一發現霍亂病例，就立即施行檢疫、隔離、消毒，並責成警察、保甲、醫師舉辦衛生講話會，鼓勵公務人員、鐵路部、學生、普通住民免費接種。對於特定情況則強制接種。例如同年（1919）8月時，規定途經海外疫區的乘船客，需接受霍亂預防注射後取得領事證明書，才能在臺灣上陸[24]。9月後，為保護蕃地，規定進入山區者一律需接種後再經5日，方得申請入蕃許可。另因臺灣被指定為霍亂流行地，故出海前一律須持有已經受種的

19　〈吐瀉症預防注射 堀內博士談〉，《臺灣日日新報》1919年8月10日，版6。

20　古玉太郎，〈大正八年ノ虎列拉流行時臺灣ニ於テ施行セル豫防接種ニ就テ〉，《臺灣總督府中央研究所衛生部業績 第二十二回》（臺北：臺灣總督府中央研究所衛生部，1924），頁87-94；古玉太郎，〈虎列剌豫防接種ニ就テ〉，頁593-594。

21　如〈臺南豫防注射〉，《臺灣日日新報》1919年8月10日，版6；〈臺南豫防注射〉，《臺灣日日新報》1919年8月25日，版6；〈臺南豫防注射〉，《臺灣日日新報》1919年9月13日，版7；〈赤崁短訊 豫防注射〉，《臺灣日日新報》1919年9月21日，版6。

22　〈臺南豫防注射〉，《臺灣日日新報》1919年9月13日，版7；〈臺南豫防注射〉，《臺灣日日新報》1919年9月15日，版5。

23　古玉太郎，〈大正八年ノ虎列拉流行時臺灣ニ於テ施行セル豫防接種ニ就テ〉，頁88-92。

24　〈打狗の預防注射と停船〉，《臺灣日日新報》1919年8月17日，版7；〈打狗 虎疫豫防注射〉，《臺灣日日新報》1919年8月23日，版4。

證明書方得乘船[25]。

綜合而言，對於 1919 年快速蔓延的霍亂疫情，臺灣官方承續 1916 年對預防接種的信心，也是作為再實驗，這個時期除了運用傳統防疫法，亦極大量地運用接種防疫法。在官方大力推促下，社會大眾的態度也有轉變。例如從疫情初期的全臺民眾很少主動接種，官方感受「缺乏衛生思想之臺灣人一開始懷疑注射效果，或傳布各種關於注射迷信，於普及上非常困難⋯指示要於此方面多加指導」，到終於「使臺灣人如日本人般競相接受注射」；即使是逃離疫區、或害怕副作用、或很懷疑疫苗效力的人，也因為受疫情日增的恐懼而改變態度[26]。

最後，臺灣 1919 年的霍亂疫情從 7 月至 11 月末，歷時約半年，全臺發現患者 3,836 人，患者死亡率 70.2%。但當年全臺灣接種疫苗的人數為 94 萬人以上，占當時總人口 371.5 萬人的 25.3%[27]。而當年臺灣總督府研究所的霍亂疫苗產量，從一日製造 1 千人份提升到一日製造 3 萬人份；總計發出的霍亂疫苗配發數量，估約 160 萬人份[28]。1919 年的霍亂大流行，可說是臺灣人普遍認識和接種預防注射針的重要時點。此外，同年 9 月沖繩縣八重山漁夫到臺灣捕魚後染疫，亦是緊急向臺灣總督府研究所訂購 2 萬人份疫苗[29]。此案例呈現出臺製疫苗可跨域販售，呼應當初立案時，在臺日各官方機構部門間來來回回討論簽核的用意。

---

25 〈虎疫と入蕃者取締豫防注射を受た者〉、〈豫防注射をせぬ者は乘船を許さず 愈愈十七日より實施〉，《臺灣日日新報》1919 年 9 月 10 日，版 7。

26 臺灣總督府警務局，《大正八九年コレラ病流行誌》，頁 128-131。

27 古玉太郎，〈大正八年ノ虎列拉流行時臺灣ニ於テ施行セル豫防接種ニ就テ〉，頁 87-94；古玉太郎，〈虎列刺豫防接種ニ就テ〉，頁 593-594。

28 臺灣總督府警務局，《大正八九年コレラ病流行誌》，頁 130-135。

29 〈沖繩の虎列刺〉，《臺灣日日新報》1919 年 9 月 5 日，版 7。

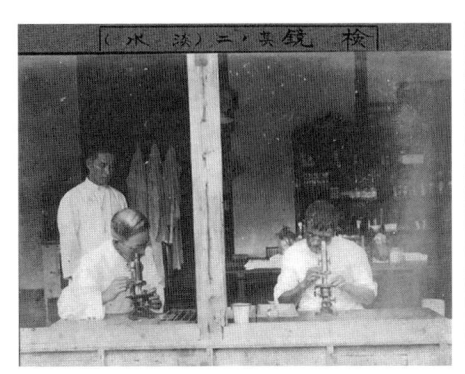

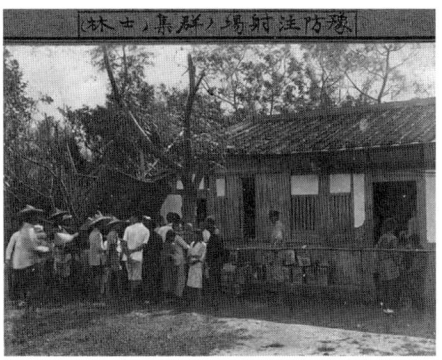

圖 5-1：①淡水的顯微鏡檢查（海港檢疫）；②預防接種地點的人群（士林）
來源：《大正八年臺北廳下虎列拉流行概況》寫真帖，出版資訊不詳。
國家攝影文化中心典藏，登錄號：NCP2016-024-0197。

4. 1920 大接種

當 1920 年 4 月初霍亂再起，臺灣總督府再頒告「霍亂防疫措施」，首條為「交通管制、隔離患者村落；區域內檢查有無帶菌者；普及預防注射。」意即隔離、檢查帶菌和預防注射，是當年臺灣總督府的防疫主軸。同年 7 月上旬，總督田健治郎頒發霍亂防疫法告示：「本島要多加警戒，力行預防注射、清潔法、驅蠅法等一般衛生法[30]」。此時「預防注射」已被列為防疫法首位。

這段期間，疫情剛開始時，為了讓民眾有好感進而主動接種，官方也利用防疫組合、保甲會議等加以推廣。因此，保甲壯丁等巡視各戶檢查時，關注第一點為有無病患或可疑人物，第二點為查看該戶人家有無接種霍亂疫苗，鼓勵未種者接種[31]。對外海港所在地的基隆，則強制各航線船員和鼓勵漁夫接種，

30　臺灣總督府警務局，《大正八九年コレラ病流行誌》，頁 168-170。
31　其他防疫措施如：霍亂流行地指定、檢疫、糞便檢查、消毒、啟發衛生思想、收容隔離及治療、管控患者死體、每月舉行醫師會指導新手、各種集會管制與禁止等等。臺灣總督府警務局，《大正八九年コレラ病流行誌》，頁 137-208。

大眾也因為去年的有效經驗而自動踴躍前來[32]。臺北市警務局衛生課更在第25屆始政紀念日（6月17日）當日，利用飛機和汽車在臺北市街廣發霍亂預防接種海報[33]。各地方也依學校、政府機關和團體的規劃依序接種，以及宣傳要注意各種衛生環境以避免減低接種效力，提醒預防接種有防疫期限並非終生有效等[34]。

至6月中旬，全臺的預防注射者已達50萬人，臺灣霍亂也已見停止；但是因為日本仍有疫情，臺灣各地也持續推廣接種疫苗。如艋舺因城隍賽祭典將臨，人多雜沓更有風險，派出所警官及各醫師保正保甲等選在劉家祠堂提供大眾預防注射。當時報載：「晚近臺人衛生思想向上，當日扶老攜幼，爭相接受注射不下數千名。」臺北廳警務課亦感言，比去年的主動希望注射者多出很多[35]。大稻埕公會也在淡水戲館、南興街林祖廟（指全臺林姓祖廟）、博愛醫院等地，提供大眾預防接種[36]。基隆則是透過電影和演講，宣傳預防法，以及在各地的空地、學校、公園、官署等處提供接種[37]。臺中當局也對服務業者和一般市民等接種霍亂疫苗，並製作霍亂預防歌給小／公學校學生歌唱記憶[38]。時任臺中保正的張麗俊日記記錄著：「醫生巡查來庄中施行注射，係吐瀉症預防亦應為打霍亂預防針......我家並劉世才家三十餘人，另邀錦昌來注射…[39]」。1920年，剛從醫學校畢業的楊金虎到高雄湖內庄圍子內（今高雄岡山湖內區）開業，自述「開業未幾，逢當地霍亂病流行，因極力防疫及打預防針等，短時

---

32 〈港務所豫防注射〉，《臺灣日日新報》1920年5月29日，版6。
33 臺灣總督府警務局，《大正八九年コレラ病流行誌》，頁193-194。
34 〈豫防注射始まる 虎軍防禦に備して〉、〈虎疫豫防注射〉，《臺灣日日新報》1920年6月22日，版7；〈豫防注射と效力期間 虎列剌に對する〉，《臺灣日日新報》1920年6月29日，版8。
35 〈艋舺豫防注射〉，《臺灣日日新報》1920年6月25日，版5。
36 〈虎疫豫防注射 大稻埕公會に於る〉，《臺灣日日新報》1920年7月8日，版7。
37 〈基隆の虎疫豫防 講演と豫防注射〉，《臺灣日日新報》1920年6月23日，版7。
38 〈虎疫豫防注射〉，《臺灣日日新報》1920年7月4日，版4；臺灣總督府警務局，《大正八九年コレラ病流行誌》，頁193-194。
39 張麗俊，《水竹居主人日記（五）》（臺北：中央研究院近代史研究所，2002），頁316-317。

間即告平安。故受當地官民歡迎，備受揚醫德[40]」。簡言之，霍亂預防接種在 1920 年時是積極且多方進行，而民間大眾也多願意接受而不避忌，甚至反應熱烈。

至 10 月中，霍亂疫情已見緩和，但因為日本皇室即將訪臺，臺灣總督府更是傾力預防，仔細地分配巡查到各地巡檢、每日一次以上調查各戶有無患者、對一般市民厲行接種等等[41]。鐵道部（火車）也規定員工暨其家族、因各種需要而常出入火車站者，均須接種霍亂疫苗。疫區臺南廳更要求住民需出示「疫苗」和「採便檢查」兩種證明後，方得購買船或鐵路票券[42]。而官方所見的民眾態度，也從過去的恐懼逃跑躲避，成為：

> 民眾因對 1919 年流行經驗和懼怕，人們更能放下迷信和妖言蜚說地接受預防注射。不只接種業務更順利實施，甚至人們一聽說有霍亂發生警告或傳聞就馬上前來，甚至競相申請接種。即使仍有避忌者，亦因周圍環境自然壓力而改變其行為。僅小部分尚未接觸霍亂慘禍的未流行地民眾，對接種仍持排斥避忌態度[43]。

最後，終 1920 年，霍亂疫情從 4 月至 12 月，全臺總計發現 2,670 名患者。其中新竹及臺東州、花蓮港廳完全沒有病患，臺北僅 3 名。而全年，臺灣總督府總計發放 143 萬人份霍亂疫苗，占當年總人口數 375 萬 8 千的 38%[44]。此總數雖較 1919 年發放 160 萬人份，占人口 43% 略遜一籌，但 1920 年的疫情全集中在臺灣西部的臺中以南，且全臺患者比 1919 年少 1,166 人。比較這兩年──

40　楊金虎，《七十回憶》（臺北：龍文，1990），頁 55。
41　〈臺南の虎疫と豫防注射〉、〈高雄州虎疫〉，《臺灣日日新報》1920 年 10 月 15 日，版 7；〈高雄防疫大活動　警官五十名を召集す〉，《臺灣日日新報》1920 年 10 月 21 日，版 7。
42　臺灣總督府警務局，《大正八九年コレラ病流行誌》，頁 183-192。
43　臺灣總督府警務局，《大正八九年コレラ病流行誌》，頁 207-208。
44　臺灣總督府警務局，《大正八九年コレラ病流行誌》，頁 206-207；臺灣省行政長官公署統計室編，《臺灣省五十一年來統計提要》，表 49-2。

> 1919 年配發疫苗 160 萬：全臺患者（分散全臺）3,836 人 =417.1 倍
>
> 1920 年配發疫苗 143 萬：全臺患者（集中臺中以南）2,670 人 =535.6 倍

更能看出 1920 年霍亂疫苗接種之多。

此外，1919 至 1920 年臺灣霍亂大流行期間，力推霍亂疫苗並予調查統計的臺灣總督府研究所衛生部部員古玉太郎，是「北里同窗會」幹部[45]。1918 年 4 月來臺擔任臺灣總督府研究所衛生事務囑託、醫學專門學校講師的鈴木近志（1884-？*），專責血清疫苗的研究製造。他來臺前，曾在傳染病研究所學習，也是「北里同窗會」會員。這再次呈現舊傳染病研究所、北里柴三郎一派人事雖然下野，但在臺灣依舊持續活躍的現象。

5. 預防針成防疫定制

1919 與 1920 年霍亂大流行期間，官方以隔離檢疫、帶菌檢查、清潔消毒、普及衛生常識、大規模預防接種作為主要的防治策略。之後，臺灣雖然罕再出現霍亂患者，但每當東亞發生霍亂疫情，尤其在來往臺灣的船隻中發現疑似疫情時，大行預防接種已成為臺灣官方固定的防疫作業流程。

如 1921 年全年，全臺僅臺中一地出現 11 名霍亂患者，但非疫區的臺南與高雄卻有數千人接受預防注射[46]。1922 至 1924 年，全臺毫無出現霍亂患者，但因南京有疫情，臺灣仍強制船員接種疫苗，也鼓勵餐飲、旅館、娛樂業者和所

45　〈醫博古玉太郎氏〉，《臺灣日日新報》1925 年 9 月 12 日，夕刊 2 版；〈第二拾回北里研究所同窗會〉，《細菌學雜誌》283（1919 年），頁 282。

46　臺灣總督府官房調查課編，《臺灣總督府統計書 第 25 大正十年》（臺北：臺灣總督府官房調查課，1923），頁 546-549；〈臺南市の虎疫豫防注射〉，《臺灣日日新報》1921 年 5 月 7 日，版 2；〈高雄／虎疫豫防注射〉，《臺灣日日新報》1921 年 6 月 5 日，版 3。

> * 鈴木近志，熊本縣人。1908 年長崎醫學專門學校醫學科畢業，1910 年 6 月登錄醫籍，同年以傳染病研究所講習生入所，翌年 5 月任東京醫科大學衛生學教室囑託。1913 年 7 月轉任東京市役所衛生試驗所技手，1915 年任東京市下谷區衛生調查技師，兼任北里同窗會接待課。1918 年 4 月初渡臺，擔任臺灣總督府研究所衛生事務囑託、醫學專門學校講師（助教授）；同年 12 月因其業務格別賞與勉勵金 86 圓。1920 年，以鈴木近志技術優秀，9 月升任臺灣總督府研究所技師，從事衛生學一般研究並血清類製造。又他雖僅為醫學專門學校畢業生，但他不只現級經過一年，也服務過醫學專門學校、醫院等，故權衡後特別給薪為十級俸 1,600 圓。當時，與鈴木近志約於相近時期從專門學校畢業，且現職臺灣總督府者，如丸山芳登助教授薪俸為 850 圓，杉山助教授薪俸 1,000 圓，早田醫官薪俸 850 圓。因此可見臺灣總督府對鈴木近志的重視。（〈〔府研究所技手兼府醫學專門學校助教授〕鈴木近志（任研究所技師）〉，「臺灣總督府公文類纂」00003093050，頁 324-329；〈第十六回北里研究所同窗會開會に關する幹事の會合〉，《細菌學雜誌》233（1915 年），頁 209）

有有意願者接種免費疫苗[47]。

　　1925 年中國發生疫情，疫情還沒進入臺灣，基隆警察署已對市民至少 5 萬 9 千人接種霍亂疫苗[48]。期間大眾出現爭先恐後，甚至「有一兒童，面部受傷，血流如注，莫敢誰何，竟視若尋常，依然接踵摩肩而進。猶有三番五次，方得其注射，使安心帖然而歸[49]」。終 1925 年，僅如報載，基隆已約 9 萬人，臺北

47　〈虎疫の侵入防遏 各港の檢疫所で〉，《臺灣日日新報》1922 年 8 月 18 日，版 7；〈虎疫豫防注射 市內の開業醫でも 無料で施行〉，《臺灣日日新報》1922 年 9 月 24 日，版 9；〈虎疫の豫防注射は希望者には無料〉，《臺灣日日新報》1922 年 10 月 11 日，版 4。

48　注射地點包括市場、公會堂、公園、玉田廟、媽祖廟、各派出所等等。〈基隆のコレラ豫防注射〉，《臺灣日日新報》1925 年 8 月 19 日，版 5。

49　〈政治芻言 觀警察衛生展覽會所感〉，《實業之臺灣》17：12（1925 年 12 月），頁 80：「前次為虎列拉之預防注射，人民皆知其為衛生起見，故爭先恐後，欲往求注射，以保其生命。乃臨場之警察，不能立有定程，使之依次而入，惟見其擁擠雜踏，則大肆其咆哮之虎威，揮拳舉足，一齊人眾感受其痛苦。⋯有一兒童，面部受傷，血流如注，莫敢誰何，竟視若尋常，依然接踵摩肩而進。猶有三番五次，方得其注射，使安心帖然而歸。此以見民心之開化向上，而警察之暴亂無狀」。

市約 14 萬 5 千人接種霍亂疫苗[50]。而當年臺灣全年僅出現 3 名霍亂患者，全位在臺北州（含基隆）；另有 3 人帶菌但沒有發病[51]。

1926 年，中國又發生嚴重霍亂疫情，臺灣各地政府一樣厲行檢疫、消毒與預防接種。最終，臺灣全年共出現 16 名患者，全位在臺北州，而當年臺北市有 10 萬 7 千人接種疫苗[52]。1932 年再有霍亂疫情，當年全臺共發現 16 名霍亂患者，其中 1 名在新竹，15 名在臺中。臺北市沒有出現患者，也有 7 萬 1 千人接種疫苗[53]。

比較臺灣總督府中央研究所（臺灣總督府研究所後身）的霍亂疫苗賣出數與全臺霍亂患者人數，如【表 5-3】。此表呈現 1921 至 1936 年間，臺灣總共發生霍亂患者 47 人，而中央研究所衛生學部共賣出 148 萬 5 千人份霍亂疫苗。其中 1925、1926 和 1932 年分別出現霍亂患者 3 人、16 人、16 人，而這 3 年中央研究所衛生部分別賣出 39 萬、39 萬、52 萬人份疫苗，平均每 1 名患者對應販賣 13 萬、2.4 萬、3.3 萬人份的霍亂疫苗，由此可見當時臺灣霍亂疫苗接種之廣泛。簡言之，1920 年後，霍亂在臺灣雖少有流行，但無論有無發生患者，預防接種已成為極普遍且固定的防疫法，終日治結束一直存在 *。此外，【表 5-3】亦呈現出，1916 年大受讚揚的感作霍亂疫苗，1931 年後卻不再復見。關於這點，本書第七章將進一步討論。

50　臺北市役所，《臺北市統計書 昭和六年》（臺北：臺北市役所，1933），頁 184。
51　臺灣總督府中央研究所衛生部，《臺灣總督府中央研究所 衛生部年報》第 1 號（昭和 6 年度）至第 6 號（昭和 11 年度），各年度「現業及其成績」；〈コレラ患者の中眞症は只の三名〉，《臺灣日日新報》1925 年 10 月 8 日，版 2；丸山芳登、洪蘭，〈大正十四年臺北ニ發生セル「コレラ菌株ニ就テ」〉，《臺灣總督府中央研究所衛生部報告》（臺北：臺灣總督府中央研究所衛生部，1925），頁 1。
52　臺北市役所，《臺北市統計書 昭和六年》，頁 184。
53　臺北市役所，《臺北市統計書 昭和七年》（臺北：臺北市役所，1934），頁 150。

表 5-3：中央研究所霍亂疫苗賣出人份與全臺霍亂患者人數

年		1921	1922	1923	1924	1925	1926	1927	1928	1929
賣出人份	霍亂疫苗	?	70	0	120	389,330	388,780	16,030	6,150	104,230
	感作霍亂疫苗	?	510	1,325	1,645	7,400	220	1,110	420	250
全臺霍亂患者人數		11	0	0	0	3	16	0	0	0
接種疫苗案例		臺南高雄數千人				基隆9萬，北市14.5萬人	北市10.7萬人			

年		1930	1931	1932	1933	1934	1935	1936	總計	合計
賣出人份	霍亂疫苗	1,910	31,280	521,810	2,200	1,490	2,570	950	1,466,920	1,484,985
	感作霍亂疫苗	150	5,035	0	0	0	0	0	18,065	
全臺霍亂患者人數		0	1	16	0	0	0	0	47	47
接種疫苗案例			北市7.1萬人							

來源：臺灣總督府中央研究所衛生部，《臺灣總督府中央研究所 衛生部年報 第1號（昭和6年度）》，頁34-35；同年報 第6號（昭和11年度），頁69-70。

二、流行性感冒：未知病原的疫苗開發

1. 1918 大流行

　　流行性感冒簡稱「流感」，其疫情見於12世紀歐洲史冊，之後全球各區域曾有多次流行，19世紀中期後更是頻繁流行。20世紀後的最大流行是1918年前後，也被稱為「西班牙流感」。當時病況混亂，如流感死者與肺炎死者或呼吸道疾病死者難以精確區分，以及各國疾病統計標準、疫情掌握能力不同，使評估標準和檢診結論的誤差也大，因此全球死亡人口有2～5千萬人的不同

* 例如 1942 年一份霍亂預防針漢語教材，帶日語對譯，教導地方公務人員如何以地方方言指導民眾、推廣預防注射。內容大要包括：目的是預防、二劑式要接種完全、為自己和他人生命不要怕痛、預防接種是義務、接種需視身體情況。以下節摘部分：

衛生當局因為突然發生吐瀉症，隨時對人民施行預防注射。

預防注射不論大人細子一定愛注正好。
　　（說明：預防注射不論大人孩子一定要注射到完）
第一回注好個人第二回一定愛來注正好。
　　（說明：接種第一劑者一定要再接種第二劑才好）
第二回係無注，單淨注一次較無效，愛注兩次正好。
　　（說明：要再接種第二劑才會有效）
有人驚痛無想愛注。
　　（說明：有人怕痛不想接種）
總係無注檢採係着到個時節即慘。
　　（說明：無接種者一旦遇到就糟了）
自家着到唔單淨自家慘，連續別儕都噲染到所以盡慘。
　　（說明：不僅害己亦害人）
注射係義務，有注個時節正唔噲害到別人。
　　（說明：接種為義務，之後才不會害到別人）
總係有病儕其他病乜個故障個人來報個時節就唔使注。
　　（說明：但有生病或其他理由者宜不注射）

高山喜全，〈廣東語の研究 コレラの豫防注射〉，《臺灣警察時報》321（1942 年 8 月），頁 23-26。

估計。另軍隊疫情多屬機密,因此這個時期因流感所致的傷亡數僅屬概況[54]。引發疫情的病原菌——病毒,直到 1933 年才被真正發現[55]。

1918 年這波流感發生時,正值第一次世界大戰期間,各國監視訊息傳遞,不利疫情通報。戰爭使交通狀態錯雜,更讓疫情的傳播路徑複雜化和加快傳染速度。在巴黎召開的各國聯合衛生會議上,雖無法確認源頭,但已將 1918 年秋季至 1919 年春季的流感疫情分為二波:①第一次在春季來到,廣泛傳染,但較良性而合併症少。②第二波在夏末來到且持續至秋季,同第一波般廣泛散佈,但多為重症,尤多肺炎併發症,死亡率高;患者以幼年和老年者為少,青年及壯者為多;世界各主要國的患死者人數統計均以「萬」為單位[56]。

此外,這次的流感有多種多樣病症,還會引起各種合併症,所以症狀千差萬別,也會因為時間、地點、各家族而異。如西方患者的肺部病變處常發現連鎖狀球菌,日本卻少見,而是發現肺炎雙球菌較多。因此也有時人認為,是因為菌種差異而使兩種流行時期的死亡率不同——前期呈現輕症,後期呈現重症。因此,醫界使用的治療法也需不同[57]。

臺灣醫界在此之前已經知道流感這種病,並曾統計患者數量。如 1900 年 1 月臺灣的醫學會雜誌就有介紹西方「流感性」氣管支肺炎的研究成果。或如《臺灣總督府鐵道部年報》紀錄 1903 年職員感染法定傳染病有 6 人,其中 5 人是

---

54 內務省衛生局,《流行性感冒》(東京:內務省衛生局,1922),頁 1-10、133、450-451。對此波流感論述,另可參見 Howard and David Killingray eds, *The Spanish Influenza Pandemic of 1918-19* (New York; London: Routledge, 2003) 等多書。

55 流感病毒是英國人威爾遜·史密斯(Wilson Smith,1897-1965)於 1933 年發現,他稱之 H1N1。Michael Worobey, 'Phylogenetic Evidence against Evolutionary Stasis and Natural Abiotic Reservoirs of Influenza A Virus,' *Journal of Virology - American Society for Microblogy* 82:7 (Apr. 2008), pp.3769-3774.

56 Mac Nalty 於 1920 年分當次流感為三期:① 1918 年春夏、② 1918 年初秋至 12 月末、③ 1919 年 1 至 3 月。內務省衛生局,《流行性感冒》,頁 24-55。

57 內務省衛生局,《流行性感冒》,頁 251-282。

流感患者[58]。而在1918年的世界流感潮流中，臺灣是4、5月有些流感流行，沒多久就停止，而同年秋季突然出現大流行，病況如【表5-4、5-5】。

1918年第一波流感發生時，由於臺灣正逢罕見的霍亂和天花大流行，且普通感冒與流感在病症上難以明確區分，過去又幾乎沒有出現流感大流行的案例，故即使流感的患者人數多且普遍，醫界和官方並無積極重視。直到1918年底，因日漸嚴重的疫情在臺灣各地顯現打擊，如郵送和電車等業務因員工三分之二病假而停滯、商業貿易沉靜、各校被迫停課、醫院客滿和醫護病假缺工而謝絕入院等等[59]，醫界才出現較積極的防疫作為。如同年（1918）11月舉行的臺灣醫學大會，會議第一天的決議重點就是制定「流行性感冒豫防心得」11條，內容包括：

> 流感病原菌自患者口鼻細沫排出，混入空氣再傳染他人，故要避開患家、不進入劇場等等群聚處、注意清潔、消毒與隔離。患者易陷於重症，故需嚴守本預防法[60]。

民間業者則是率先嗅到危機、商機。如1918年星製藥株式會社在《臺灣日日新報》廣告其公司有12種疫苗新產品，其中前8種疫苗：①肺炎球菌疫苗、②流感菌疫苗、③流行性腦脊髓膜炎菌疫苗、④赤痢菌混合疫苗、⑤百日咳菌肺炎球菌混合疫苗、⑥（感冒用）肺炎球菌、流感菌、假性白喉菌、葡萄狀球菌、連鎖狀球菌混合疫苗、⑦葡萄狀球菌、連鎖狀球菌混合疫苗、⑧結核菌疫苗，均與感冒、咳嗽、支氣管、肺部有關[61]。其中，⑥（感冒用）流感菌等五合一

---

58 如マルテイー，〈「インフルエンザ」性氣管支肺炎及ヒ偶發性胸膜出血〉，《臺灣醫事雜誌》2:1（1900年1月），頁38；臺灣總督府鐵道部，《鐵道部年報 五》（臺北：臺灣總督府鐵道部，1905），頁139-141。

59 內務省衛生局，《流行性感冒》，頁278、104；〈新竹感冒近狀〉，《臺灣日日新報》1920年1月18日，版5。

60 〈豫防心得可決 昨日の醫學大會に於て〉，《臺灣日日新報》1918年11月4日，版5。

61 〈廣告〉，《臺灣日日新報》1918年4月9日，版6。

表 5-4：臺灣流行性感冒疫情

	第一波流行	第二波流行
時間	1918 年 11 月上旬至 12 月 15 日	1919 年 12 月初至 1920 年 3 月中旬
患者	患者 78 萬人，占全臺人口 21.3%	患者 15.3 萬人，占全臺人口 4.14%
死亡	死亡 2.5 萬人，患者死亡率 3.2%	死亡 2 萬人，患者死亡率 12.98%
特色	全臺各地患者均多，為全臺灣廣泛性流行（pandemic）	患者集中在臺灣西部。臺灣東部和離島患者甚少，如花、東均不到千人，澎湖僅百餘人

來源：內務省衛生局，《流行性感冒》（東京：內務省衛生局，1922），頁 100-106。

表 5-5：臺灣流行性感冒患死者人數與比例

年	疫情	臺北	宜蘭	桃園	新竹	臺中	南投	嘉義	臺南	阿緱	臺東	花蓮港	澎湖	合計
1918	患者	9.5萬	3.8萬	2.4萬	6.2萬	13.6萬	3.5萬	9.8萬	15.4萬	6.3萬	2.8萬	2.9萬	1.7萬	78萬
1919末	患者	2.4萬	389	1.5萬	1.2萬	3.6萬	1.3萬	2.5萬	1.6萬	1萬	516	859	132	15.4萬
1918	患者死亡率	2.6%	2.7%	2.7%	2.1%	2.9%	1.6%	4.2%	4.4%	3.6%	2.5%	4.2%	2.0%	3.3%
1919末	患者死亡率	13.5%	23.1%	13.0%	11.4%	13.7%	8.8%	17.1%	8.1%	13.7%	4.3%	15.9%	6.1%	13.0%

說明：原文有患者人數詳細數值，本表部分內容以「萬」為單位作簡要呈現。
來源：同表 5-4。

疫苗，翌年被內務省衛生試驗所發現不良，被要求停止販賣[62]。

2. 1919 以疫苗作防疫箭

當1919年底流感（第二波疫情）再起，且多為重症、死亡率高時，官方警覺到重要性，也調整了防疫措施。這時，臺灣總督府除了防止病菌從海外進入而嚴格檢疫，發放1萬圓預備金給臺灣總督府研究所製造疫苗（約50萬人份）再免費運送各廳，民政長官也「因流感嚴重、患死者眾，以經驗擬定如下預防方法」，對各廳通告：

①發放預防心得喚起自主注意。

②使用漱口藥水和口罩，獎勵預防注射（由各地方廳免費或便宜提供）。

③疑似患者應盡速診斷和隔離。

④得臨時停課和其他臨機處置。

⑤集會為病毒傳播源，得予禁止[63]。

由此可見，面對流感這種新興、急性但又帶有未知的傳染病，臺灣總督府的重點防疫方針是隔離、消毒、漱口藥水、口罩與預防接種並重。

而使臺灣總督府在1919年底調整防疫策略，並增加使用流感疫苗的原因，除了這個階段的患者病況嚴重，以及對流感的臨床知識和細菌學檢驗已有較多認識外，還有一個重要影響前提是國際的防疫策略。這是因為，流感初期發生

---

62 〈感冒ワクシン發賣頒布を止めらる〉，《朝日新聞》東京朝刊1918年11月16日，版5。
63 〈流行性感冒豫防ニ關スル件通知ヲ發ス〉，「臺灣史料稿本」，1919年12月13日。

時，各國都不確定病原，只能在黑暗中找路，透過有限的手段防遏。但經由不斷的臨床和實驗，即使各界仍不確知流感病原為何，但已知流感分布、病原特性、傳播法、可以免疫等幾項特點，國際間因此確立三個共通的防治手段：①疫苗、②口罩及③漱口[64]。日本政府參考國際做法，在國內推廣避免群集、使用口罩、鼓勵漱口、身體異常時盡速就醫、患者確實隔離，1919 年 1 月起再加上預防注射的防疫法 (如【圖 5-2】)。臺灣方面亦比照辦理。

但是，流感的病菌未知，要如何製造疫苗？（按：1933 年才透過電子顯微鏡看見、確認病毒）對此，各國是使用各自在患死者身上發現的常見菌種，作為疫苗製造的原料。如英、美、法等國非常推薦プ（指 Richard Pfeiffer，1858-1945*）菌、肺炎菌、連鎖菌等混合的二劑式疫苗，認為可有效減輕流感病症和併發症[65]。而日本國內對病原菌有幾種說法，大致為：①北里研究所 1920 年底前推出的プ菌病原說。②傳染病研究所的病原不明說：プ菌和肺炎雙球菌，都是該病原後的第二侵入者。③山內保從疫苗無效實驗結果，認證プ菌有誤，應非細菌而是病毒說[66]。當時，北里研究所是只用プ菌製成加熱流感疫苗和感作流感疫苗。傳染病研究所是結合肺炎雙球菌和プ菌製造混合疫苗。僅日本本土，就有 20 處以上機構製造流感疫苗，且使用的菌種和菌量均不一[67]。

在此流感疫苗學說和製劑種類均多元的情況下，各地公私機構推廣、採用的流感疫苗不同，關於疫苗接種的報導也多元分歧。即便如此，疫苗作為中央政府認定推廣的重點防疫方法之一，整個 1920 年 1、2 月，全日本就初估有超過 500 萬人接種了流感疫苗[68]。內務省在 1920 年 3 月發文要各地進行流感各類

64　內務省衛生局，《流行性感冒》，頁 325-326。

65　內務省衛生局，《流行性感冒》，頁 28-89。

66　內務省衛生局，《流行性感冒》，頁 213-215、326-358；〈ワクチン注射は流感に効無し 山內博士の研究發表〉，《東京日日新聞》1920 年 3 月 25 日，版 2。其他各國對於流感和濾過性病原體的研究成果，可參見內務省衛生局，《流行性感冒》，頁 216-250。

67　內務省衛生局，《流行性感冒》，頁 326-358。

68　內務省衛生局，《流行性感冒》，頁 177-249。

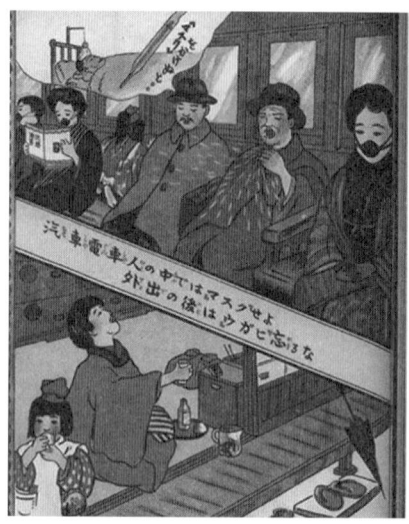

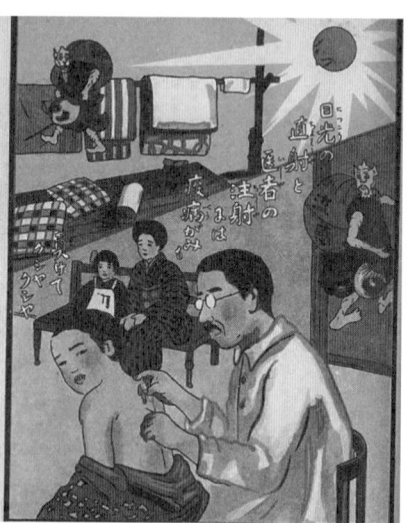

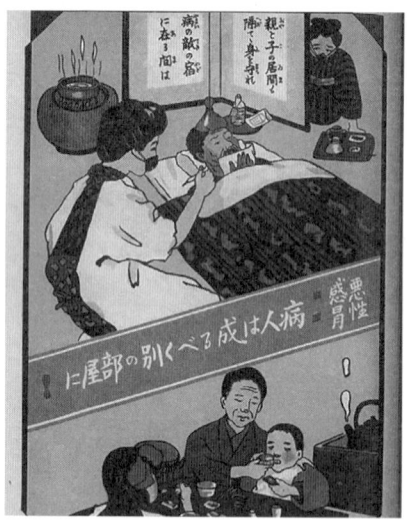

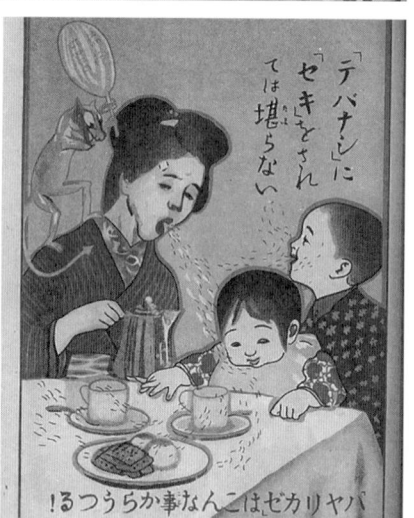

圖 5-2：防範流行性感冒宣傳單

說明：（上左）汽車電車內要戴口罩，出外回家勿忘漱口。
　　　（上右）日光照射及注射預防針都能驅病。
　　　（下左）務必與惡性感冒病人隔離。
　　　（下右）隨意的咳嗽實在難忍，疾病就是這樣傳播了。
來源：內務省衛生局，《流行性感冒》，頁 132-133 之間圖片頁。

統計,其中的第七項就是「預防注射成績表」,要求各地選擇主要地點詳細紀錄:使用的疫苗種類及製造者、預防注射實施日期(搭配流感流行初中末期、接種劑次劑量)、注射後患死者人數和時間別、效果和副作用等等[69]。

> *Richard Pfeiffer,德國醫師和細菌學家。他1892年從流感患者身上發現的桿菌,當時也稱為流行性感冒桿菌。(松下禎二,《免疫學及傳染病論》。東京:松下禎二,1909,頁380-381)
>
> * 當時各國、各機構製造的流感疫苗甚多,各機構的菌種和調配比例均不同。主要菌種類別有八種:プ式流感桿菌、肺炎雙球菌(1至4型)、革蘭氏陽性(Gram Positive)雙球菌、連鎖狀球菌、葡萄狀球菌、黏膜炎性雙球菌(加答兒性雙球菌)、肺炎桿菌、B. Septus等。(內務省衛生局,《流行性感冒》,頁326-358)

在如此氛圍中,1920年後的臺灣也常見到流感疫苗接種的報導或廣告。如臺灣總督府土木局和財務局除發給職員漱口藥水,也強制全體職員接種感冒疫苗[70]。星製藥公司廣告新版的流感疫苗再增添加答兒性球菌(Catarrh),更增強效果[71]。有〈感冒與注射液〉連續專欄,簡要介紹接種為何重要、疫苗製造商暨種類、製程、注射過程等等;並介紹臺灣研究所製造的疫苗是取自衛戍病院(即軍醫院)病患咳嗽而出菌體再製,含有「流感菌」和肺炎菌兩種病菌,目前研究所一天可製造5千人份[72]。以及報導流感疫苗提供接種的時間地點和費用等等。而從諸報導可見,流感疫苗的接種地點就跟天花、鼠疫與霍亂疫苗一樣,除了在醫院診所,也廣泛利用廟宇、公館、公醫宅、保正宅等等各地的

---

69 內務省衛生局,《流行性感冒》,頁128-140。

70 〈督府と豫防〉,《臺灣日日新報》1920年1月12日,版5;〈財務局注射〉,《臺灣日日新報》1920年1月13日,版7。

71 〈星製感冒用ワクチンの進步〉,《臺灣日日新報》1920年1月27日,版7。

72 水馬生,〈感冒と注射液〉一~五,《臺灣日日新報》1920年1月12日,版5;1月13日,版7;1月14日,版7;1月15日,版7;1月17日,版7。

公眾集合處所實施。只是，不同於過往傳染病疫苗之幾乎免費，流感疫苗注射常要自付一些費用[73]。

　　1920年，臺灣總督府研究所技手丸山芳登詢問全臺各地公立醫院和公醫，得到20個機構單位與醫師回報，以此製作統計報告。從這20個回報資料呈現，臺灣已有1萬5,172人接種流感疫苗，其中252人罹病，6人死亡，故接種後罹病率為1.66%，患者死亡率2.38%。這些機構多使用臺灣總督府製品，極少數使用星製藥或傳染病研究所製品[74]。丸山芳登由此得出結論：①流感疫苗確實有預防效果，尤其以流感菌加上肺炎菌混合製成疫苗，免疫效果最佳。②接種副作用通常輕微。③接種後仍需一段時間後才能開始免疫性[75]。臺灣總督府研究所技手鈴木近志也對患者實驗流感血清，結論當時通論的流感菌——プ菌，不一定真的就是流感菌[76]。而此階段臺灣醫界對流感疫苗的成效與態度，可以臺灣總督府研究所技師山口謹爾的話作總結：

> 當下對流感病原菌調查有限，引起流感原因，亦有人主張於流感菌外還有其他東西，例如肺炎菌。雖然如此，流感預防法之一仍要鼓勵接種流感菌肺炎菌混合疫苗，因為病患身上最常發現菌種，第一是流感菌，第二即肺炎菌。而預防注射效力，確實如丸山報告，接種者發病率和死亡率都顯著減少，但此仍要顧慮其他因素。此外，接種的確有助病後免疫，但疫苗用量、注射方法及確實效力等仍有許多需要研究[77]。

73　如〈基隆 流感豫防注射〉，《臺灣日日新報》1920年2月6日，版4；〈流行感冒彙報 注射液〉，《臺灣日日新報》1920年1月15日，版6；〈苗栗 流行感冒狀況〉，《臺灣日日新報》1920年2月6日，版4；〈新部落城東會 流感豫防の注射〉，《臺灣日日新報》1920年1月23日，版6；〈打狗 感冒豫防注射〉，《臺灣日日新報》1920年1月28日，版4等。

74　丸山芳登，〈臺灣ニテ實施シタル流行性感冒豫防注射綜合的成績竝ニ病後免疫ニ關スル一二ノ統計〉，《臺灣醫學會雜誌》19：211（1920年），頁653-656。

75　丸山芳登，〈三、流行性感冒豫防注射竝に病後免疫に關する一二の統計〉，《臺灣醫學會雜誌》19：210（1920年），頁539-541。

76　鈴木近志，〈流行性感冒を經過しにる人血清ごプァイフェル氏菌ごの免疫反應に就て〉，《臺灣醫學會雜誌》19：210（1920年），頁538-539。

77　山口謹爾，〈追加〉，《臺灣醫學會雜誌》19：210（1920年），頁540-541。

之後，流感在臺灣不再像 1919 至 1920 年般大流行，但疫苗防疫法終日治結束均一直存在。例如當 1920 年 11 月流感再起，除了口罩隔離、不入人群、檢疫等等基礎防疫法，接種疫苗再次被強制或推廣。如臺北即將舉行臺灣神社御祭典，人口聚集，又有流感患者增加之勢，故鼓勵接種[78]。隨著天氣變冷，臺北市再次鼓勵接種疫苗[79]。臺中州也是在有流感流行徵兆時，先向臺灣總督府研究所訂購 5 萬人份流感疫苗，由各開業醫提供接種，並在各藥店販賣漱口水以為預防[80]。1922 年初，臺灣並無疫情，但因日本流行流感，臺北州又推測接下來溫暖季節可能同時發生傷寒，故同時舉行流感和傷寒疫苗接種以作預防[81]。而臺灣總督府中央研究所製造的流感肺炎菌混合疫苗，年年都有賣出一定數量[82]，可見流感肺炎菌混合疫苗在臺灣確實有被持續應用。簡言之，以 1919 年流感大流行為例，即使面對未知的病原體，當時的醫界亦可針對導致死亡的徵狀，或是副致病因子如肺炎球菌、連鎖球菌等等，製造疫苗，並在疫情可能升溫前先行實施預防接種，類似當代的流感疫苗防疫措施。

3. 防治流行性腦脊髓膜炎

　　承本章一開頭所述，1918 年後幾年間受國際疫情影響，臺灣也大疫頻發，包括天花、流行性腦脊髓膜炎和流行性感冒。這些疾病都是透過呼吸和空氣傳染，能快速傳播也能致命。

78　〈頭を擡げた流行性感冒昨今著しく増加〉，《臺灣日日新報》1920 年 11 月 4 日，版 7。

79　〈流感と豫防注射〉，《臺灣日日新報》1920 年 12 月 4 日，版 7。

80　〈流感豫防注射〉，《臺灣日日新報》1920 年 11 月 7 日，版 4；〈流感豫防注射 臺中市に於ける〉，《臺灣日日新報》1920 年 12 月 11 日，版 7。

81　〈流感とチフスの豫防注射を屬行する 臺北州市合議の上で〉，《臺灣日日新報》1922 年 2 月 2 日，版 7。

82　中央研究所製流感肺炎菌混合疫苗製販量，1922 和 1923 年度各 320 人份，1926 和 1927 年度各 200 和 610 人份，1929 年度 130 人份，1931 年度 430 人份。臺灣總督府中央研究所衛生部，《臺灣總督府中央研究所 衛生部年報》第 1 號（昭和 6 年度）至第 6 號（昭和 11 年度），各年度「現業及其成績」。

面對天花突起流行，由於臺灣長年定期對全民普及種痘，因此對於天花疫情，臺灣官民之間雖有留意但不擔心，以密集的臨時種痘增加大眾的防護力。如【表 5-6】，每當天花疫情出現後，臺灣的痘苗製造量就常隨之大增，以提供臨時接種所需痘苗。

表 5-6：中央研究所痘苗製造人份與全臺天花患者人數

年	1920	1921	1922	1923	1924	1925	1926	1927	1928	1929
痘苗製造數（人份）	?	?	34 萬	100 萬	25 萬	113 萬	103 萬	29 萬	27 萬	211 萬
全臺天花患者數(人)	838	6	97	11	7	16	93	1	1	0

年	1930	1931	1932	1933	1934	1935	1936
痘苗製造數（人份）	60 萬	204 萬	57 萬	59 萬	56 萬	60 萬	58 萬
全臺天花患者數(人)	82	2	61	1	5	2	2

說明：原文有製造人份的詳細數值，本表以「萬」為單位作簡要呈現。
來源：臺灣總督府中央研究所衛生部，《臺灣總督府中央研究所 衛生部年報 第 1 號（昭和 6 年度）》，頁 33-34；同年報 第 6 號（昭和 11 年度），頁 68-69；【表 2-3】。

與天花相比，流行性腦脊髓膜炎則相對令人擔憂。流行性腦脊髓膜炎 1805 至 1850 年間在歐洲有兩次大流行，1876 年後世界各地均見發生[83]。其致病菌種多元，其中致病菌之一「腦膜炎雙球菌」，於 1887 年被發現，是最早被發現且確認的致病菌種[84]。其他致病菌種包括腦膜炎雙球菌、鏈球菌、化膿球菌、流行性感冒桿菌、肺炎桿菌等等[85]。

83　安倍貞次，〈昭和九年蘭陽地方ニ於ケル流行性腦脊髓膜炎流行狀況ニ就テ〉，《臺灣醫學會雜誌》36：10（1937 年 10 月），頁 1-2。
84　鶴卷弘藏，〈流行性腦脊髓膜炎ノ所見ニ就テ〉，《臺灣醫學會雜誌》3：21（1904 年），頁 181；原精一郎，《毒の話：日常衛生》（東京：廣文堂，1904），頁 211-215。
85　松下禎二，《免疫學及傳染病論》，頁 354-355。

流行性腦脊髓膜炎的病症常為急性發作，好發於冬春，且對嬰幼兒具有「高帶菌率、高重症率、高死亡率」特性。1900 年〈臺灣十五種風土病及流行病指定案〉已將流行性腦脊髓膜炎包括其中[86]，但它尚不屬於法定傳染病，在臺灣發生的案例也少；若有發生，就是隔離患者、大行消毒[87]。

　　但 1917 年初，臺南突然發生流行性腦脊髓膜炎，且快速傳播[88]；時人驚覺疫情的可怕，紛紛向北里研究所等機構購買疫苗，對各街庄民預防注射，同時嚴行隔離、阻絕交通、消毒。歷經數月努力，以及即將轉夏季（按：該病好發於冬春），疫情才告歇[89]。不久後，1918 年 4 月，日本內務省指定流行性腦脊髓膜炎為法定傳染病。臺灣也於同年 6 月跟進，指定之為法定傳染病；臺灣總督府統計書、報告例別冊、健全證書交付手續等，皆同步修正，新增此病項，並開始年年統計紀錄[90]。國立的傳染病研究所也從 1918 年起，新增製販流行性腦脊髓膜炎血清疫苗[91]。

　　1920 至 1926 年間，流行性腦脊髓膜炎在臺灣有一波疫情高峰，尤其 1921 至 1923 年每年新出現約 500 名患者，其餘年間的患者人數為每年百名上下。患者死亡率，從 1919 年的 90%，1920 年後降為 60% 左右[92]。這期間，有關流

86　〈風土病及流行病ノ種類指定ノ件〉，《臺灣總督府府報》743（1900 年 5 月 4 日），頁 27-28。

87　〈流行性腦脊髓膜炎ノ發生及豫防法調查〉，《臺灣總督府府報》1508（1904 年 4 月 5 日），頁 11-14。

88　田尻英二，〈流行性腦脊髓膜炎の豫防撲滅に就いて〉，《臺灣警察時報》288（1939 年 11 月），頁 88。

89　至 1917 年 3 月底，已發現臺南廳有患者 36 人，死亡 26 人；嘉義廳有患者 44 人，死亡 32 人。〈脊髓膜炎猖獗 漸次區域擴だる〉，《臺灣日日新報》1917 年 4 月 16 日，版 7；〈腦脊髓膜炎狀況〉，《臺灣日日新報》1917 年 5 月 16 日，版 6。

90　〈臺灣傳染病令第一條第二項ニ依リ流行性腦脊髓膜炎指定〉，《臺灣總督府府報》1574（1918 年 6 月 1 日），頁 1；〈明治四十二年十二月訓令第二百八號臺灣總督府報告例別冊中改正〉，《臺灣總督府府報》1584（1918 年 6 月 12 日），頁 38；〈明治四十五年五月府令第四十五號健全證書交付手續中改正〉，《臺灣總督府府報》1589（1918 年 6 月 19 日），頁 59。

91　內務省衛生局編，《衛生局年報 大正九年》（東京：內務省衛生局，1922），頁 92-93。

92　臺灣省行政長官公署統計室編，《臺灣省五十一年來統計提要》，表 490。

行性腦脊髓膜炎疫苗接種的報導時見發生[93]，尤其 1923 年 4 月裕仁皇太子（後昭和天皇）訪臺前，臺灣總督府對流行性腦脊髓膜炎的檢疫和預防接種更加注意。如警務局長要求各知事廳長，須對有可能會接觸到皇族的 14 大類群眾，確實執行是否帶菌檢查。臺中、臺南、高雄州，則需實施預防接種和兩次以上帶菌調查。又上述關係者於一個月內若有發現帶菌或患、死者，除非得到醫師核發之已接種疫苗證明且無帶菌證明，否則需隔離[94]。時人黃旺成的日記也記載：

> （3 月 7 日）昨日來臺中腦炎猖獗，至本日已交通阻絕五、六次，市內臨時豫防注射。

> （3 月 22 日）仝東家及連成付二時半臺中驛發山線上北。本定明日行，因明日起無警察署之健康證明書不得乘車，遂早一日而發。九時抵北，豐原驛以南之乘客須受檢喉。雖許子之彈煩，然亦防疫之一法也[95]。

面對 1921 至 1923 年全臺每年新出現約 500 名患者的疾病高峰期[96]，臺灣的中央研究所自 1922 年起開賣自製的流行性腦脊髓膜炎菌疫苗，1923 至 1925 年的販賣量分別高達 38 萬、16 萬和 14 萬人份[97]，顯見當時臺灣疫苗接種數量之多。

---

93 如〈腦脊髓膜炎の豫防注射〉，《臺灣日日新報》1920 年 3 月 24 日，版 7；〈腦脊髓炎 小學生へ豫防注射〉，《臺灣日日新報》1920 年 4 月 22 日，版 7；〈新竹／腦炎豫防注射〉，《臺灣日日新報》1921 年 3 月 25 日，版 4；〈腦炎ワクチンに就て 一言辯明申上度候〉，《臺灣日日新報》1922 年 5 月 4 日，版 4 等。

94 〈流行性腦脊髓膜炎ニ關スル健康診斷ノ件〉，「臺灣總督府專賣局檔案」，1923 年 3 月 30 日，頁 408-413。

95 黃旺成，《黃旺成先生日記（十）》（臺北：中央研究院臺灣史研究所，2012），頁 98-100、121-122。

96 臺灣省行政長官公署統計室編，《臺灣省五十一年來統計提要》，表 490。

97 〈臺灣總督府中央研究所血清其ノ他細菌學的豫防治療品賣捌規定〉，《臺灣總督府府報》2591（1922 年 2 月 24 日），頁 74-75；臺灣總督府中央研究所衛生部，《臺灣總督府中央研究所 衛生部年報 第 1 號（昭和 6 年度）》，頁 34-35。另可參見本書【表 8-1】。

簡言之，面對突然興起、透過空氣傳播且致病菌種多元的流行性腦脊髓膜炎疫情，官方採取的防疫措施也是隔離、消毒、預防接種。即使發生因為接種而引起的死亡案例*，也無礙官方持續推廣，甚至部分強制接種的態度；因為全國全民整體的安全，對官方來說才是最重要的考量。

> * 如 1925 年，臺北市一健壯的日本人為了健康診斷證書而注射中央研究所製造的流行性腦脊髓膜炎疫苗，但不久即死亡。官方解剖後，確認死因是因為注射後導致肝臟硬化病，但認為此現象 1 千人中也不一定會出現 1 人，因此鼓勵大眾仍要接種疫苗。（〈松浦は氣の毒だが一の不可抗力で〉，《臺灣日日新報》1925 年 4 月 14 日，夕刊 2 版）
>
> 此外，接種致死的責任在日本已有判例。1924 年，橫須賀市某人於接種傷寒疫苗後死亡，其遺族委託律師對神奈川知事及橫須賀市長提出損害賠償訴訟，經兩次失敗，1929 年再上告大審院（the Supreme Court）要求國家賠償。此案因事關多人權益而震驚社會。1930 年，日本大審院以「對受國家命令而行者，無負責任必要」判決，判原告敗訴。此經日本最高法庭決議的新判例，也為日後類似案件下了基礎定義。（〈豫防注射致死者不能請求慰藉料 大審院新判例〉，《臺灣日日新報》1930 年 1 月 25 日，版 4）

小結

回顧本章，整體而言，就在第一次世界大戰之後，由於人流流動和資訊不公開，國際間發生多種傳染病跨國大流行，尤其是霍亂、流行性感冒更是出現重大疫情。本章即舉例說明，臺灣在這幾年跨國惡疫的期間，如何透過預防注射來防疫，以及預防注射針如何轉變成為臺灣衛生行政和民眾生活中的日常。包括：

①霍亂：日本的血清疫苗開放政策使民間業者得製造販賣和有心於推廣血清疫苗。當 1916 年霍亂小流行、1919 至 1920 年霍亂大流行，更促使時人大量

應用疫苗,衛生當局也從中建立出一套以疫苗為尊的系統性防疫策略。這時期的霍亂預防針普及接種,不僅是對當時霍亂疫情的反應,也成為臺灣日後以預防接種(針)作為主要防疫措施的國家衛生政策基礎。此一霍亂大流行促進疫苗防疫模式發達的事件,也為未來的防疫方式提供重要借鑑。

②流行性感冒:1918年起連續1、2年的大流行與抗疫過程,呈現當時即使對致病原的了解有限,醫科學家仍能研發出添加了病患身上常見菌種的「複方」疫苗,減輕流感病症和併發症,以應對這一未知病原對個人和社會群體的衝擊。此外,即使病原未明,國際認證的三大防疫法之一,也是疫苗接種。本章呈現的流感疫苗開發與應用過程,一則展示前人在面對未知病原體時,疫苗研發上的困難和解決之道,二也突顯早在1910年代,已相當借重疫苗技術於應對新興且未知的傳染病。

上述這些分析旨在突顯各大疫情對防疫策略的影響,以及醫科學技術如何在面對挑戰時不斷進步。而在防疫過程中,廣泛應用預防接種的成功,是因為受益於技術、物流和整體社會氛圍的變化,也離不開醫療與衛生行政人員的努力。本書第二、三章已指出,臺灣有相當多的醫衛人員具備傳染病研究所的執業或研習經驗;他們分散在中央和地方各地,適時應用和推廣血清疫苗。雖然舊傳染病研究所及北里柴三郎一派於1916年定案移管、下野一事不可能改變,但臺灣自1916年開始自製血清疫苗以來,特別是在1918年後大疫頻發的時期,仍是處處可見舊傳染病研究所成員活躍於臺灣各地的身影。

本章焦點

展示第一次世界大戰後，國際間疫情大流行對臺灣的影響，臺灣如何通過預防接種來防疫，以及醫、衛人員，尤其是傳染病研究所出身者在這一過程中的角色和貢獻。

1. 一戰後的傳染病跨國大流行
   - 背景：
     - 人流、營養、環境和資訊不公開加劇疫情擴散。
   - 疫情頻傳：
     - 霍亂、流行性感冒、天花、流行性腦脊髓膜炎……。

2. 預防接種的推動因素
   - 背景：
     - 技術、物流進步和血清疫苗體制開放。
   - 供需推動：
     - 醫、衛人員和商家推動。
     - 下野的北里柴三郎一派積極。
     - 政府和民眾防疫需求強烈。

3. 臺灣的防疫
   - 臺灣自製血清疫苗：
     - 1916 販賣自製的人用血清疫苗。
     - 1918 後大疫頻發，自製疫苗大增且加速推廣應用。
   - 醫、衛人員專業背景：
     - 臺灣的醫、衛人員多有仕事舊傳染病研究所經驗。
     - 分散在臺灣中央或地方各地，應用推廣血清疫苗。
   - 防疫措施變化：
     - 預防針注射成為防疫常態。
     - 預防接種成為臺灣衛生行政和民眾生活中的日常。

次章焦點

- 疫情後，血清疫苗業走向開放或整理。

第六章
開放中的發展與整理

一、日本血清疫苗機構大擴增
二、臺灣總督府中央研究所
三、日本技術的海外伸展
四、整頓傳染病研究所

　　前兩章講述 1914 年日本內閣改組如何影響日、臺兩地血清疫苗業變動，以及 1918 年後國際疫情大流行如何帶動預防接種成為基礎防疫措施。本章接續論述在上述事件後，恰逢日本國內大正民主的社會風氣，日本各地的血清疫苗業是如何蓬勃發展，以及傳染病研究所如何在黯淡無光中力求革新和轉型。內容包括：

　　①日本公私立血清疫苗機構和細菌檢查所的血清疫苗產量快速增加。

　　②臺灣總督府研究所改為臺灣總督府中央研究所，仍延續舊傳染病研究所一派關係人事。

　　③滿洲、朝鮮等日本外地也陸續設立血清疫苗研製機構。這將關係本書第八、九章的臺灣血清疫苗機構特色。

　　④北里研究所的聲勢更勝以往，新傳染病研究所則在整理中求新。1927 年日本帝國議會通過「所員制」法案，新傳染病研究所成為名實相符的東京帝國大學附屬研究所。

◇ ◇ ◇

一、日本血清疫苗機構大擴增

1. 民營業者增加與其限界

　　承前所述，傳染病研究所移管和一戰後的跨國疫情大流行，帶動起日本醫科學界的變動。其中在血清疫苗業方面，自 1916 年帝國議會通過經費、傳染病研究所移管定案，接著開放民間產製血清疫苗，確認相關檢覈是由傳染病研究所與第三方公正機構聯合審定後，民營血清疫苗業者即見增加。

　　如 1917 至 1921 年 5 年間，傳染病研究所以外業者向內務省提案申請血清疫苗製造販賣者如【表 6-1】，總計 334 件，其中 305 件獲得同意通過；平均一年通過 61 件，通過率約 91%。比起第四章【表 4-2】，1914 至 1915 年兩年共通過 53 件，1916 年全年通過 41 件，則 1917 至 1921 年間的血清疫苗申請與通過業者數量顯然比過去多出許多。而 1917 至 1921 年通過的這 305 件申請者，若以地域區域，分別是關東地方 5 處、日本中部 1 處、關西以西 13 處。申請、同意案集中在關西以西一帶，其原因可能是東京有傳染病研究所和北里研究所這兩大機構。又，這兩所機構培育出的眾多後輩們跟著前輩一起工作，或是不便與前輩競爭，因此在關東和關東以北的東北地方，反而少有其他機構提出血清疫苗的申請案。而關西在地理位置上離血清疫苗研製中心的關東遙遠，又是日本藥業的發源地，因此關西以西業者較多地提出血清疫苗的申請案。

　　再以製劑種類來看，1917 年時，傳染病研究所販賣的製品有 17 種：痘苗、白喉血清、白喉抗毒素、破傷風血清、舊結核菌素、傷寒血清、赤痢血清、霍亂血清、鼠疫血清、飯匙蛇毒血清、連鎖球狀血清、丹毒治療液，以及傷寒、赤痢、霍亂、鼠疫、狂犬病的「豫防液」（指疫苗）。然而僅 1917 年一年，

內務省就通過 51 種業界提出的血清疫苗[01]，種類比傳染病研究所的製品項目多出許多。這表示血清疫苗實質開放後的自由發展有成。尤其 1920 至 1921 年，各家業者通過品項中幾乎都有「流感菌黏膜炎 (加答兒) 性雙球菌肺炎球菌混合疫苗」等的多菌種混合流感疫苗，1921 年後也常出現流行性腦脊髓膜炎疫苗，如【表 6-1】[02]。顯示民間業者不只提供多種菌種製劑，也會因應時局、市場、疫情等需要，快速應變。

表 6-1：1917 至 1921 年內務省通過血清疫苗申請的業者名單與件數

總 19 處	地區	代表人	通過件數	申請時間
關東 1	東京	星一	14 件	1917～1920
關東 2	東京	遠山椿吉	19 件	1917～1921
關東 3	東京	北里柴三郎 [北里研究所]	13 件	1917～1920
關東 4	東京府	下平文柳	2 件	1918
關東 5	千葉	押田德郎	27 件	1920～1921
中部 1	愛知	森田資孝	14 件	1920
關西 1	京都	田中秀三	18 件	1917～1920
關西 2	大阪府	石神亨	2 件	1917
關西 3	大阪府	百瀨一一	4 件	1917
關西 4	大阪	吉津度	71 件	1917～1921
關西 5	大阪	濱田信平	16 件	1919～1920
關西 6	大阪	松田毅	43 件	1919～1921
關西 7	大阪	小牧利八	18 件	1921
關西 8	大阪	小磯吉人	19 件	1921
關西 9	兵庫縣	築山俊次	8 件	1918
關西 10	兵庫	桂田富士郎	8 件	1919
關西 11	兵庫	天兒民惠	7 件	1920
西部 1	廣島縣	小久保惠作	2 件	1917～1918
西部 2	廣島縣	吉村喜作	1 件	1918

備註：歷年《衛生局年報》均無記錄 1922 至 1924 年的申請通過數。期間在 1923 年發生死傷慘重的關東大地震。

來源：內務省衛生局編，《衛生局年報 大正六年》，頁 55；同年報 大正七年，頁 62；
同年報 大正八年，頁 88-89；同年報 大正九年，頁 70-71；同年報 大正十年，頁 83-85。

01　內務省衛生局編，《衛生局年報 大正六年》，頁 8-9、55。
02　內務省衛生局編，《衛生局年報 大正九年》，頁 70-71；同年報 大正十年，頁 83-85。

1923 年 9 月 1 日近中午，發生芮氏規模 7.9，震源深度為 15 公里到 25 公里，影響東京府、神奈川縣、千葉縣以及靜岡縣的關東大地震。這次地震造成 29 萬棟建物震毀和火災焚毀，10 萬 5 千人死亡，其中 9 成是火災燒死[03]。地震後的幾年內，日本業者向內務省申請、通過製販血清疫苗的件數也大減。如 1925 至 1930 年，通過件數各年各為 45、42、49、45、26、7 件，總計才 214 件。且申請通過的血清疫苗，多是過去各種菌型的單一或混合，或改變製造流程[04]，少見其他創新。

至於曾特別引發血清檢定爭議的白喉和破傷風製劑，以 1914 年移管事件後為開始，僅：

① 1914 和 1915 年通過（東京）北里柴三郎的白喉和破傷風液體與乾燥血清、（大阪）吉津度的破傷風和白喉血清。

② 1917 年通過北里柴三郎的精製白喉抗毒素、（東京）星一的假性白喉菌混合疫苗。

③ 之後直到 15 年後的 1931 年，才再有（大阪）目黑庸三郎（原北里研究所幹部）的白喉疫苗（日文「白喉預防液」）申請案被允許通過。

破傷風製劑更是自從 1915 年後，直到 23 年後的 1937 年，才有再通過（大阪）財團法人阪大醫生物研究會的液體破傷風血清申請案[05]。由此可見白喉和破傷風製劑在 1930 年代前的特殊寡占性。

此外，具有悠久製造歷史的痘苗，1903 至 1915 年 13 年間，全日本獲得

03　東京市役所編，《東京震災錄》（東京市：東京市役所，1926 年），頁 292-305。

04　內務省衛生局編，《衛生局年報 大正十四年》，頁 50-51；同年報 大正十五年昭和元年，頁 52-53；同年報 昭和二年，頁 62-63；同年報 昭和三年，頁 53-54；同年報 昭和四年，頁 54-55；同年報 昭和五年，頁 58-59。

05　內務省衛生局編，《衛生局年報》，明治三十二年至昭和十五年間，各年度「傳染病預防事務」或「痘苗及血清其ノ他細菌學的豫防治療品（ノ製造販賣取締）」。

通過牛痘苗製造或販賣申請的業者，僅東京府的①角倉賀道和②蜷川昌 2 人。1916 至 1940 年 25 年間被許可通過者，亦僅① 1917 年（東京）北里柴三郎、② 1927 年（兵庫）天兒民惠、③ 1936 年（大阪）谷口腆二（1889-1961*）、④ 1936 年（熊本）谷口彌三郎的牛化天然痘苗 4 案[06]。以此痘苗案例，則呈現出，即使如痘苗般已具有長久發展和穩定製程的基礎，但可能因為技術（如犢體繼續法）和經濟效益，民營業者提出申請或被官方許可的數量，其實並不多。

> *谷口腆二，1915 年進入傳染病研究所，1927 年轉任大阪醫科大學（後大阪帝國大學）教授。1929 年以鼠咬症病原體研究，與二木謙一同榮獲帝國學士院賞。（上田正昭等監修，《日本人名大辭典》，頁 548）

2. 公私立細菌檢查所製販血清疫苗

　　1918 年後不斷發生的國際疫情大流行，除了帶動民間血清疫苗業者興起，也刺激日本各地成立公私立細菌檢查所，而他們有些也加入血清疫苗的製販行列。本書第三章提過，為了防治鼠疫，日本每個府縣在 1900 至 1904 年因為法規而需設置至少一處的細菌檢驗室，和配置曾受專門機構如傳染病研究所訓練的專門技術人員。1914 至 1916 年傳染病研究所移管事件後帶動體制開放，日本各地的細菌檢查所數量也快速增加。如【表 6-2、圖 4-2】，1915 至 1924 年 10 年間，日本本土共計成立 120 所公私立的細菌檢查所，平均每年成立 12 所。對應表【表 3-1】1893 至 1899 年每年成立 12 所、1900 至 1910 年每年成立 1～7 所，更能凸顯 1916 年後細菌檢查所的快速增加。

　　這些各地方設置的公私細菌檢查所不僅協助細菌學檢驗業務，也因為血清疫苗產業開放和防疫需求，而陸續加入血清疫苗製造販賣的行列。如 1924 年

06　內務省衛生局編，《衛生局年報》，明治三十六年至大正四年間，各年度「傳染病預防事務」或「痘苗及血清其ノ他細菌學的豫防治療品（ノ製造販賣取締）」。

表 6-2：日本細菌檢查所成立時間數量

年	新成立的細菌檢查所	每年平均成立數
1915～1919（計 5 年）	28 所（含私立 9 所）	5.6 所
1920～1922（計 3 年）	27 所（含私立 7 所）	9 所
1923（計 1 年）	17 所（含私立 5 所）	17 所
1924（計 1 年）	2 所（均公立）	2 所
1920～1924（計 5 年）	46 所（含私立 12 所）	9.2 所
總計 1915～1924（計 10 年）	120 所（含私立 33 所）	12 所

備註：①不含臺灣等日本外地。② 1923 年 9 月 1 日發生關東大地震，翌年成立數量即大減。
來源：內務省衛生局，《細菌檢查所に關する調查》，頁 3-21。

前，各地方細菌檢查所兼製販疫苗者，有①東京、愛知、京都、廣島、福岡各 1 所，以及②大阪和兵庫各 3 所，共計 11 所。其中，僅一兵庫縣立衛生試驗室細菌檢查所，1921 至 1924 年 3 年間就製造販售了霍亂疫苗 13 萬 5 千 c.c.、傷寒疫苗 37 萬 7 千 c.c.、流感疫苗 3 萬 c.c.。同一期間，另一東京府立警視廳細菌檢查所，也製造售出霍亂疫苗 15 萬 c.c.、流感疫苗 1 萬 5 千 c.c.[07]。另一方面，國立的傳染病研究所在疫情最高峰的 1919 至 1921 年 3 年間，共計製販霍亂疫苗 5 萬 7 千 c.c.、傷寒疫苗 1 萬 5 千 c.c.、流感肺炎疫苗 12 萬 6 千 c.c.[08]。兩相比較，傳染病研究所在細菌毒素以外的製品製販數量，顯然無法與其他機構單位相比。

以上事例也顯示出：① 1914 年開放血清疫苗的製販權後，各公私立機構和細菌檢查所也紛紛投入血清疫苗業；②細菌檢查所積極產製血清疫苗，甚至單一細菌檢查所的製品數量就遠大於傳染病研究所。換句話說，傳染病研究所過去擁有日本血清疫苗中心的獨大地位，但在移管確定後，新傳染病研究所不

07　內務省衛生局，《細菌檢查所に關する調查》，頁 3-5。
08　內務省衛生局編，《衛生局年報 大正八年》，頁 91-94；同年報 大正九年，頁 92-95；同年報 大正十年，頁 92-95。

只面對北里研究所此一強力競爭對手、其他公民營業者，連各地方的公私立細菌檢查所也成為強敵。

二、臺灣總督府中央研究所

1. 衛生部掌研究與製造

日本醫科學界的改制與開放，也影響到臺灣。1918 年的日本閣議中，已討論臺灣總督府研究所的官制異動問題。不久，從 1909 年臺灣總督府研究所成立之初就擔任所長的高木友枝於 1919 年卸任，轉任臺灣電力會社社長[09]。之後臺灣總督府統一、組織島內各研究機關，整合已設立的各研究所暨支所、試驗場，於 1921 年改制成立「臺灣總督府中央研究所」，所長由臺灣總督府總務長官（民政長官後身）擔任[10]。首任所長是總務長官賀來佐賀太郎，東京帝國大學法律科畢業[11]。

依中央研究所的事務分掌規程，所務分①農業、②林業、③工業、④衛生四部和庶務一課。其中，④衛生部業務為：(1)細菌學及原生動物學,(2)傳染病及寄生蟲病,(3)熱帶衛生,(4)實驗性病理學及治療學,(5)衛生化學，以上五類之病原、病理、預防法、治療法及相關試驗研究；(6)血清、痘苗及細菌學預防治療品（即疫苗）製造,(7)醫療用藥品檢查,(8)其他衛生相關試驗研究。原有的家畜傳染病研究轉歸農業部管理[12]。衛生部亦承辦官廳和民間各種藥品、飲食物、水質、血液、細菌或寄生蟲或血清其他病毒、消毒藥效能、狂犬病毒、

---

09 〈勅令二件公布〉，《朝日新聞》東京朝刊 1918 年 12 月 4 日，版 4；〈臺灣電力社長決定〉，《朝日新聞》東京朝刊 1919 年 4 月 27 日，版 3。此外，高木友枝 1929 年（72 歲）回日本，1943 年逝世。

10 〈臺灣總督府中央研究所官制〉，《臺灣總督府府報》2446（1921 年 8 月 11 日），頁 1-2。

11 〈中央研究所告示第一號〉，《臺灣總督府府報》2840（1922 年 12 月 30 日），頁 108-109。

12 〈臺灣總督府中央研究所支所事務分掌規程〉，《臺灣總督府府報》2464（1921 年 9 月 2 日），頁 1。

藥學及法醫學鑑定等等的委託試驗[13]。中央研究所衛生部的首任部長，是臺灣總督府研究所成立時就擔任衛生學部長的堀內次雄[14]。

2. 擴增血清疫苗品項

1922年2月，中央研究所衛生部公告新的血清疫苗販賣規則。規則首條說明製品的種類及定價如【表6-3】，以及在臺灣本島內不須運費；上述製品以外者，由中央研究所長指定其價格[15]。

相較於1916年的販賣規則，1922年的新規則有幾點不同：①以西方用語直譯的片假名ワクチン（vaccine，指疫苗），取代日文漢字「豫防液」（指疫苗）。這兩個名詞的時代意義與予人意象不同。如「豫防液」一看就可知是用於預防，有利於新物品在日本國內的推廣。ワクチン是外來語直譯，書寫更簡潔直接，也帶有時人對新物品已較有認識的意涵。此外，ワクチン也是代表國立、正統的大學附屬傳染病研究所的法規用詞。②突出「菌」字，強調製品本身為「菌」的醫學觀念。③售價較1916年沒有異動，但若大量購買，折扣比過去加大，最多可低至5折。④製品項目新增(1)流行性腦脊髓膜炎、(2)流感菌肺炎菌混合疫苗和(3)牛痘苗[16]。

其中，1922年的新製品中，(1)流行性腦脊髓膜炎、(2)流感菌肺炎菌混合疫苗是因應本書第五章的臺灣突發疫情而增列。(3)牛痘苗是臺灣最早立法強制新

13　臺灣總督府中央研究所衛生部，《臺灣總督府中央研究所 衛生部年報 第1號（昭和6年度）》，頁4-5、38。

14　〈〔中央研究所技師〕堀內次雄（中央研究所衛生兼工業部長命）〉，「臺灣總督府公文類纂」00003196010X002，頁59-92。

15　〈臺灣總督府中央研究所血清其ノ他細菌學的豫防治療品賣捌規定〉，《臺灣總督府府報》2591（1922年2月24日），頁74-75。

16　〈臺灣總督府中央研究所血清其ノ他細菌學的豫防治療品賣捌規定〉，《臺灣總督府府報》2591（1922年2月24日），頁74-75。

表 6-3：臺灣總督府中央研究所製品與售價

品項	細目	售價
豫防用ワクチン （ワクチン指疫苗 vaccine）	傷寒菌ワクチン、赤痢菌ワクチン、鼠疫菌ワクチン、霍亂菌ワクチン	10 人份 1 壜 1 圓 20 人份 1 壜 2 圓
	流行性腦脊髓膜炎菌ワクチン	10 人份 1 壜 1 圓 50 錢 20 人份 1 壜 3 圓
	流感菌肺炎菌混合ワクチン	10 人份 1 壜 2 圓 20 人份 1 壜 4 圓
	感作傷寒菌ワクチン、感作赤痢菌ワクチン、感作霍亂菌ワクチン	5 人份 1 壜 1 圓 10 人份 1 壜 2 圓 20 人份 1 壜 4 圓
	痘苗	5 人份 1 壜 8 錢 10 人份 1 本 16 錢
	狂犬病豫防劑	1 人份（18 次注射）4 圓
治療用ワクチン	感作傷寒治療液	（10 竓）1 壜 1 圓
診斷液	傷寒診斷液、副傷寒 A 型診斷液、副傷寒 B 型診斷液	（30 竓）1 壜 1 圓
診斷用血清	傷寒菌、副傷寒 A 型菌、副傷寒 B 型菌、赤痢本型菌、赤痢異型菌、霍亂菌等菌種的診斷用血清（家兔）	（3 竓）1 壜 1 圓

說明：①底線為筆者自加，為與 1916 年告示第 128 號條文不同處。
　　　②「竓」、「本」為日本的單位詞。「竓」音 háo，指毫升、milliliter。「本」指細長狀的物品單位。
來源：〈臺灣總督府中央研究所血清其ノ他細菌學的豫防治療品賣捌規定〉，《臺灣總督府府報》2591（1922 年 2 月 24 日），頁 74-75。

生兒接種的菌種，但直到 1922 年才由臺灣自製販賣，比鼠疫等疫苗晚了 7 年。針對牛痘苗，在這之前，如 1911 至 1917 年，臺灣每年均向傳染病研究所採購 3～4 萬具的痘苗。1918 至 1920 年，天花隨著國際疫情而出現流行，臺灣也向傳染病研究所分年度購買 7 萬 7 千具、6 萬 3 千具、24 萬具的痘苗。而在 1922 年臺灣公告開始製販痘苗的前一年——1921 年，臺灣向傳染病研究所購買的痘苗數驟減為千餘具，1922 年以後則是歷年都是 0 具，僅 1930 和 1934 年有分別採購 2 萬和 1 萬具[17]。換言之，從臺灣開始準備自製痘苗後，臺灣的痘苗幾乎都是自給自足，鮮少再依靠外力支援。

之後，中央研究所的血清疫苗販賣規則有幾次異動。包括 1922 年 9 月新增製販麻疹疫苗。1923 年後幾度調降多種製劑的定價和提高折扣額度，使血清疫苗的售價更親民、更容易被普及[18]。只是，這也會對其他藥業帶來衝擊。如 1923 年有業者提出：

> 血清疫苗售價的低減看似有利民生，卻也直接衝擊到醫藥界，尤其是漢藥界。尚且不論當時日本政府或學界主流就是希望以西藥取代傳統的和（指日本藥）漢（指中醫藥）藥方，或是政府經營的血清疫苗價錢降低與世界經濟有關，但結果卻使人們對和藥、漢藥減少約 1% 需要量，未來一部分製藥業者恐因之崩潰…[19]。

1929 年 4 月，中央研究所再增加製販 4 種蛇毒的治療用血清——①赤尾青竹絲、②龜殼花、③眼鏡蛇、④雨傘節，價錢為每 40 竓 3 圓或每 20 竓 3

---

17 內務省衛生局編，《衛生局年報》明治四十四年至昭和十一年，各年度「痘苗、血清、治療液及豫防液賣下地方別」表。

18 〈臺灣總督府中央研究所血清其ノ他細菌學ノ豫防治療品賣捌規程中改正〉，《臺灣總督府府報》2752（1922 年 9 月 16 日），頁 48；〈臺灣總督府中央研究所血清其ノ他細菌學ノ豫防治療品賣捌規程中改正〉，《臺灣總督府府報》2925（1923 年 4 月 24 日），頁 71；〈痘苗賣渡定價割引〉，《臺灣總督府府報》3552（1925 年 6 月 25 日），頁 51。

19 〈九層倍は夢と消えた洋藥和漢藥の盛衰〉，《中外商業新報》1923 年 1 月 18 日，版 2。

圓[20]。至此，中央研究所對外販售的自製血清疫苗達到 26 種品項。

此外，不像稱呼疫苗的法規用詞已改用「ワクチン」，中央研究所對於販賣的法規用詞，仍是使用帶有由政府掌控、並非完全自由事業的「賣捌」。這除了前述日本醫界隱然二立的歷史背景外，是否還有什麼意義或影響呢？

當時，臺灣於 1920 年調整地方行政區劃為州廳制，各個州廳最少需設立一處細菌檢查所。但是臺灣各地的細菌檢查所並不像日本本土的細菌檢查所，可兼營製販血清疫苗；終日本統治結束，全臺所需血清疫苗都是「向中央研究所（或其後身）申請」，或「取自傳染病研究所、北里研究所」，也有極少數向星製藥等藥商採購。這是臺灣不同於日本本土之處。也可以說，臺灣總督府研究所（或其後身）就是臺灣最大的中央細菌檢查所，也是獨占經營人用血清疫苗製造販賣的唯一機構。

3. 研究主題重細菌與免疫

中央研究所於 1921 年成立後，最晚至 1928 年時，衛生部也已依主題設立以下研究室：

① 細菌學研究室：旨在處理一般細菌學、血清學及免疫學研究。

(1) 細菌學第一研究室：主要研究蛇毒血清學、原住民人種學、免疫反應理論。

(2) 細菌學第二研究室：研究以傷寒菌型為中心的血清學及流行病學，並與臺北州、臺北市等機構單位聯絡，以解決實際問題。

20　〈臺灣總督府中央研究所血清其ノ他細菌學的豫防治療品賣捌規程〉，《臺灣總督府府報》637（1929年4月9日），頁 41-42。

(3) 細菌學第三研究室、血清疫苗與狂犬作業室：旨在研究細菌性傳染病的預防與治療、免疫學理、自來水水質含菌狀況。亦負責各種血清疫苗製造、毒蛇採毒、製品改良等業務。自1920年代末期起，第三研究室致力傷寒疫苗改良；從早期感作疫苗，至細胞核糖體疫苗（ribose）、傷寒菌煮沸免疫元，再至傷寒菌口服疫苗等等，新疫苗「以來自日本本土基礎，於該所獨特見解下再行研製」。

② 醫動物學及瘧疾研究室：研究動物性寄生蟲所生熱帶和副熱帶疾病，尤著重瘧疾研究，設有瘧疾治療實驗研究室。

③ 藥學與衛生化學研究室：著重天然產物對醫藥衛生有效成分、醫藥品合成暨工業製造、衛生及裁判化學、調劑學等等。

④ 實驗治療學研究室：研究漢藥及臺灣民間藥等藥物學，1932年後新增內分泌及臟器療法、臍帶浸出液生物學等研究。

⑤ 熱帶衛生學研究室。

⑥ 食品及衛生化學試驗室。

以上各研究室的研究成果報告數量，1921至1930年間，細菌學（含疫苗或免疫學理）相關的研究報告約有85筆，占總體研究成果69%。其中，以(3)細菌學第三研究室、血清疫苗與狂犬作業室的成果報告最多，計有28篇以上，占衛生部全部研究成果報告總數124篇的22.6%[21]。從上述歷年的研究成果報告來看，顯示研究所延續1910年代對細菌學和血清疫苗研究的重視，到1920年代仍以相關研究為最多。

---

21 臺灣總督府中央研究所衛生部，《臺灣總督府中央研究所 衛生部年報 第1號（昭和6年度）》，頁5-9、57-62；同年報 第2號，頁12；同年報 第3號，頁13。

三、日本技術的海外伸展

　　傳染病研究所移管事件後的權力下放地方和 1918 年後的國際疫情大流行，除了對日本本土和臺灣造成影響，也對日本統治下的其他外地造成衝擊。

1. 中國東北（滿洲）

　　日本稱中國東北為「滿洲」。1905 年日本因樸資茅斯條約（Portsmouth Treaty）取得滿洲的鐵道與礦山開發權，繼而成立半官半民的南滿洲鐵道株式會社，簡稱「滿鐵」。1906 年 7 月，後藤新平離開臺灣轉任南滿洲鐵道株式會社首任總裁，之後設立滿鐵調查部和中央試驗所。初期，中央試驗所以研究滿洲的石礦資源和自然產物為主，鮮少研究風土衛生和細菌學事項[22]。滿鐵轄區內的衛生事項，是由位在各主要都市的細菌檢查所和醫院處理[23]。明治和大正年間，滿鐵已於滿洲各地設立大小不一的醫院和各分院。至 1926 年，已設立 22 處。之後至 1937 年底，已設立 26 間醫院主院和 1 間分院[24]。滿鐵亦在轄區內推廣種痘，但僅 1916 年當年的種痘人數一度達到 4 萬 5 千人，其餘年間，直到 1923 年前，每年的種痘人數都是萬人以下，至 1926 年也才約 1 萬 6 千人接種[25]。

　　受日本政局影響，1918 年，關東都督府行政審查委員會突然決議，在大石橋（營口）、奉天、長春、安東及撫順 5 處配置衛生技術專家，設置細菌檢查

22　南滿洲鐵道株式會社地方部編，《地方經營梗概 昭和 6 年度》（大連：南滿洲鐵道株式會社，1933），頁 145。

23　滿鐵調查部編，《產業調查資料 第十六編 營口軍政誌抄》（大連：滿鐵調查部，1939），頁 148-149。

24　南滿洲鐵道株式會社地方部庶務課編，《地方經營統計年報 昭和元年度》（大連：南滿洲鐵道株式會社，1933），頁 146；同年報，昭和十二年度，頁 23。

25　南滿洲鐵道株式會社地方部庶務課編，《地方經營統計年報 昭和元年度》，頁 162-165。

所，行檢查、預防傳染病業務。1919 年也在滿鐵設置衛生課[26]。為因應滿洲一再猛烈發生的霍亂、鼠疫等傳染病，1925 年更在大連市下葭町（今沙河口區成仁街）興建建物總面積 5,592 坪的滿鐵衛生研究所，執行細菌、病理化學、衛生、血清、痘苗等的研究與製造業務[27]。所長由當地的地方部衛生課長金井章次（1886-1967）兼任；他是北里研究所的前副部長[28]。當時還有一位臺灣人謝秋濤，1912 年 4 月從臺灣總督府醫學校畢業，5 月起擔任阿猴醫院囑託至 1913 年 3 月[29]。他曾進入傳染病研究所，1914 年從北里研究所講習會離開後轉赴滿洲，之後在滿洲歷任數職[30]。不僅如此，當時期滿鐵衛生研究所的首長或幹部，幾乎都是北里研究所直接或間接育成者，一時如北里研究所支署[31]。

當時內務省已開放血清疫苗製造權、北里柴三郎等人下野自立，加以霍亂和流感等疫病大規模流行，因此促成 1926 年滿鐵衛生研究所血清疫苗業務的開展。滿鐵衛生研究所 1926 年時對外製販的製品，「預防類」的就有：①痘苗，②傷寒、淋菌、連鎖球菌、流感、丹毒、霍亂、肺炎球菌、流行性腦脊髓膜炎、葡萄球菌、百日咳、傷寒副傷寒混合等類型的疫苗 (原文寫為「ワクチン」)，③「猩紅熱連鎖狀球菌毒素」(按：猩紅熱為溫帶疾病，熱帶少見)，④「治療用結核桿菌素」，⑤「狂犬病預防液」。另有其他多種血清、診斷液，品項共計 30 種。但這 30 種製劑在 1920 年代的產量並不多。如 1926 年度，僅痘苗和霍亂疫苗的製造量分別達到 7 萬和 4 萬單位，其次是淋菌疫苗 629 單位、

---

26 南滿洲鐵道株式會社地方部衛生課編，《南滿洲鐵道附屬地衛生概況 昭和三年度》（大連：南滿洲鐵道，1930），頁 16-17。
27 現代之獸醫社編，《獸醫畜產年鑑》（東京：現代之獸醫社，1936），頁 161。
28 北里研究所，《北里研究所五十年誌》，頁 57、516-518。
29 〈謝秋濤ニ醫業免許證下付通報（臺中廳）〉，「臺灣總督府公文類纂」00002111010，頁 195-201。
30 許雪姬，〈日治時期臺灣人的海外活動—在「滿洲」的臺灣醫生〉，《臺灣史研究》11：2（2004 年 12 月），頁 17-18。
31 北里研究所，《北里研究所五十年誌》，頁 516-518。

傷寒疫苗 519 單位。其他製劑的製造量均低於 200 單位[32]。與臺灣相比，滿洲的血清疫苗晚至 1926 年才立法製造販賣，法規用詞使用「ワクチン」而非「豫防液」。其製品種類不少於臺灣，還有臺灣沒有製造的「猩紅熱連鎖狀球菌毒素」，但其血清疫苗總體的製造量遠不及臺灣。

2. 朝鮮（韓國）

1904 年日俄戰爭發生時，日本與朝鮮簽訂兩國友好條約，之後兩國關係日益緊密。例如傳染病研究所痘苗部早已因為價廉、少結核病、褐色牛容易看見黑色痘苗等理由，而多採用朝鮮牛來製造痘苗；1908 年更直接在朝鮮京畿道的仁川港松林里設立傳染病研究所仁川痘苗製造所，採取粗苗後以空運送抵東京[33]。1908 年，朝鮮也設立了細菌檢查室，兼製造痘苗和狂犬病疫苗。1910 年 8 月日韓簽定併合條約，設置朝鮮總督府後，細菌檢查等業務移至警務總監部衛生課。1912 年，朝鮮總督府再設立中央研究所，業務分：分析、應用化學、窯業、染織、釀造、衛生試驗六部，其中尤其重視朝鮮的工業與產業研究[34]。

朝鮮的細菌檢查室原本就有製造痘苗和少量狂犬病疫苗。其應用實例，如 1913 和 1914 年，朝鮮發生天花患者各 229 和 130 人，這兩年分別有 224 萬 3 千人和 185 萬 2 千人種痘。1915 至 1917 年，天花患者每年約 50 人，全朝鮮的種痘人數也降為每年 133～150 萬人[35]。1918 年時，朝鮮的痘苗製造移歸給朝鮮總督府新成立的獸疫血清製造所執行[36]。1918 年成立的朝鮮總督府獸疫血清製造所，負責「家畜傳染病」和「痘苗」的預防接種液製造，其中僅痘苗是提

32　南滿洲鐵道株式會社地方部庶務課編，《地方經營統計年報 昭和元年度》，頁 66、170-171。

33　添川正夫，《日本痘苗史序說》，頁 103-104。

34　朝鮮總督府編，《最近朝鮮事情要覽 大正八年》（京城：朝鮮總督府，1919），頁 23、405-585。

35　朝鮮總督府編，《最近朝鮮事情要覽 大正八年》，頁 582-584。

36　朝鮮總督府編，《最近朝鮮事情要覽 大正八年》，頁 570-571。

供人類使用，其他產品均是提供給禽獸類使用[37]。

在 1918 年後的國際疫情大流行時期，如霍亂，僅 1919 年 8 月至 12 月的 5 個月間，朝鮮就發生 1 萬 7 千名患者（含日本人 256 人），1 萬 1 千人死亡，患者死亡率 65.2%。為了防疫，朝鮮總督府除傳統的隔離、消毒等防疫法，也嘗試以免費疫苗推廣預防注射。接種情形如【圖 6-1】。朝鮮總督府也規定，必要時需提出預防接種證明，或使用加倍濃度製成一劑式疫苗。結果，朝鮮 1919 年全年總計 144 萬 4 千人接種了疫苗，占總人口 1,713 萬人（含日本人 34 多萬人）的 8.4%[38]。朝鮮這波的霍亂疫情若與臺灣相比，如【表 6-4】，則朝鮮僅 5 個月的患者和死者人數，就已是臺灣的 4 倍以上，而朝鮮的霍亂疫苗接種人數和占總人口比例，均低於臺灣。比較起來，同一時間臺灣應用疫苗的程度，比一海之隔的滿洲、朝鮮都深廣許多。

另如流行性感冒，朝鮮跟世界的疫情波潮一樣，在 1918 至 1921 年間發生 3 波流行，患（死）者分別是 755 萬 7 千（14 萬亡）、43 萬 1 千（4 萬 3 千亡）、3 萬 4 千（1,208 亡）人，死亡率分別是 1.85%、10.18%、3.6%。朝鮮總督府在流感疫情期間也曾嘗試推廣流感疫苗[39]。

承著疫情所需，朝鮮總督府在 1920 年 2 月底公告〈傳染病疫苗同血清、流行性感冒疫苗及狂犬病疫苗販賣規程（傳染病豫防液、同血清、流行性感冒豫防液及狂犬病豫防劑賣下規程）〉，開始製造販賣：①傷寒、赤痢、霍亂、流行性感冒的「豫防液」。②傷寒、赤痢、霍亂的「血清」。③傷寒、副傷寒 A 型、副傷寒 B 型的「診斷液」。④傷寒、副傷寒 A 型、副傷寒 B 型、霍亂、赤痢本型、赤痢異型的「診斷用血清」。⑤「狂犬病豫防劑」。上揭製劑共計

---

37 朝鮮總督府編，《朝鮮法令輯覽 全 大正十一年版》（出版地不詳：帝國地方行政學會，1922），頁 49。
38 朝鮮總督府編，《虎列剌病防疫誌》（京城：朝鮮總督府，1920），頁 165-176。
39 內務省衛生局，《流行性感冒》，頁 93-99。

表 6-4：朝鮮、臺灣 1919 年霍亂疫情比較

	時間點	患者	死者	患者死亡率
朝鮮	1919 年內 5 個月	1.7 萬（含日人 256 人）	1.1 萬	65.2%
臺灣	1919 全年	3,836	2,693	70%

	1919 全年接種人數	總人口	總人口接種比例
朝鮮	144.4 萬	1713 萬（含日人 34 萬）	8.4%
臺灣	160 萬	371 萬	43%

來源：朝鮮總督府編，《虎列刺病防疫誌》，頁 165-176、本書第五章。

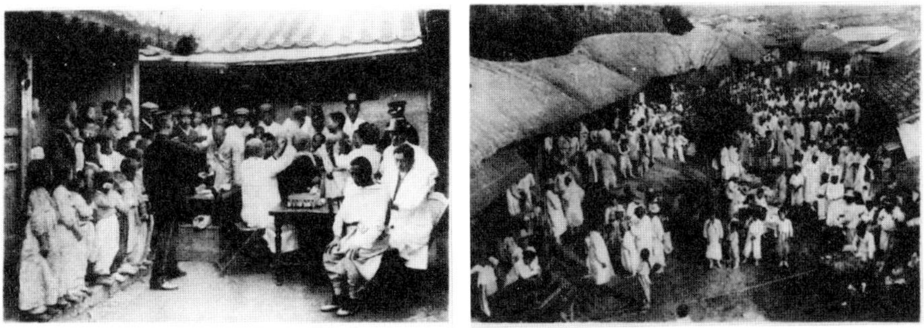

圖 6-1：1919 年朝鮮實施霍亂預防針接種實況（左）京畿道仁川府（右）全羅南道
來源：朝鮮總督府編，《虎列刺病防疫誌》（京城：朝鮮總督府，1920），無頁碼。

17 個品項，均以「瓧」、「瓦」為單位，告示如「一瓧（10 瓦）金 1 圓」，且無須運費[40]。朝鮮法規對於販售的用詞，不使用舊傳染病研究所、象徵官方專賣的「賣捌」，也不使用新傳染病研究所、象徵自由市場的「販賣」，而是使用意指政府賣渡物品給民間的「賣下」。但是朝鮮法規對於製品的單位用詞

40　大藏省印刷局編，〈傳染病豫防液、同血清、流行性感冒豫防液及狂犬病豫防劑賣下規程〉，《官報》1920 年 3 月 4 日，頁 82-83；朝鮮總督府編，《朝鮮法令輯覽 全 大正十一年版》，頁 28。

和價金用法，與舊傳染病研究所和臺灣法規雷同（參見【表4-4】）。而朝鮮總督府公告血清疫苗販賣規則的這一年（1920），恰是志賀潔離開北里研究所，前往朝鮮總督府任職之年[41]。

　　透過上述滿洲和朝鮮的案例，一則呈現出這兩地和臺灣一樣，也是在傳染病研究所移管事件和國際疫情大流行之後，開啟由當地自製血清疫苗，只是發生時間比臺灣稍晚，是1920年代才立法實施。此外，這兩地的製品品項不一定少於臺灣，但是接種率均遠不及臺灣。再者，這兩地和臺灣一樣，開啟血清疫苗製造販賣的背後，都有北里研究所關係人士的影子。

　　事實上，這時期北里研究所在醫界的聲勢如日中天。如北里研究所年年開辦細菌血清學講習會且生員充裕；受邀參與國際聯盟，與各國共同研擬赤痢等各種血清檢定法；社員梅野信吉的犬用新狂犬病疫苗，被日本、歐美各國採用[42]；1924年中國的中央防疫處開始招聘技術顧問，7人中有2人為日籍，分別是志賀潔和金井章次，而這兩人過去長期在北里研究所任職[43]。1926年朝鮮開設京城帝國大學醫學部，聘志賀潔擔任教授、醫學部長，北里研究所許多同仁亦前往任職[44]。北里一派於傳染病研究所移管事件下野後，至1931年中日戰爭開啟前，其於日本海外勢力的拓展處處可見。

41　北里研究所，《北里研究所五十年誌》，頁508-509。

42　宮島幹之助，《北里柴三郎傳》，頁96-97。

43　永岡正己、沈潔監修，近現代資料刊行會企畫編集，《中國占領地の社會調查（醫療・衛生6）》（東京：近現代資料刊行會，2010），頁164-170。

44　北里研究所，《北里研究所五十年誌》，頁508-509。

四、整頓傳染病研究所

1. 拓展新領域與收支轉正

相較於如上所述的各地方政府和民間機構在製販血清疫苗方面的奮起，尤其北里研究所在相關醫界的聲勢如日中天，國立東京帝國大學附屬傳染病研究所雖掌有國家級的設備和行政資源，但新傳染病研究所反而陷入暗淡整理期。

這是因為，新傳染病研究所製造的血清疫苗屢出現有害人體的爭議，除了不利名聲，更直接使傳染病研究所的製劑販賣量在 1914 至 1918 年間直線下滑，衝擊收益與營運經費。如①傳染病研究所痘苗的一年販賣量，1914 年移管當年仍有約 1 千萬人份，但在戰後疫情狂潮、各地急需痘苗之時，新傳染病研究所的痘苗賣量竟不斷減少，至 1921 年僅剩下 3 百萬人份，直到 1923 年才再升為 9 百萬人份。②白喉和破傷風以外其他各種疫苗的販賣總數，1916 年計有 1 千單位數，到 1918 年已低至 1 百餘單位，減少約九成。另如③傳染病研究所最重要收入來源的白喉製劑，1914 年賣出約 16 萬單位，但到 1916 年僅賣出約 10 萬單位，直到 1921 年才回復到移管前的賣量水平[45]。

此外，新傳染病研究所延續過去的講習教育風氣，對醫師和相關人士開辦講習班；每年 2 次，講習費 20 圓，每次募集 60 人。但實際上，參加新傳染病研究所講習班的人數除 1924 和 1925 年各有 100 和 90 人，以外各年度均約 40～80 人不等，遠低於每年應募人數的 120 人[46]。

就在帝國議會與外界對新傳染病研究所質疑聲浪不絕，各種跨國傳染病大流行但新傳染病研究所卻又使不上力之時，傳染病研究所所長交接了。從 1916 年傳染病研究所改附置在東京帝國大學時就擔任所長的林春雄，於 1919 年 4

---

45 內務省衛生局編，《衛生局年報》，各年度「痘苗、血清、治療液及豫防液賣下地方別」表。
46 東京帝國大學，《東京帝國大學學術大觀：醫學部傳染病研究所農學部》，頁 420；內務省衛生局編，《衛生局年報》，各年度「講習生地方別」表。

月辭職。經選舉，6月4日起由長與又郎（1878-1941）擔任所長。這有說是新傳染病研究所與北里研究所休戰的開始。因為長與又郎是長與專齋的三男，過去北里柴三郎曾受長與專齋照顧，且雙方家族有姻親關係；長與又郎擔任所長後，也向北里柴三郎問候招呼[47]。簡言之，長與又郎擔任所長後，傳染病研究所與北里柴三郎的北里研究所和相關醫政界人事，邁向比較平和的關係。

同一時期，東京帝國大學醫學部的組織也從1918年起發生重大轉變，包括：① 1918年7月，醫學部新設立血清化學講座，由新升任教授，原屬法醫學教室的三田定則（1876-1950）主持[48]。這位三田定則日後於1936年來臺，擔任臺北帝國大學醫學部的首屆部長。②東京帝國大學醫科大學，因1919年修正〈帝國大學令〉，自同年4月1日起改稱東京帝國大學醫學部。③醫學部下的「衛生學第二講座」，原由傳染病研究所技師擔任講師，教授「黴菌學（日文，當時實指細菌學）」和實習。1921年11月24日，「衛生學第二講座」改稱「黴菌學講座」，意味東京帝國大學醫學部正式將細菌學從衛生學下的一分科，獨立成為一個專門研究領域[49]。

回過頭來說，長與又郎擔任傳染病研究所所長後，就不斷改革。先是，讓傳染病研究所仿效民間業者，從1919年8月起，陸續增加製造販賣肺炎雙球菌血清、副傷寒A型菌疫苗、傷寒副傷寒菌混合疫苗、傷寒診斷液、流感菌肺炎雙球菌混合血清疫苗等等製劑。1920年8月再修改〈傳染病研究所販賣規程〉，擴大價格折扣，免運範圍也從日本本土擴大到全中國。之後也不斷增加

47　小高健，《傳染病研究所—近代醫學開拓の道のり》，頁257、259。

48　血清化學講座創設當時尚無獨立預算，因此與法醫學講座一起共用教室。1936年5月，血清化學講座移轉至病理學教室，方與法醫學講座分離。此後，血清化學講座研究沉澱反應（precipitation，可測試可溶性抗原如外毒素）和過敏（allergy）等議題。東京帝國大學，《東京帝國大學學術大觀：醫學部傳染病研究所農學部》，頁126-128。

49　横田陽子，〈日本近代における細菌學の制度化—衛生行政と大學アカデミズム〉，頁70。

製品種類或調降售價[50]。

在研究方面，長與又郎也為傳染病研究所制定研究新方向。如①1919年12月，傳染病研究所協議會決定開始研究癌，為研究的新方向。②約1922年夏，長與又郎再於傳染病研究所最大目的之撲滅預防傳染病之下，調整組織體制，增加病理學、生理學、化學、生物學性研究作為輔助研究項目。③同年（1922）9月，東京發生霍亂且快速蔓延。當時有說霍亂起於魚類，故傳染病研究所於1923年4月增設水產防疫室，由大日本水產會提供研究費。此外，④因朝鮮的仁川痘苗支所在冬期不適合作業，且牛隻有流行病而不能製苗，故於新潟縣增設直江津支所[51]。

在多種勵精圖治下，至1927年，傳染病研究所的收入已成為：販賣血清疫苗30萬、醫院診療費13萬5千、政府補助金9萬9千，合計53萬4千日圓。相較於長與又郎接任所長之初，傳染病研究所支出總額為26萬9千日圓，但收入僅有販賣血清疫苗17萬、醫院5萬7千、政府補助金3萬，合計25萬7千日圓[52]；僅只8年，傳染病研究所的營收不只由負轉正，總收入還較1919年時增加二倍餘。

其間，傳染病研究所至1920年代仍是以白喉血清疫苗為最重要的製造販賣和營收品項。如1927年時，傳染病研究所的血清疫苗製劑共計54種品項，其中白喉血清關係者有12品項，而這12品項的賣量合計占全所血清疫苗總販賣量的57%。其後依序是痘苗占18%，傷寒關係5品項合計占4%，破傷風關係3品項合計占4%[53]。此數值呈現白喉血清疫苗占傳染病研究所整體營收中的

---

50 內務省衛生局編，《衛生局年報 大正八年》，頁13-17；同年報 大正九年，頁11-14；同年報 大正十年，頁19-20；同年報 大正十一年，頁15。
51 小高健，《傳染病研究所—近代醫學開拓の道のり》，頁258-383。
52 小高健，《傳染病研究所—近代醫學開拓の道のり》，頁267、383。
53 小高健，《傳染病研究所—近代醫學開拓の道のり》，頁383。

高比重，也再次說明白喉製劑利權不可輕易開放的原因。

2.「所員制」使成名符其實

　　1923 年關東大地震，傳染病研究所也受災嚴重，建物設備多處需重建。帝國議會受理傳染病研究所的重建經費申請案，再度出現順勢將傳染病研究所再移管，或與製造部門分離的行政整理議案[54]。結果，一直以來企圖使傳染病研究所獨立發展的長與又郎，藉此在 1927 年 9 月達成傳染病研究所的「所員制」法案。其主要內容有二，①「所長，為文部大臣從東京帝國大學教授中補之」。②「所員制」規定，所員一律從東京帝國大學教授及助教授中增補[55]。在這兩條法規下，之後的傳染病研究所所長只能是東京帝國大學教授，傳染病研究所所員只能是東京帝國大學的教授或助教授。如過去 1914 年般，由文部大臣當傳染病研究所所長，或因新傳染病研究所缺乏血清疫苗製造技術，而聘任醫院醫師或陸軍軍醫當職員的現象，已不能再發生。而這項制度的好處，一是改善東京帝國大學教授、助教授待遇，二也讓傳染病研究所成為真正名實相符的帝國大學附屬研究所[56]。

　　所員制確立後，傳染病研究所的組織調整成 14 部；其中前 8 部如【表6-5】，均是「細菌血清學部」，占全研究所組織單位數的半數以上。而細菌血清學部全 8 部的部長中，除負責製劑製造的西澤行藏和城井尚義是 1914 年移管時起聘的軍醫，而後成為東京帝國大學職員外，其餘均是東京帝國大學的畢業生。其中，西澤氏、田宮氏、谷口氏、佐藤氏、細谷氏和城井氏等 6 位部長，將對 1930 年代的臺灣醫界帶來影響。

54　如宮島幹之助、土屋清三郎等人於 1927 年第 52 屆帝國議會提出「衛生行政機關統一改善建議案」。小高健，《傳染病研究所—近代醫學開拓の道のり》，頁 256。
55　東京帝國大學，《東京帝國大學學術大觀：醫學部傳染病研究所農學部》，頁 412。
56　小高健，《傳染病研究所—近代醫學開拓の道のり》，頁 260、263。

表 6-5：傳染病研究所 1927 年的新組織架構

組織架構		首長	研究內容
第一部	細菌血清學部	石原喜久太郎	肺炎與鼠疫
第二部		西澤行藏	白喉等製劑
第三部		田宮猛雄（1889-1963*）	炭疽
第四部		高木逸磨	破傷風與蛇毒
第五部		二木謙三	鏈球菌
第六部		谷口腆二（註）	細菌學
第七部		佐藤秀三	結核與梅毒
第八部		細谷省吾（1894-1957*）	毒素
天花及痘苗製造部		城井尚義	天花及痘苗製造

註：谷口腆二同年（1927）轉任大阪醫科大學。
來源：東京帝國大學，《東京帝國大學學術大觀：醫學部傳染病研究所農學部》，頁 1-8。

* 田宮猛雄，大阪府人，1915 年東京帝國大學醫科大學畢業後進入傳染病研究所。研究斑疹傷寒等病原體和媒介動物。1924 年以「脾脫疽感染及免疫實驗」獲得博士學位。1927 年升教授。（北博正，〈名譽會員 田宮猛雄先生を悼む〉，《產業醫學》5：8（1963 年），頁 41-42）

* 細谷省吾，舊姓中村，東京人；兄長有的任職傳染病研究所，有的擔任北海道帝國大學教授。1919 年東京帝國大學醫學部畢業後進入傳染病研究所，研究細菌學病原原理，隔年在同校醫學部任教。1927 年赴法國巴斯德研究所留學，受宮田重雄勸誘，共同研究毒素以及厭氧菌種新培養法。2 年後返國，研究抗生物質和盤尼西林（Penicillin，抗生物質一種，1928 年被發現）。1938 年升教授。1952 年發現面古黴素（Trichomycin，一種抗生物質）。（上田正昭等監修，《日本人名大辭典》，頁 1861）

小結

　　整體而言，本章講述受傳染病研究所移管後的體制開放和國際疫情大流行影響，日本各地血清疫苗業蓬勃發展，包括：

　　①日本公民營的血清疫苗業者，和內務省同意業界製販血清疫苗的案件，數量均大幅增加。不僅如此，日本各地的公私立細菌檢查所也加入製造販賣血清疫苗，且單一細菌檢查所的血清疫苗製造販賣量，就已遠多於傳染病研究所。以上這部分探討日本在開放時期如何和為何擴大血清疫苗機構的數量及其影響。這些機構的擴展表明了對公共衛生需求的增長和對疫苗研究與製造的重視，也揭示了日本在擴大血清疫苗機構方面的政策和實踐，以及這些機構對疫苗研發和疾病預防的貢獻。

　　②為統一、組織島內各研究機關，臺灣總督府研究所改為臺灣總督府中央研究所，依舊重視細菌學和血清疫苗研究。其中，衛生部仍延續舊制及舊傳染病研究所一派關係人事，臺製血清疫苗的品項也不斷增加。1920年代後期，因為大量預防接種防治急性傳染病有成，衛生部將防治主軸轉向慢性傳染病如傷寒血清疫苗的研發，展示政府在公共衛生和健康管理方面的關注不懈。

　　③日本在其海外控制地區如滿洲、朝鮮，也繼臺灣之後設立研製機構，並自製血清疫苗，而這些機構的主事者多來自北里研究所。北里研究所雖是民間機構，但被國內廣泛認可、技轉海外、受邀參與國際組織，聲勢更勝以往。由此國際合作、技術轉移以及疫苗市場的變化，簡要呈現日本血清疫苗業的外地拓展歷程，以及日本外地應對公共衛生的挑戰時，首選對象是私立的北里研究所而非國立的傳染病研究所。

　　④傳染病研究所的設備和行政資源如大學所望地轉歸大學，但新傳染病研究所反而陷入暗淡整理期，直到長與又郎上任後才逐步拓展新領域和收支轉正。1927年帝國議會通過「所員制」法案，限制研究所的體制內人員均須來自

東京帝國大學教員，更使傳染病研究所成為名實相符的東京帝國大學附屬研究所。所員制確立後，傳染病研究所的組織調整成 14 部；其中前 8 部均是「細菌血清學部」，占全研究所組織單位數的半數以上。由此顯出傳染病研究所如何改革以提高執業效率和效果，這也將帶動傳染病研究所日後的進一步發展。

　　上述這些事例與發展，一再指出當時衛生行政體制、社會環境發展和疫苗研發之間的互動與人事問題。以下本書第三部分，將說明 1927 年改制後的新傳染病研究所細菌血清學部，在 1931 年日本走向戰爭期後有何發展，以及為臺灣帶來何種巨變。

> **本章焦點**
>
> 展示移管事件後，受體制開放、國際疫情影響，日本本土及外地血清疫苗業的發展變化，以及國立傳染病研究所的改革。

1. 日本本土血清疫苗業蓬勃發展
   - 公民營業者：
     - 業者數量、製品品項和產量，均大幅增加。
   - 公私立細菌檢查所：
     - 紛紛加入製造販賣血清疫苗。
     - 單一細菌檢查所的血清疫苗產量就已超過傳染病研究所。

2. 臺灣總督府中央研究所
   - 臺灣總督府研究所改制與延續：
     - 中央研究所衛生部延續舊制和舊傳染病研究所一派關係人事。
   - 血清疫苗質量增加：
     - 新增製品：痘苗、流行性腦脊髓膜炎疫苗、流感菌肺炎菌混合疫苗。
     - 各種血清疫苗的製造、販賣數量均大增。
     - 1920年代後期由急性傳染病轉向慢性傳染病如傷寒疫苗研究。

本章重點回顧

本章重點回顧

3. 日本血清疫苗技術拓展海外
    - 設置地區：滿洲、朝鮮等地設立研製機構。中國他地尚未設立。
    - 主事專家：多來自北里研究所。
    - 北里研究所角色：
        o 國內外認可：被國內和國際組織廣泛認可。
        o 聲勢：更勝以往。

4. 東京帝國大學附屬傳染病研究所的改革
    - 國立機構優缺點：
        o 有國家經費、設備、資源，但行政亦受國家限制。
    - 整理期：
        o 新所長：在長與又郎領導下逐步拓展新領域與收支轉正。
        o 1927 年所員制：限制所員均須來自東京帝國大學教員。
        o 1927 年調整組織為 14 部，其中前 8 部均為「細菌血清學部」，占全研究所組織單位數的半數以上。

次章焦點
    - 傳染病研究所細菌血清學部的發展。
    - 戰爭對血清疫苗業的影響。

03
第三部分

以帝國備戰為導向
1931～1945

第一次世界大戰、傳染病研究所移管、跨國大疫和大正民主自由風氣，帶動日本內外地血清疫苗業的自由發展和大眾應用習慣。然而日本大正時期的自由之風，於1931年戰爭開始後逐漸緊縮，也開啟本書第三部分——以帝國備戰為導向（1931～1945）的血清疫苗轉向發展時期。

　　日本自從1931年九一八／滿洲事變，隨後接連1932年上海事件、承認滿洲國，1933年退出國際連盟，1934年毀棄《華盛頓海軍條約》（Washington Naval Treaty）重啟軍備競賽，1936年退出倫敦軍縮會議，之後出兵中國、東南亞、太平洋和投入第二次世界大戰，1941年珍珠港事件等等，不斷朝向擴大戰爭之路邁進。

　　從1931年9月九一八事變開始，到1945年8月第二次世界大戰結束為止，日本學界稱之「十五年戰爭」時期。這段時期，是另一個新時代的開始；日本全面進入備戰甚至緊急狀態，將帶來本書第三部份之臺、日醫界劇烈轉型的震撼彈。儘管不幸，但戰爭確實是刺激醫科學技術發展和改變現狀的一劑處方。

　　附帶一提，戰爭期間，不只軍情，連醫療衛生資訊有時都屬於國家機密。例如日本內務省回顧紀錄1918年流行性感冒疫情與防疫概況時，因為軍情屬機密文件而省略軍隊狀況。《臺灣總督府中央研究所衛生部年報》，從1937年後不再出版。內務省衛生局之《衛生局年報》，1938年後也不再出版發刊；1943年再刊時，書籍封面蓋著「極機密」印記。再如1941年3月，臺北帝國大學教授兼熱帶醫學研究所所長兼臺灣總督府技師下條久馬一被緊急派往泰國調查瘧疾等熱帶傳染病時，出差公文屬於「極秘」案件。本書第三部分的事例論述或歷年統計有時會出現時間斷層，即因為此故。

第七章
備戰、轉向與限界

一、傳染病研究所研製類毒素
二、開放製造細菌毒素製劑
三、大阪帝大「另置」血清疫苗機構

　　前面幾章論述之日本內外地跟著傳染病研究所、東京帝國大學、北里研究所分合而後多元發展的血清疫苗界，在日本帝國投入戰爭後，紛紛轉向發展目光一致。本章即論述日本醫藥界因為備戰而生的轉向發展，以及該發展的限制界線。內容包括：

　　①細菌毒素研究是北里研究所的專長。1931 年北里柴三郎逝世和九一八事變後，傳染病研究所即增加研究類毒素，以應日軍需要。傳染病研究所此後快速發展成長。

　　②白喉等的細菌毒素製劑原受傳染病研究所和內務省嚴格管制，而戰爭促使官方開放業者產製以備戰。

　　③大阪帝國大學不能以校的名義而需另立血清疫苗機構，原來是因為全日本只能有一間在帝國大學名義下研製血清疫苗的機構——傳染病研究所。此案例將使日後的臺灣發展顯得獨特。

◇ ◇ ◇

一、傳染病研究所研製類毒素

　　1931 年九一八／滿洲事變後，日本即不斷朝向擴大戰爭之路邁進。在戰爭的備戰狀態下，身為日本「國立」的傳染病研究所，需率先依中央政府指示，擴大協助各軍、公單位的衛生教育與研發需求。當時醫科學界對抗生物質和磺胺藥＊的認識還不多，防治疾病的用藥主要仍是血清疫苗。其中，**抗毒素**（Antitoxin）與類毒素（Toxoid）這類的製劑（**以下簡稱細菌毒素製劑**）在戰爭期間特別重要。抗毒素，簡單形容就是可以中和毒素作用的血清。1890 年貝林和北里柴三郎在柯霍實驗室發現一種可以中和白喉毒素的物質，命名之為「抗毒素」，自此開啟了利用血清治療的大門[01]。類毒素是去除毒性，但仍保有其抗原性的細菌毒素，可以之製作能引發身體免疫反應的疫苗，1923 年被發現[02]。當時較常用來製作細菌毒素製劑的菌種，有白喉桿菌、破傷風菌、肺炎球菌及氣性壞疽（Gas Gangrene）等等。白喉桿菌能引起白喉這種急性呼吸道傳染病，會造成咽喉炎，嚴重時可引致呼吸道閉塞、心臟衰竭和神經受損，甚至死亡。破傷風與氣性壞疽都是發生於傷口被細菌感染，前者影響中樞神經、導致組織病變甚至死亡，後者會導致中毒症或敗血症。肺炎球菌可存在於健康者的鼻子、咽喉、口腔，免疫力低時會引起肺炎甚至致死[03]。

　　第一次世界大戰期間，英國已對軍隊大量應用破傷風血清，拯救許多傷患生命[04]。又如白喉，1920 至 1930 年代每年造成歐洲數千人死亡，且疫情不斷蔓延擴大。1940 年，英國開始普遍實施白喉疫苗接種計畫，使患者人數從

01　鍾金湯、劉仲康，《引領微生物學的先驅：20 位微生物學家傳記》（臺北：商務，2008），頁 118。
02　'Diphtheria: A Hundred Years Ago, The First Toxoid Vaccine,' (2023/12/10) In "Institut Pasteur" website, https://reurl.cc/7dggXd (2024/8/4 search).
03　高野六郎，《實用微生物學》（東京：近世醫學社，1922），頁 187-202、276-279。
04　P. R. Yadav, *Immunology* (Delhi: Discovery Publishing Pvt. Ltd., 2011), pp.290-291.

1944 年起快速下降。但在歐洲大陸內，例如德國沒有實施白喉全面接種計畫，又因為貧民窟和軍隊內的衛生不良和人體抵抗力低，使白喉疫情造成不少軍民死亡，並隨著軍隊移動而不斷擴散疫情。有研究形容「疾病是德軍的第二軍隊」，因為白喉跟著德軍移動到歐洲各地，造成當地軍隊和平民大量死傷。到 1943 年，俄羅斯以外的歐洲已出現百萬餘名白喉病例；這些病例尤其發生在被德軍入侵，但原先沒有實施白喉全面接種計畫的國家，如挪威、比利時、荷蘭、法國、丹麥等。面對嚴峻的疫情，白喉疫苗因此更顯重要[05]。另方面，能治病的細菌毒素，也能反過來成為致病武器（Toxin Weapons; Bioweapon）[06]。因此，由於備戰、防疫、可能成為生化武器（含應用和防衛雙面向）等等因素，使日本政府在 1930 年代特別關注細菌毒素製劑。

傳染病研究所是國立機構，又承載日本中央政府的醫療衛生研究和血清疫苗管理業務，因此須受日本中央政府的指令或期許行事。傳染病研究所自 1914 年移管後，破傷風和白喉血清疫苗是由師從北里柴三郎的陸軍軍醫西澤行藏負責製造。1927 年實施所員制時，西澤行藏被聘入東京帝國大學而繼續留任，但翌年（1928 年）秋天，他就因屢次要求增購製程所須的馬匹不果而辭去血清作業主任，不久亦被免除第二細菌血清學部長一職。之後，由該所第三部長田宮猛雄代之成為製造負責人。接著 1929 年，在法國巴斯德研究所研究毒素和厭氧性菌種（Anaerobe）的細谷省吾學成歸國[07]。1931 年 6 月，以抗毒素研究聞名於世界的北里柴三郎逝世。1931 年 9 月 18 日，日軍發動九一八／滿洲事變，不久佔領了全中國東北地區。

就在這時，1931 年秋季，傳染病研究所內部提出是否在以往的「白喉抗毒

05　La Rae Meadows, 'Lost Lessons of the Strangling Angel,' *Skeptical Inquirer. The Magazine for Science and Reason* 37:5 (Sep./Oct. 2013), In "Skeptical Inquirer" website, goo.gl/gRJV8V (2024/6/4 search).

06　Jean Hamburger, *Medical Research in France during the War (1939-1945)* (Paris: Editions Medicales Flammarion, 1947), pp.19-26.

07　小高健，《傳染病研究所－近代醫學開拓の道のり》，頁 386-387。

素」之外，增加製造「白喉類毒素」的討論。當時的製造負責人田宮猛雄一再反對，結果所長長與又郎改要求第八研究室的細谷省吾研究「精製毒素」[08]。1932年起，傳染病研究所就陸續開賣新研製的精製白喉類毒素、精製破傷風類毒素、氣性壞疽血清和大腸菌血清。北里研究所也在同年開賣白喉類毒素。這兩個研究所為當時全日本唯二的「類毒素」製販機構[09]。

當時，國立的傳染病研究所作為日本政府最頂尖醫研機構，和全日本極少數有能力製造類毒素等特殊製劑的機構，它的相關製造產能因此更顯重要。之後，在細谷省吾的研發和帶領下，至1936年，傳染病研究所已再研製販售葡萄狀球菌毒素、氣性壞疽、厭氧菌等精製毒素之血清，和腹膜炎用大腸菌氣性壞疽菌混合血清和氣性壞疽多價混合血清。這類的製劑不只迥異於傳染病研究所過去的製品類型，對戰傷的治療預防更是重要[10]。

從傳染病研究所公告的製販品項來看，1931至1936年間，傳染病研究所新增製販的品項有：

1932年新增：「精製白喉類毒素疫苗」、「精製破傷風類毒素疫苗」、「赤痢內服疫苗」，以及17個不同菌種的診斷用免疫血清。

1936年新增：「注射用精製痘苗」、「腹膜炎用大腸菌（Escherichia Coli）混合氣性壞疽菌血清」和「氣性壞疽菌血清」。

1937年新增：「馬匹用精製破傷風類毒素疫苗」、「白喉牛血清（此為引文原文）」、「白喉毒素液」、「舊結核菌素（Tuberculin）稀釋液」、「軟性下疳菌疫苗」。傳染病研究所也不斷提高各種血清每一單位的免疫力價

---

08 小高健，《傳染病研究所—近代醫學開拓の道のり》，頁388。
09 內務省衛生局編，《衛生局年報 昭和七年》，頁21-23。
10 東京帝國大學，《東京帝國大學學術大觀：醫學部傳染病研究所農學部》，頁452-459、462-468；內務省衛生局編，《衛生局年報 昭和十一年》，頁18-19。

（immunization value）[11]。

上述新增的製劑種類中，所謂「精製」（purified）是指精密製作、去除不純物使純粹化，與提升免疫價，藉以提高製劑效力或縮減製劑的體積重量。所謂「多價」，指可使製品適用於多種對象；此於 1916 年北里柴三郎提出多價赤痢血清時已出現[12]。再從菌種觀察，破傷風與氣性壞疽都是發生於傷口被細菌感染，導致組織病變甚至死亡。大腸菌會引發身體內部的各種炎症。軟性下疳是性病。赤痢是軍隊常見傳染病。白喉是 1930 年代以降日益盛行的傳染病。上述傳染病研究所將血清疫苗精製化與縮小體積重量的作法，以及針對受傷、炎症、性病、腸胃病的研究，均可連結到戰爭期間的軍隊或傷患需求。

再者，傳染病研究所 1930 年代的血清疫苗製販量如【表7-1】和【表7-2】，前表為細菌毒素製劑品項，後表為細菌毒素製劑以外品項，暫且簡稱為普通品項。從【表7-1】可見，與傷口相關的大腸菌氣性壞疽菌混合血清、氣性壞疽菌血清、破傷風類毒素和破傷風血清的製販量，於 1937 年顯著大增，比前一年度增加約 6～52 倍。相較之下，與傷患無直接關聯的白喉製劑，1932 至 1937 年的製販量大致平穩，僅白喉抗毒素和乾燥白喉血清分別在 1933 和 1937 年有稍多成長。相較於細菌毒素製劑，【表7-2】則呈現 1932 至 1936 年間，傳染病研究所普通疫苗品項的賣出數量並沒有明顯增長，僅 1940 年時，傷寒、霍亂和百日咳菌疫苗的賣量才見增加。不僅如此，無論哪一年度，【表7-2】普通疫苗品項的販售量都遠遠不及【表7-1】的細菌毒素製劑。

對於血清疫苗製劑質量偏向特定種類快速增長的現象，傳染病研究所明確自述「其中多數是供應軍隊需要[13]」。此外，之前曾提到，西澤行藏屢次要求

11　內務省衛生局編，《衛生局年報 昭和七年》，頁 21-23；同年報 昭和十一年，頁 18-19；同年報 昭和十二年，頁 23-26。

12　東京帝國大學，《東京帝國大學學術大觀：醫學部傳染病研究所農學部》，頁 516-517。

13　東京帝國大學，《東京帝國大學學術大觀：醫學部傳染病研究所農學部》，頁 428。

增購馬匹以製造白喉血清疫苗不果,導致他1928年離職的馬匹增購案,傳染病研究所也終於在1937和1938年兩度追加預算,購買馬匹約2千頭,以製造軍隊急需要的破傷風血清、氣性壞疽血清、赤痢血清、連鎖球菌血清、痘苗等血清疫苗製劑[14]。而上述的「集中增加製造特定製劑」和「馬匹終於增購案」,一再呈現日本政府或傳染病研究所在1930年代對細菌毒素和其中類毒素等特定製劑的急迫需求與重視。

為了軍需,傳染病研究所製造販賣的血清疫苗數量不斷增加。傳染病研究所也因業務量大增,全員總數從1914年創立之初約200人,至1936年擴編為約500人,1937年再增至600多人[15]。而在這段期間中,所長長與又郎在1933年4月就任東京帝國大學醫學部長,1934年2月辭去傳染病研究所所長,同年12月成為東京帝國大學校長。從1919年上任至1934年離職,長與又郎總計擔任傳染病研究所所長16年,與北里柴三郎從傳染病研究所轉為國立機構後,至移管文部省前的所長年資相同[16]。這有說是長與又郎為表示尊敬北里柴三郎,不敢超越北里柴三郎功績之故[17]。

長與又郎之後,由宮川米次繼任傳染病研究所所長。傳染病研究所的地震震後工事,也於1934至1938年分批完工。其中,1934年6月已先完成主建物和全部醫院病房。新的主建物為三層樓(今東京大學醫科學研究所),從本館中央一分為二,左翼為研究部,右翼為病院部[18]。面積從原本的500多坪變成5,400坪,多了快10倍。因此有人形容新傳染病研究所建物的龐大威勢是「地

---

14 小高健,《傳染病研究所—近代醫學開拓の道のり》,頁389。
15 小高健,《傳染病研究所—近代醫學開拓の道のり》,頁389。
16 東京帝國大學,《東京帝國大學學術大觀:醫學部傳染病研究所農學部》,頁413-414。
17 小高健,《傳染病研究所—近代醫學開拓の道のり》,頁389。
18 東京帝國大學,《東京帝國大學學術大觀:醫學部傳染病研究所農學部》,頁410-413;東京大學醫科學研究所,《東京大學醫科學研究所概要》,頁4。

表 7-1：1930 年代傳染病研究所細菌毒素製劑製販量概算

品項	大腸菌氣性壞疽菌混合血清 (ℓ) [1936年新增]	氣性壞疽菌血清 (ℓ) [1936年新增]	白喉疫苗（精製類毒素）(ℓ) [1932年新增]	破傷風疫苗（精製類毒素）(ℓ) [1932年新增]	破傷風血清 液體1~2號合計（壜）	破傷風血清 乾燥（瓦.g）	白喉血清 液體1~5號（壜）合計	白喉血清 乾燥（瓦.g）	白喉抗毒素 乙種和丙種1~3號合計（c.c.）
1929					6,625	49	259,956	77	243
1930					7,101	49	214,656	79	164
1931					7,233	119	237,745	55	132
1932			38	1	11,142	279	254,279	162	268
1933			10,147	31	13,716	289	304,048	94	1,098
1934			9,552	0	13,373	260	343,246	85	1,525
1935			8,491	3	9,951	940	334,496	108	2,160
1936	258	848	7,484	124	11,022	1,190	316,865	143	2,116
1937	1,398	43,986	6,874	6,199	68,280	1,893	231,289	951	2,305

說明：《衛生局年報》記錄單位數為壜或 c.c.，其每一號的容量和所含的每一單位免疫數不同，且數值幾乎年年異動，因此本表的數值僅是粗要概算。

來源：內務省衛生局編，《衛生局年報 昭和十五年》（東京：厚生省人口局，1943），頁 94-97。

表 7-2：1930 年代傳染病研究所售出較多的普通疫苗品項（單位：1 公升 /ℓ）

	傷寒	傷寒副傷寒混合	丹毒連鎖球菌	霍亂	流感菌肺炎雙球菌混合	百日咳菌	癩菌	1932年增製內服赤痢1~3號合計
1932	9	6	3	5	?	6	03	108
1933	372	264	17	10	12	29	74	104
1934	572	383	16	12	29	99	100	115
1935	338	206	18	10	12	85	104	27
1936	353	233	16	46	46	80	100	240
1940	1,298	812	14	402	31	234	79	130

來源：同表 7-1。

震肥」[19]。對大學而言，傳染病研究所建物擴大的原因是因為國家財政支持，以及 1930 年代後業務和人員快速增長所需。但民間所形容的「地震肥」，一有著對於傳染病研究所受益於災情（含地震災和戰爭災）而擴大規模的嘲諷，二也有著對於傳染病研究所權勢擴增的隱喻。

> * 抗生物質是指透過細菌與人體生物化學作用，達到抑制或殺滅微生物的物質。人類雖於 1929 年發現第一種抗生物質——青黴素（即盤尼西林 Penicillin），但直到 1941 年才分離出青黴素純菌，1945 年起量販生產，拯救了無數受傷感染的士兵。1944 年，第二種抗生素——鏈黴素（Streptomycin）也被發現。1930 年代後期，磺胺（Sulfonamides）這類可抗菌的化學治療藥物也被研發出來，試圖治療敗血等症，但臨床實驗失敗。磺胺類藥物到 1940 年代末期後才有較大的發展。換言之，上述抗菌物質雖從 1930 年代後期嶄露頭角，但都是直到 1940 年代後期以降，也就是二戰即將或已經結束後，才因研究突破而得以有較多的推廣應用。Thomas J. Dougherty and Steven J. Projan edit, *Microbial Genomics and Drug Discovery* (New York: Marcel Dekker Inc., 2003), pp.2-3.

二、開放製造細菌毒素製劑

面對戰爭期間對特定製劑的需求，除了要求國立的傳染病研究所製造販賣，也可以從其他業者增產下手。承前章所述，白喉和破傷風等細菌毒素製劑的製程迥異於其他種血清疫苗，也關係到傳染病研究所的營收，因此限制業者申請時需符合〈日本藥局方〉和傳染病研究所的特別檢定，獲得內務省核可，才可以製造、輸入或販賣，程序和標準遠比其他種血清疫苗繁複、嚴格。

1914 年傳染病研究所移管前，全日本只有傳染病研究所可製造販賣細菌毒

19　小高健，《傳染病研究所—近代醫學開拓の道のり》，頁 272-273。

素製劑。移管事件後，開放血清疫苗的製造販賣權，此後至1930年間，內務省通過數千件的血清疫苗製造、輸入或販賣申請案。其中，細菌毒素製劑由於上述較嚴格繁雜的檢驗程序標準，使之通過案件數如【表7-3】，1914年移管事件後的2年內，僅北里柴三郎、吉津度共計通過4案，之後是1917年北里柴三郎和星一共計通過4案。再之後，是距1917年15年後的1931年以後，才再有數間業者被允許通過[20]。換言之，①1931年前，全日本的細菌毒素製劑相關業者極少。②細菌毒素製劑中，又以破傷風和白喉製劑為主。③相關製劑可說是傳染病研究所和北里研究所（舊傳染病研究所）的寡占事業，而這兩個機構都位在東京市內。④寡占的情形直到1931年起才有改觀。而1931年正是九一八事變之年，此後日本走向戰爭之路。

　　【表7-3】亦呈現出，①提出申請且被允許通過的業者，同之前1910年代血清疫苗剛開始開放時一樣，多是位在距離東京遙遠的西日本地區。②1930年代出現多款多樣的白喉等細菌毒素製劑，且出現了過去並無製造血清疫苗的機構：位於大阪的大日本製藥株式會社、財團法人阪大醫生物研究會，位於東京的三共株式會社。其中，大日本製藥或三共等日本大型藥業公司，在過去多僅作為販賣商而未投入血清疫苗的研發製造，這時已正式跨足其中。財團法人阪大醫生物研究會則是新成立的組織機構。只是，即使1931年後，官方更開放業者生產白喉等細菌毒素製劑，但業者們製販細菌毒素製劑的數量，仍遠遠不敵製販一般民生防疫必需的傷寒、霍亂等普通血清疫苗的數量[21]。

20　內務省衛生局編，《衛生局年報》大正三年至昭和五年，各年度「痘苗及血清其ノ他細菌學的預防治療品ノ製造取締販賣」。另可參見本書第六章第一節。

21　內務省衛生局編，《衛生局年報 昭和六年》，頁72；同年報 昭和七年，頁66-67；同年報 昭和八年，頁76-77；同年報 昭和九年，頁60；同年報 昭和十年，頁64-65；同年報 昭和十一年，頁71-72；同年報 昭和十二年，頁80。

表 7-3：1914 至 1937 年內務省通過細菌毒素製劑申請業者數

通過年度	申請（代表）人或機構單位	通過品項
1914 年	（東京）北里柴三郎	白喉血清、破傷風血清；共計 2 案
1915 年	（大阪）吉津度	白喉血清、破傷風血清；共計 2 案
1917 年	（東京）北里柴三郎、星一	精製白喉抗毒素、假性白喉菌混合疫苗；共計 2 案
1931 年	（大阪）目黑庸三郎（北里研究所出身）	白喉疫苗
1932 年	（東京）北里研究所	白喉疫苗
1933 年	（大阪）大日本製藥株式會社、大阪血清藥院、稻畑染工廠 （熊本）谷口彌三郎（軍醫）	白喉疫苗；共計 4 案
1935 年	（東京）鹽原又策 （大阪）谷口腆二、目黑庸三郎	白喉疫苗、白喉血清、猩紅熱用連鎖狀球菌類毒素；共計 3 案
1937 年	（大阪）財團法人阪大醫生物研究會、大阪血清藥院 （東京）三共株式會社	白喉血清、破傷風血清；共計 2 案

來源：內務省衛生局編，《衛生局年報》大正三年至昭和十五年，各年度「痘苗及血清其ノ他細菌學的預防治療品ノ製造取締販賣」。

此外，細菌毒素以外的普通血清疫苗生產，在此時期也有發生質變。觀察 1930 年代內務省通過傳染病研究所以外業者的血清疫苗製販申請案，從數量來看，則 1930 年一年僅約 10 件，但從 1931 年起稍有增加；1931 至 1933 年每年各約通過 30～40 件，1934 至 1937 年每年各約通過 10～20 件。從品項來看，1930 年後的血清疫苗申請類別，除了開始出現較多量的細菌毒素尤其類毒素品項，還有幾個迥異於前的特色：①某些特定菌種被頻繁應用，如大腸菌、葡萄

狀球菌、連鎖狀球菌、綠膿桿菌。② 1931 年首次出現葡萄狀球菌軟膏、「防毒製劑」（antivirus[22]）。③ 1932 年出現猩紅熱治療用連鎖狀球菌精緻濃縮血清、葡萄狀球菌連鎖狀球菌軟膏，和赤痢、傷寒、霍亂等單一菌種的「菌毛」（pili）口服疫苗。④ 1933 年出現含鈣（calcium）等各種添加物在其中的大腸菌、葡萄狀球菌、連鎖狀球菌、肺炎菌、綠膿菌混合疫苗，或上述菌種的「濾過疫苗軟膏」等等[23]。這些都是異於過往的新型血清疫苗製劑，且其型態不只濃縮精製、附加添加物，頻繁出現「口服（內服）」和「軟膏」的藥物樣態，更帶有抗菌（如大腸菌、葡萄狀球菌、連鎖狀球菌、綠膿桿菌、肺炎菌）、防毒的備戰色彩。

另一方面，日本民間最重要的血清疫苗製造廠——北里研究所，其白喉製劑的製造量在 1930 年尚與傳染病研究所不分軒輊。但隨著戰爭時期的物資受限，缺乏良質素材、動物及飼料，北里研究所沒有政府後援，其白喉製劑產量漸漸與傳染病研究所出現差距，到 1937 年後更差距至 3～7 倍[24]。1931 年起，日本官方也更加開放其他業者生產白喉等的細菌毒素製劑。結果，一方面，北里研究所因為缺乏原料和國家後援而逐步降低特殊製劑的產量與醫政界影響力。二方面，北里研究所維持所務所需的收入，變成主要依賴陸軍購買的破傷風和氣性壞疽血清來補充[25]。如此的日本醫界發展，也將影響到下一章將提到的臺灣醫界人事。

22　1930 年代的醫學界對病毒仍不甚理解，所謂 virus 常被解釋為細菌造成之毒素，或引發之生物組織中毒機轉。請參考 Ton Van Helvoort, 'History of Virus Research in the Twentieth Century: the Problem of Conceptual Continuity.' *History of Science* 32:2 (Jun. 1994), pp.185-235.
23　內務省衛生局編，《衛生局年報》昭和五年至昭和十五年，各年度「痘苗及血清其ノ他細菌學ノ預防治療品ノ製造取締販賣」。
24　小高健，《傳染病研究所—近代醫學開拓の道のり》，頁 382-389。
25　北里研究所，《北里研究所五十年誌》，頁 125。

三、大阪帝大「另置」血清疫苗機構

前章曾提到，1923年關東大地震震毀了傳染病研究所的建物與設備，帝國議會議員趁機提案，建議把移管後績效不佳的傳染病研究所再次移管，或是把血清疫苗製造部門分離獨立。結果，一直以來企圖使傳染病研究所獨立發展的長與又郎所長，藉此促成「所員制」提案，自1927年9月起實施。「所員制」限制傳染病研究所所員均須來自東京帝國大學，使傳染病研究所終於完完全全地成為東京帝國大學的附屬研究所。再者，地震使傳染病研究所受毀重建，但新傳染病研究所龐然大立，時人以體積戲稱是「地震肥」，也隱喻著傳染病研究所權勢的擴增。

不僅如此，關東大地震還刺激了醫界的研究轉向，以及促使血清疫苗研製能量的地理空間位置變化。傳染病研究所技師谷口腆二及其轉任大阪府立大阪醫科大學，就是一個案例。

關東大地震後，時任傳染病研究所技師的谷口腆二心機一轉，開始研究病毒（virus），是日本研究病毒的早期人士之一。1927年傳染病研究所確立所員制和大改組，谷口腆二此後擔任傳染病研究所細菌血清學部第六部長，負責研究細菌學，如【表6-4】；他也同時身兼內務省防疫官。但他上任部長後不久，就轉任大阪府立大阪醫科大學醫學部長兼神戶和大阪港檢疫囑託。1929年，谷口腆二向當時的大阪醫科大學校長、東京帝國大學醫學博士楠本長三郎（1871-1946）建議，因法定傳染病很多是從大阪和神戶港傳入，且有關東大地震時，血清疫苗研製中心集中東京卻同步近乎全毀的教訓，因此認為關西地區尤其是大阪，有設立微生物病綜合研究機關的必要。1931年，獲企業家山口玄洞提供20萬圓資金（約當代數億日圓），大阪醫科大學決議創設「大阪醫科大學（附屬）傳染病研究所」，主要研究癌、癩、結核、寄生蟲、傳染病、血清疫苗製

造[26]。其中，需要研究製造血清疫苗的理由，大阪醫科大學向日本中央政府提出的申請書寫著：

①關東大地震使東京帝國大學傳染病研究所的機能一度停止，對傳染病研究及預防治療劑製造產生一大障礙的經驗教訓。

②若使用當地流行菌型，能更迅速製造更適切的血清疫苗。

③關西需要可信賴的國立研究製造機關。

④大阪、神戶常是傳染病進入門戶（按：有對外海港），更有設立國立研究所的必要。

因此，擬定傳染病研究所為①結核研究、②細菌血清學、③防疫學、④寄生蟲病學、⑤癩治療研究、⑥事務（總務文書之類）等6部，以楠本長三郎校長為所長，向主管機關文部省提出研究所設置案[27]。

恰在大阪醫科大學向主管機關提案申請的不久前，同校被升格為大阪帝國大學醫學部。結果，大阪帝國大學原計畫擬命名的「傳染病研究所」名稱，因與東京帝國大學相同，不被文部省許可；原擬產製血清疫苗的計畫，亦被文部省以「與傳染病研究所之特殊任務相同／重複」的理由而被斷然拒絕[28]。當時擔任傳染病研究所所長的長與又郎，其1933年9月的日記中寫著：

傳研（傳染病研究所）營運費90%來自血清疫苗等收益。我聽說阪大（大阪帝國大學）計畫進行相同的製造事業，以之未來將成為傳研競爭對手、

---

26 大阪大學微生物病研究所，〈微研の歷史〉，「大阪大學微生物病研究所」網站（2010/12/17），www.biken.osaka-u.ac.jp（2017/2/5檢索）；小高健，《傳染病研究所－近代醫學開拓の道のり》，頁274；小高健，《長與又郎日記 上 近代化を推進した醫學者の記錄》（東京：學會出版センター，2011），頁486-487。

27 〈微生物病研究所官制ヲ定ム〉，（日本）公文類聚第五十八編・昭和九年第五卷・官職四・官制四，申請號：類01852100-008。

28 小高健，《傳染病研究所－近代醫學開拓の道のり》，頁274。

予傳研事業帶來重大不良影響理由,向文部省和內務省提反對意見。文部省專門局長考慮後,集合楠本阪大校長(楠本長三郎)與西尾事務長、谷口博士(谷口腆二,提出研究所設置案)、今村荒男醫學部長(阪大醫學部長,1887-1967*)與我等人協議。楠本校長問如何的條件方能同意,我等主張把血清疫苗製造作為財團法人事業,與大學分割,研究所不進行製造等一切事項。經雙方同意,簽訂阪大・東大(東京帝國大學)協約書,由楠本(楠本長三郎)與長與(長與又郎)署名。

1933年10月,長與又郎寫給谷口腆二的信件中再度提到:

> 像如此可能會引起很大波瀾,使文部省會計課長等人頭痛之事,因大阪、東京雙方的友情與虛心坦懷的互讓精神,終能平安解決,是件快事[29]。

惟長與又郎所謂的「雙方友情」與「虛心坦懷互讓精神」,從長與又郎9月的日記內容顯示,更像是以勢相逼。

經過一番折衝的結果,大阪帝國大學整合、加入大阪帝國大學既有的特殊皮膚病研究所和竹尾結核研究所,將新的附屬研究所定名為「微生物病研究所」,移出血清疫苗事業。此外,微生物病研究所的官制比照傳染病研究所,惟將「傳染病」與「細菌學」等詞彙全替換成「微生物病」或「微生物學」,成為「掌理微生物病其他病原檢索、預防治療方法研究、預防消毒治療劑檢查、微生物病研究方法講習相關事務」。其他規制均與傳染病研究所官制相同,包含所員制、是屬於直屬大學校長(日文為總長)管轄的附屬研究所。

1934年,大阪帝國大學附屬微生物病研究所正式成立,業務主旨為「掌理

---

29 小高健,《長與又郎日記 上 近代化を推進した醫學者の記錄》,頁487-488;大阪大學微生物病研究所,〈財團誕生秘話〉,「大阪大學微生物病研究所」網站(2010/12/17),http://goo.gl/fdMH0u(2017/2/5檢索)。

微生物病相關學理及應用之研究」[30]。首屆所長是德國自然科學學士院會員，研究生化的古武彌四郎（1879-1968，京都帝國大學荒木寅三郎的學生）。1940 年 8 月起由傳染病研究所的今村荒男擔任第二屆所長。研究所的發起人谷口腆二，至 1943 年 7 月始擔任第三屆所長，直到二戰結束後[31]。研究所原擬作為事業核心之一的血清疫苗產製計畫，則改由「財團法人阪大醫生物研究會」（今財團法人阪大微生物病研究會）負責。該會於 1937 年度，獲內務省核可通過製造或輸入販賣大腸菌、鏈球菌、葡萄球菌等菌種之單一或混合疫苗，以及「強力液體白喉血清」和「液體破傷風血清」等，共計 7 種製劑[32]，亦是日本少數被允許製造或輸入販賣細菌毒素製劑的機構。

此一大阪帝國大學附設傳染病／微生物病研究所的申請案，顯示無論立案者是否為東京帝國大學出身，日本國內就是不能再出現東京帝國大學以外，第二個附置在帝國大學下的傳染病研究所，更不能出現第二個可以製造販賣血清疫苗的帝國大學。也可以說，對於東京帝國大學或文部省而言，有維持「帝國大學附屬傳染病研究所」暨「帝國大學製血清疫苗」之單一且最高存在的必要。其他日本各地的各個帝國大學或醫科大學，包括京都帝國大學、北海道帝國大學、東北帝國大學、九州帝國大學、大阪帝國大學、名古屋帝國大學等等，它們在二戰結束前，都沒有被允許製造或販賣任何血清疫苗[33]，除了接下來將探討的臺北帝國大學。

---

30 〈微生物病研究所官制ヲ定ム〉，（日本）公文類聚第五十八編・昭和九年第五卷・官職四・官制四，申請號：類 01852100-008。

31 大阪大學微生物病研究所，〈微研の歷史〉、〈微研の概要 歷代所長・教授〉，「大阪大學微生物病研究所」網站（2010/12/17），www.biken.osaka-u.ac.jp（2017/2/5 檢索）；小高健，《傳染病研究所－近代醫學開拓の道のり》，頁 274。

32 內務省衛生局編，《衛生局年報 昭和十二年》，頁 80。

33 同表 7-4。

表 7-4：1930 至 1945 年日本帝國大學、醫科大學成立之醫學相關附屬研究所

成立時間	學校名稱	附屬研究所名稱
1931 年 11 月	九州帝國大學	溫泉治療研究所
1934 年 9 月	大阪帝國大學	微生物病研究所
1939 年 4 月	**（臺灣）臺北帝國大學**	**熱帶醫學研究所**
1939 年 10 月	熊本醫科大學	體質醫學研究所
1941 年 3 月	京都帝國大學	結核研究所
1941 年 12 月	東北帝國大學	抗酸菌病（acid-fast bacilli）研究所
1942 年 3 月	金澤醫科大學	結核研究所
1942 年 3 月	長崎醫科大學	東亞風土病研究所
1942 年 5 月	（朝鮮）京城帝國大學	高地療養研究所
1943 年 2 月	名古屋帝國大學	航空醫學研究所
1944 年 12 月	九州帝國大學	熱帶傳染病研究所

來源：文部省專門學務局編，《高等諸學校一覽 昭和十七年十月三十日現在》（東京：文部省專門學務局，1942），頁 29-31；九州帝國大學編，《九州帝國大學一覽》昭和十六年至昭和十八年（福岡：九州帝國大學，1931～1944）；大阪帝國大學編，《大阪帝國大學一覽》昭和九年至昭和十八年（大阪：大阪帝國大學，1934～1943）；臺北帝國大學編，《臺北帝國大學一覽》昭和十四年至昭和十八年（臺北：臺北帝國大學，1939～1944）；京都帝國大學，《京都帝國大學一覽 昭和十七年度》（京都：京都帝國大學，1943），頁 48、81；東北帝國大學編，《東北帝國大學一覽》昭和十六年至昭和十八年（仙臺：東北帝國大學，1941～1944）；京城帝國大學編，《京城帝國大學一覽 昭和十七年度》（朝鮮：京城帝國大學，1944），頁 32-33、151；名古屋帝國大學編，《名古屋帝國大學創立概要》（名古屋：名古屋帝國大學，1944），頁 61-62；九州大學醫學部編，《九州大學醫學部五十年史》（福岡：九州大學醫學部五十周年紀念會，1953），頁 184-200、343-348。

> * 今村荒男，1912 年東京帝國大學醫科大學畢業，1922 年取得醫學博士學位，1925 年成為大阪府立醫科大學教授。也曾進入傳染病研究所服務。1929 年進行日本首次的卡介苗（BCG）人體接種。1931 年任大阪帝國大學教授。（上田正昭等監修，《日本人名大辭典》，頁 236）

小結

整體而言，本章論述 1931 年開始的戰爭時期和備戰需求，帶動日本國內醫科學界目光轉向一致的應戰變化；因為戰爭會帶來極度的死傷，其發生地點不只戰場，也可能發生在戰場後方，平民可能跟士兵一樣生病或受傷。表現在血清疫苗業上：

①受日本政府推動，傳染病研究所開始擴增製造白喉類毒素和其他各種細菌毒素、精製毒素製劑。其中，細谷省吾是研發製造新製劑的要角。而傳染病研究所調整業務重點為類毒素研製，以符合戰爭、備戰期間對特殊疾病防治的國家政策需求，這突顯了傳染病研究所作為國立機構的為國服務性格，也為傳染病研究所帶來擴大與轉型的契機。

②白喉等的細菌毒素製劑受特殊管制，因此市場被傳染病研究所和北里研究所獨占。但從1931年起，日本官方（內務省和傳染病研究所）頻頻同意各業者的白喉、破傷風等細菌毒素製劑申請案，係因為戰時政府的需求。此外，1923年關東大地震之後，日本即少見業者申請、通過新的血清疫苗製販品項。但從1931年起，業者們又開始增加多種新產品，且其型態不只濃縮精製、附加添加物，頻繁出現「口服」和「軟膏」的藥物樣態，更帶有針對特定疾病「抗菌」、「防毒」的備戰色彩。這是戰爭對醫科學和技術帶來影響的一面。

③細菌毒素是北里研究所的專長，但1931年北里柴三郎逝世，傳染病研究所投入類毒素製造，其他業者投入細菌毒素製造，以及戰爭開始後北里研究所因缺乏製程所需物資而降低產能⋯種種原因，動搖北里研究所的醫政界地位，傳染病研究所則反之成為新星。

④東京大地震凸顯血清疫苗研製重鎮集中於東京一地的危險。大阪醫科大學擬以國立機構的名義設立血清疫苗機構，有助於地區防疫和備戰需求，但因學校改制為大阪帝國大學而不被同意。原因是全日本只能有一間在「帝國大學」名義下研究製造血清疫苗的機構——傳染病研究所。這是日本血清疫苗開放過程中的新界線。

次章將探討戰爭及備戰對臺灣的影響，特別是臺北帝國大學如何成為全日本海內外「惟二」以帝國大學名義製造血清疫苗的機構（之前僅有東京帝國大學傳染病研究所）。此轉變反應著戰爭時期對醫療資源的需求，也揭示了臺灣在日本殖民體系中的特殊角色。

本章焦點

展示1931年以後戰爭對日本血清疫苗業的影響，包括戰爭時期對類毒素製劑的需求，北里研究所受到戰爭和強人殞落的挑戰，以及血清疫苗相關體制的再開放與新限制。

本章重點回顧

1. 1931年戰爭帶來的醫學需求變化
   - 背景：
     - 戰爭帶來大量死傷，影響戰場及後方平民。
   - 血清疫苗業變化：
     - 1920年代中期少見新血清疫苗品項申請。
     - 1931年起，業者增加多種新產品。
       * 產品型態多樣：濃縮精製、添加物、口服、軟膏。
       * 產品具有針對特定疾病與抗菌、防毒等備戰色彩。
2. 增加生產細菌毒素製劑
   - 1931年前：
     - 白喉等細菌毒素製劑備受管制。
     - 僅傳染病研究所、北里研究所可生產販賣。
   - 1931年後：
     - 傳染病研究所擴增製造白喉類毒素及其他精製毒素，由細谷省吾主導開發。
     - 官方開放其他業者製造細菌毒素製劑。
3. 北里研究所的挑戰
   - 強人殞落：
     - 北里研究所以細菌毒素研究聞名，自1931年北里柴三郎逝世後，其他機構也多投入製造。
   - 缺製造材料：
     - 戰爭期間，傳染病研究所有國家物資支持，而北里研究所因缺乏製程物資而降低產能，影響其權威地位。
4. 血清疫苗體制的新限制
   - 大阪帝國大學不被允許在校內設置血清疫苗機構。
   - 全日本僅能有一間在「帝國大學」名義下製造血清疫苗的機構──東京帝國大學附屬傳染病研究所。

次章焦點

- 戰爭、備戰對臺灣的影響。
- 臺北帝國大學如何成為全日本「惟二」可以在帝國大學名義下製造血清疫苗的機構。

第八章
衛生部轉帝大延長

|一、衛生部的新使命
|二、帝國大學的延長
|三、士林支所的政治使命
|四、解體化成帝大附屬

　　繼第七章講述日本醫政界因為備戰和戰爭而轉向一致，本章論述1930年代的備戰需求，也牽引著臺灣醫界人事和執行業務的變化。內容包括：

　　①臺灣總督府中央研究所衛生部研究轉向，和更重視血清疫苗業務。

　　②臺灣總督府中央研究所衛生部的專家，分批被臺北帝國大學醫學部、東京帝國大學醫學部、東京帝國大學附屬傳染病研究所的專家取代。

　　③臺灣總督府中央研究所衛生部設立新血清疫苗工廠，由帝國大學出身的專家主持。

　　④臺灣總督府中央研究所解體，各部門各自獨立成單一組織，惟衛生部和新血清疫苗工廠成為臺北帝國大學附屬熱帶醫學研究所。

◇ ◇ ◇

一、衛生部的新使命

1931年日本開始「十五年戰爭」，臺灣於1936年9月也改由海軍大將小林躋造（1877-1962）就任臺灣總督，為日本對臺恢復武官統治的開端[01]。面對局勢變化，臺灣總督府中央研究所衛生部作為官方機構，其發展有①對應島內情勢和②對應日本情勢的兩條軸線。

在研究議題方面，1931至1936年中央研究所衛生部各研究室的成果報告量，其中細菌學研究室有研究成果90篇；僅6年間，細菌學研究室的研究成果報告量已多於1920年代10年間總數。然而，此時期細菌學研究室的成果數量僅占全衛生部研究成果數量的40%，比1920年代低；而動物學及瘧疾研究室（55篇）和熱帶衛生學研究室（36篇）研究成果數量，則較1920年代顯著提升。再者，細菌學研究室內，1920年代是以研究血清疫苗的第三研究室為最多研究成果者，1930年代則成為以研究傷寒預防治療的第二研究室為最多研究成果者[02]。

中央研究所衛生部也配合臺灣總督府，1928至1934年在基隆和臺北實施多年期的傷寒防疫計劃[03]；1931年開賣臺灣自製的第一個人用口服疫苗「傷寒菌口服疫苗」，且販賣價格於1933年有一波調降[04]。1934年，衛生部技師鈴木

01　盛清沂、王詩琅、高樹藩編著，《臺灣史》（南投：臺灣省文獻委員會，1994），頁492。

02　臺灣總督府中央研究所衛生部，《臺灣總督府中央研究所 衛生部年報 第1號（昭和6年度）》，頁57-62；臺灣總督府中央研究所，《臺灣總督府中央研究所 衛生部年報 第6號（昭和11年度）》，頁4-5。

03　臺北州編輯，《昭和三、四、五年中ニ於ケル基隆市ノ「チフス」流行ト其ノ防遏ノ概況》（臺北：臺北州，1932），頁2-90；臺北州編輯，《昭和四年中ニ於ケル臺北市ノ「チフス」流行ト其ノ防遏ノ概況》（臺北：臺北州，1932），頁59-63；臺北州編輯，《昭和九年中ニ於ケル臺北市ノ「チフス」流行ト其ノ防遏ノ概況》（臺北：臺北州，1936），頁78-79。

04　〈中央研究所血清其ノ他細菌學ノ豫防治療品賣捌規程中改正〉，《臺灣總督府府報》1384（1931年11月12日），頁40-41；〈彙報 中央研究所長告示〉，《臺灣總督府府報》1817（1933年5月24日），頁77。

近志更研發出臺灣第一個乾燥血清「蛇毒乾燥血清」，具有時效長久、便於攜帶和傳遞、操作簡便、耐高溫等優點；但有製造費用高昂、尚無法量產等問題，當時並沒有納入中央研究所衛生部的製品販賣名單[05]。

　　整體而言，中央研究所衛生部的研究議題在 1920 年代是各種疾病和議題多元發展，但到 1930 年代轉變成為更加注重傷寒、瘧疾、熱帶衛生研究、血清疫苗製造等業務。而上述這般對瘧疾、熱帶研究、傷寒疫苗和蛇毒血清的關注，可以關連著臺灣相關疫病增加所需的島內需求，也可以關連到日人、日軍在東亞戰場上的可能需要。衛生部年報也直接指出該部 1930 年代的新增使命是「解決進出南洋及遠至南美同胞衛生上諸問題」[06]。

　　再從製造販賣的數量來看，1922 至 1936 年中央研究所衛生部各年度（4 月起至翌年 3 月）賣出的血清疫苗數量如【表 8-1】。其中，痘苗以外的各種疫苗血清賣出量，疫苗（預防液）類遠多於治療液、診斷液、診斷用血清。疫苗類占所有血清疫苗的賣出比例，除 1922 年是 89.7%，其餘各年度均高於 95%。總製販量從 1922 年的 4 萬人份，到 1931 年成為 35 萬人份，再到 1936 年成為 61 萬 5 千人份，15 年間成長了 15 餘倍。痘苗的製造數量則如【表 8-2】，平均每年製造約 80 萬人份。若以同一時期全臺總人口數從 400 多萬人增長至 500 多萬人的中間值 500 萬人計[07]，每年的痘苗製造量約為當年全臺總人口的 16%。整體而言，中央研究所衛生部血清疫苗的製販量於 1930 年代大幅增加，除了臺灣的防疫需求，也是關乎衛生部此時期的業務目標之一「增加製造血清疫苗」[08]。

05　〈被毒蛇咬傷者福音 乾燥血清製造成功 製造豫算難于籌出〉，《臺灣日日新報》1934 年 11 月 14 日，版 8；〈蛇毒治療に福音！乾燥血清の作製起 中研鈴木博士の工夫を實現 製造豫算に惱む中研當局〉，《臺灣日日新報》1934 年 11 月 14 日，夕刊 2 版。
06　臺灣總督府中央研究所，《臺灣總督府中央研究所 衛生部年報 第 6 號（昭和 11 年度）》，頁 4-5。
07　1925／1930／1935 年臺灣總人口數，分別約 459 萬／521 萬／587 萬人。臺灣省行政長官公署統計室編，《臺灣省五十一年來統計提要》，表 55。
08　臺灣總督府中央研究所，《臺灣總督府中央研究所 衛生部年報 第 6 號（昭和 11 年度）》，頁 4-5。

表 8-1：1922 至 1936 年中央研究所衛生部疫苗血清販賣量（人份）

名稱年/人份	1922	1923	1924	1925	1926	1927	1928	1929	1930	1931	1932	1933	1934	1935	1936
預防液（疫苗）															
傷寒（注射用）	430	500	10,380	30,220	74,290	92,530	162,299	87,150	137,460	101,660	52,310	148,740	138,500	120,080	233,770
傷寒（口服用）	...	...	...	...	...	...	...	...	...	170,106	135,258	178,267	154,833	155,695	...
鼠疫	13,760	58,100	12,020	7,550	15,740	8,700	12,570	13,810	117,629	187,879	...	...	...	...	...
流行性腦脊髓膜炎	15,580	378,370	162,030	135,500	32,730	15,850	25,830	7,560	6,020	5,340	1,910	2,450	6,740	1,690	...
霍亂	...	...	...	...	388,780	16,030	104,230	7,560	4,410	10,000	62,740	535,550	964,480	196,950	...
流感肺炎葡萄混合	70	...	120	70	200	610	6,150	130	1,910	521,810	...	2,200	1,490	2,570	1,690
鼠疫	320	320	50	...	...	...	70	...	...	430	...	...	...	...	950
鼠疫赤痢混合	4,305	16,900	122,765	7,620	6,835	9,285	17,890	9,165	10,716	7,480	2,440	6,600	18,140	16,540	10
鼠作傷寒	90	...	15	...	...	...	200	15	...	5,035	...	...	...	...	21,790
鼠作赤痢	510	1,325	1,645	7,400	220	1,110	420	250	150	...	...	...	...	1,000	...
淋菌	30	410	500	550	40	40	110	150	310	270	1,210	110	70	205	252
任大病預防所用	276	213	202	232	319	251	353	241	200	287	257	277	265	205	252
任大病預防所用劑	19	46	529	940	1,136	972	1,850	758	1,781	251	310	5	...	...	...
①預防液總計	35,390	456,184	310,256	579,412	520,290	145,378	227,742	223,459	284,936	344,322	760,353	358,380	873,632	1,265,448	612,107
治療液															
鼠作傷寒治療液	180	50	30	10	...	50	10	10	...	...	410	20	...	...	10
診斷液															
傷寒診斷液	540	320	600	640	600	950	1,400	870	960	450	1,210	1,080	1,150	880	580
傷寒A型診斷液	710	1,050	1,120	1,180	1,990	1,570	2,370	2,060	2,180	1,650	2,230	1,600	1,770	980	740
傷寒B型診斷液	770	1,070	1,080	1,200	1,930	1,610	2,470	2,050	2,180	1,690	2,340	1,600	1,750	940	...
副傷寒A型診斷液	720	580	300	530	520	730	910	590	770	480	850	530	480	880	220
副傷寒B型診斷液	550	470	240	520	420	700	760	470	540	400	540	510	340	280	270
血清															
傷寒診斷用血清	430	490	280	550	450	680	760	450	520	410	590	430	380	270	270
副傷寒A型診斷用血清	40	80	90	60	140	190	370	230	310	180	170	140	280	130	740
副傷寒B型診斷用血清	40	60	60	40	140	180	370	180	230	170	170	100	260	190	130
赤痢異型菌體診斷用血清	...	...	...	350	200	120	160	340	70	110	220	180	90	76	40
霍亂菌診斷用血清	70	40	20	40	...	...	...	...	...	...	...	...	...	...	...
②診斷液、血清品總計	39,440	460,394	314,076	584,492	526,700	152,158	237,322	230,709	292,626	349,862	769,083	364,570	880,132	1,270,124	615,297
①占②之百分比	0.00%	0.00%	0.00%	0.00%	0.00%	0.00%	0.00%	0.00%	0.00%	0.00%	0.00%	0.00%	0.00%	0.00%	0.00%

說明：各年度指4月起至翌年3月。

來源：臺灣總督府中央研究所衛生部，《臺灣總督府中央研究所 衛生部年報》第1號（昭和6年度）至第6號（昭和11年度），各年度「現業及其成績」。

表 8-2：1922 至 1936 年中央研究所衛生部痘苗製造量（人份）

年	1922	1923	1924	1925	1926	1927	1928	1929
人份	341,200	1,002,135	251,495	1,133,935	1,029,460	290,895	269,405	2,106,595
年	1930	1931	1932	1933	1934	1935	1936	總數
人份	604,845	2,044,155	565,746	591,725	555,015	601,640	582,990	11,971,236

來源：同表 8-1。

二、帝國大學的延長

1. 臺北帝大醫學部的東大人流

　　戰爭氣氛中，1936 年 4 月 1 日，臺北帝國大學醫學部和附屬醫學專門部（原臺灣總督府臺北醫學專門學校）成立。學界已研究這兩個單位具有①「南進」、②「熱帶研究」、③「東京帝國大學人事延長」等的現象與特性[09]。其中，①、②現象是臺灣在 1930 年代之後戰爭時期的政策期許，如前述的中央研究所衛生部使命「解決進出南洋及遠至南美同胞衛生上諸問題」。

　　現象③「東京帝國大學人事延長」，如林吉崇（1998）指出，1928 年臺北帝國大學籌創之初，醫學部已被列入規劃。臺灣總督府原擬採取①大學醫學部與②臺灣總督府臺北醫學專門學校兩者並立的方式，但因預算有限使此案擱置。而臺灣總督府選擇兩部並立，根本原因是不想打破殖民地的統治結構，因此規劃將臺、日青年分別列於培養地方基層人才的醫學專門學校，和培養學術研究人才的大學醫學部，這也是源於不同系統出身之醫學者爭奪學術地盤的結果。只是，1936 年 1 月臺北帝國大學醫學部規程公告不久後，醫學專門學校也

09　請見葉碧苓，「臺北帝國大學與日本南進政策之研究」（臺北：中國文化大學史學研究所博士論文，2006）；鄭麗玲，「帝國大學在殖民地的建立與發展－以臺北帝國大學為中心」（臺北：國立臺灣師範大學歷史研究所博士論文，2002）。

在同年 4 月被廢除，併入大學組織下，成為附屬醫學專門部。臺北帝國大學醫學部的教授有不少人具有東京帝國大學的學經歷背景，故有人說臺北帝國大學是東京帝國大學拓展學術地盤的場所[10]，具有東京帝國大學人事擴張性質。

劉士永說明，①大學醫學部與②醫學專門部這兩個單位的關係，也暗藏著政治意義。如為了抗議來自東京帝國大學同事的不公平競爭，附屬醫學專門部的日本教師在 1937 年集體辭職，類似 1914 年北里門生與東京帝國大學派衝突的重演[11]。容世明則指出，東京帝國大學醫學部教授長與又郎在 1934 年已為臺北帝國大學醫學部預先擬定人事草案，影響日後臺北帝國大學的人事發展[12]。本章以下將說明，臺北帝國大學人事的選擇與業務發展，其實也關係著日本對血清疫苗的需求。

1933 年 11 月，東京帝國大學教授永井潛（研究生理學和優生學）、傳染病研究所痘苗製造部長城井尚義等人，一同出席在臺北舉行的臺灣醫學會年會並參觀了中央研究所[13]。幾個月後，據長與又郎 1934 年 4 月的日記記錄，臺北帝國大學校長幣原坦（1870-1953）、時任東京帝國大學醫學部長的長與又郎（同年 12 月升東京帝國大學校長*），2 人已私下商議「即將開設的臺北帝國大學醫學部」部長人選[14]。他們當時並不考慮長期在臺灣研究、時任中央研究所衛生部長與臺北醫學專門學校教授兼校長的堀內次雄，而是在第一人選的東京帝國大學醫學部血清化學講座教授三田定則，和第二人選的北海道帝國大學醫學部長今裕（1878-1954*）中斟酌。由於三田定則不久就允諾同意，因此快速定案。同年（1934）7 月，已被內定為臺北帝國大學醫學部長的三田定則與

10　林吉崇，《臺大醫學院百年院史 上冊：日治時期，1897-1945 年》（臺北：國立臺灣大學醫學院附設醫院，1997），頁 194-211。

11　劉士永，《武士刀與柳葉刀：日本西洋醫學之形成與擴散》，頁 179。

12　容世明，〈〈長與又郎日記〉的研究價值：臺灣醫療史與近代史的觀察〉，《臺灣史研究》21：1（2014 年 3 月），頁 95-149。

13　〈今村新吉氏 永井潛氏 城井尚義氏〉，《臺灣日日新報》1933 年 11 月 27 日，版 38。

14　東京帝國大學，《東京帝國大學學術大觀：醫學部傳染病研究所農學部》，頁 413-414。

長與又郎再私下商討臺北帝國大學醫學部的教授人選，決定①病理學部由和氣巖（京城帝國大學畢業）擔任，②藥理學由京都帝國大學某氏擔任，③細菌學由傳染病研究所的黑屋政彥（研究菌體成分）或傳染病研究所的矢追秀武（研製痘苗和病毒）負責。不到 2 個月，三田定則再度拜訪長與又郎。長與又郎的日記記載此次會面：「使細谷君（細谷省吾）成為臺灣教授一事，即使是兼任也無所謂。他（三田）懇請我務必要勸說細谷君（擔任臺灣教授）」。3 天後，三田定則再次拜訪長與又郎，感謝他的協助[15]。

> * 長與又郎在傳染病研究所所長外，1933 年起再兼任東京帝國大學醫學部長。1934 年 2 月辭傳染病研究所所長，12 月轉任東京帝國大學校長。（東京帝國大學編，《東京帝國大學一覽 昭和八年度》，東京：東京帝國大學，1933，頁 93、95；〈東京帝國大學教授長與又郎外三名任免ノ件〉，（日本）內閣關係第五類・任免裁可書・昭和九年・任免卷六十九，申請號：任 B 01940100-042。）
>
> * 今裕，第二高等學校醫學部（今東北大學醫學部）畢業，歷任京都帝國大學醫學部、臺灣總督府醫學校、東京慈惠會醫學專門學校、北海道帝國大學醫學部。1937 年任北海道帝國大學校長。著有《近世病理解剖學》等書。（上田正昭等監修，《日本人名大辭典》，頁 804）

當 1936 年 4 月臺北帝國大學醫學部正式成立，其教職員名錄如【表 8-3】，細菌學講座確實是由細谷省吾，病理學確實是由和氣巖負責。藥理學則無設講座，直到 1937 年才由附屬醫學專門部的教授杜聰明（京都帝國大學畢業）兼任醫學部的藥理學教授。由此可見，時任傳染病研究所所長的長與又郎，對即將成立的臺北帝國大學醫學部人事規劃占有重要角色；以及，細菌血清研究在長與又郎等人擬定臺北帝國大學醫學部人事過程中的重要性。

附帶一提，臺北帝國大學附屬醫學專門部 1936 年初成立時，首長改由三

---

15 小高健，《長與又郎日記 上 近代化を推進した醫學者の記錄》，頁 504-505、549-550。

表 8-3：臺北帝國大學醫學部教職員名錄

負責部門	職稱	人名	學經歷	在臺任職年起訖	
學部長／教授	教授	三田定則	東京帝國大學醫博	1936	1944*
生化學講座	教授	冨田雅次	京都帝國大學畢，長崎醫科大學教授	1936	1941
解剖學第一講座	教授	森於菟	東京帝國大學醫博	1936	1943
解剖學第二講座	教授	金關丈夫	京都帝國大學醫博	1934	1944*
生理學第一講座	教授	簑嶋高	東京帝國大學醫博	1936	1937
生理學第二講座	教授	細谷雄二	東京帝國大學醫博	1936	1944*
細菌學講座	教授	細谷省吾	東京帝國大學醫博	1936	1944*
病理學第一講座	教授	和氣巖	京城帝國大學	1934	1944*
生化學	助教授	井關敏則		1936	1943
生理學	助教授	竹中繁雄		1936	1944*
X	講師	堀內次雄		1897	1944*
解剖學	講師	安達島次		1919	1944*

說明：「*」係因為來源資料沒有 1945 年版，但教職員可能之後持續聘用。
來源：臺北帝國大學編，《臺北帝國大學一覽 昭和十一年》（臺北：臺北帝國大學，1936），頁 164-165、170-174；中央研究院臺灣史研究所，「臺灣總督府職員錄資料庫」。

田定則兼任，而非由原臺北醫學專門學校校長的堀內次雄擔任[16]。另有細菌學者武田德晴（1900-1969），東京帝國大學醫學部畢業，1926 年起擔任傳染病研究所技手，後取得醫學博士學位。1935 年，他從傳染病研究所轉任臺北醫學專門學校教授，1936 年再轉任臺北帝國大學醫學部助教授、兼附屬醫學專門部教授[17]。

2. 中央研究所衛生部的帝大人流

與臺灣的大專醫學教育變動約同時，臺灣總督府中央研究所衛生部的人事也發生變動。一方面，中央研究所衛生部的各級主管在 1936 年前罕有異動。例如堀內次雄從 1909 年臺灣總督府研究所成立時就開始擔任衛生部部長，直

---

16 臺北帝國大學，《昭和十一年 臺北帝國大學一覽》，頁 170。

17 〈武田德晴任臺北帝國大學助教授兼臺北帝國大學附屬醫學專門部教授、敘高等官六等〉，「臺灣總督府公文類纂」00010090049，頁 564-575。

到1930年代，堀內次雄仍繼續擔任衛生部長。而細菌學第一研究室主任長期是丸山芳登，細菌學第二研究室主任長期是下條久馬一，細菌學第三研究室和血清疫苗痘苗及狂犬病作業室主任長期是鈴木近志⋯。簡言之，衛生部內的各單位主任在1935年前罕見異動。然而，1936年，除了臺中藥品試驗支所主任異動，更重要的是部長也改由三田定則擔任，成為繼堀內次雄之後，衛生部成立以來的第二屆部長[18]。堀內次雄也從1936年起免除所有職務，離開中央研究所衛生部。1937年，再由1933年曾來臺參加臺灣醫學會並參觀中央研究所等地的永井潛（1876-1957*）接任衛生部第三屆部長。永井潛亦自同年起擔任臺灣總督府中央研究所衛生部技師、臺北帝國大學醫學部長等多職[19]，惟1939年7月就離職轉任北京大學[20]。

> *永井 潛，1902年自東京帝國大學醫科大學畢業，翌年起到德國留學。1915年起擔任東京帝國大學醫科大學生理學教室教授。1930年設立日本民族衛生學會，提出的民族優生保護法案為日本1940年國民優生法的前身。1934年擔任東京帝國大學醫學部長，1937年屆齡退休後往海外移動任職。
> （上田正昭等監修，《日本人名大辭典》，頁1344）

其次在職員方面，如【表8-4】所示，1930年前就進入中央研究所衛生部從事細菌、血清業務的職員，其中有11人留任到1930年後。但這11人中，除了1人逝世，另有3人在1934年離職，2人在1936年離職（包括堀內次雄），4人在1938年離職。換言之，1930年前進入研究所衛生部的舊職員們，分別在1934、1936、1938年發生3波（被）離職潮，僅剩一位四宮定吉（四ノ宮

---

18 臺灣總督府中央研究所衛生部，《臺灣總督府中央研究所 衛生部年報 第1號（昭和6年度）》，頁1-3；同年報 第2號，頁1-3；同年報 第3號，頁2-5、同年報 第4號，頁2-5；同年報 第5號，頁2-5；同年報 第6號，頁2-5。

19 〈今村新吉氏 永井潛氏 城井尚義氏〉，《臺灣日日新報》1933年11月27日，版38；〈永井潛衛生部長ヲ命ス〉，「臺灣總督府公文類纂」00010091015X003，頁81-98；〈永井潛任臺北帝國大學教授兼臺灣總督府中央研究所技師〉，「臺灣總督府公文類纂」00010091015X001，頁81-98。

20 〈永井潛（依願免本官；賞與）〉，「臺灣總督府公文類纂」00010098102，頁951-958。

定吉，1890-?）持續留任至 1939 年後。

這些（被）離職的人中，有好幾位相當資深。除了堀內次雄，還有如丸山芳登，1910 年起進入臺灣總督府研究所任職，1936 年也被聘為臺北帝國大學附屬醫學專門部講師，但 1938 年 8 月 4 日離開所有職務退職，改當臺灣總督府體育官、文教局學務課勤務[21]。或如臺灣研究製造血清疫苗的重要專家——鈴木近志，他 1918 年來臺任職，1920 年因卓越的血清疫苗研製技術而被特別加薪，1927 年升任臺北醫學專門學校教授，長期擔任衛生部細菌學第三研究室和血清疫苗痘苗及狂犬病作業室主任；1936 年再升任中央研究所衛生部長事務取扱（日文，指首長重要左右手或代理首長）、兼任臺北帝國大學附屬醫學專門學校教授，但 1938 年 8 月以「健康不勝 不堪職務 為歸還本土靜養」原因離職[22]。

【表 8-4】中有位四宮定吉，是鈴木近志的屬下。他從東京獸醫學校畢業後，擔任陸軍獸醫，1918 年底轉任臺灣總督府研究所獸疫試驗事務囑託。他任職以來，尤其對於以痘苗為主的試驗調查業務熟稔又成績優良，因此 1921 年研究所改制後就升為中央研究所技手，專責痘苗製造。1937 年也曾與長野泰一（1906-1998，東京帝國大學傳染病研究所員）共同發表水牛痘苗成果[23]。四宮定吉不僅是從獸醫轉為人用痘苗的研製專家，他也是研究所衛生部諸職員中，極少數留用到 1939 年中央研究所衛生部再被改制（詳參後述）以後的人。

另一方面，與上述研究所衛生部原職員不斷（被）離職的同時，持續加入的新血則常常具有東京帝國大學的醫事背景。例如 1931 至 1938 年間，中央研

21　臺北帝國大學，《昭和十一年 臺北帝國大學一覽》，頁 165；〈丸山芳登外十一名（內閣）〉，《臺灣總督府報》3352（1938 年 8 月 6 日），頁 11。

22　〈鈴木近志任臺北帝國大學附屬醫學專門部教授、敘高等官三等、二級俸下賜、依願免本官、事務格別勉勵ニ付金三千圓ヲ賞與ス〉，「臺灣總督府公文類纂」00010094114，頁 927-245。

23　〈四ノ宮定吉（任府中央研究所技手）〉，「臺灣總督府公文類纂」00003211003，頁 16-18；長野泰一、四ノ宮定吉，〈水牛痘苗ノ研究〉，《東京醫事新誌》3186（1937 年），頁 1101。

表 8-4：中央研究所衛生部從事細菌學相關業務之技師、技手任免

職稱	行政職務或工作	姓名	學經歷	1909	10	11	12	13	14	15	16	17	18	19	20	21	22	23	24	25	26	27	28	29	30	31	32	33	34	35	1936	37	38	1939	40	41	42	43	44
技師	研究所所長(1909-19)	高木友枝		研究所所長																																				
技師	衛生部長(1909-36)	堀內次雄	長崎醫專	研究所所長																											府評議會員									
技師		長野純藏	各醫院院長						病辭																																
技師		倉岡彥助	專賣局檢定課長	研究所任職																											台北市議員									
技師	痘苗血清疫苗製造	黑川嘉雄	殖產局(獸)	研究所任職																											教員和教科書檢定員									
技師	細菌學第一研究室主任	丸山芳登	東大醫博		斗六公醫		研究所任職																																
技師	痘苗血清疫苗製造	森滋太郎						研究所任職																																
技師		山口謹爾					軍醫	研究所任職																																
技師	細菌學第三研究室主任 痘苗血清疫苗製造主任	鈴木近志	長崎醫博						東京市衛生技師 研究所任職																											病辭					
技師	痘苗血清疫苗製造	四ノ宮定吉	東京獸醫學校							陸軍獸醫 研究所任職																															
技師		古玉太郎								專賣局檢定課 各地醫官或囑託 研究所任職																														
技手	痘苗血清疫苗製造	泥鳥重郎									各地囑託																													
技手	細菌學第一研究室	平田一士	(獸疫)									研究所任職																												
技手	痘苗血清疫苗製造	岩瀨祐一										研究所任職																											
技手	痘苗血清疫苗製造	分島後											研究所任職																									
技手	細菌學第一研究室	松本一雄																																					
技手	痘苗血清疫苗製造	杉長一																																					
技師	細菌學第一研究室主任	下條久馬一	東大醫博											東京市衛生課 警務局 研究所教授,助教授 研究所任職																									
技師	痘苗血清疫苗製造	山中樓	京都府立獸醫											台北醫專囑託,助教授																										
技手		友山和夫																																						
技手		中川衛三																																						

職稱	行政職務或工作	姓名	學經歷	1909	10	11	12	13	14	15	16	17	18	19	20	21	22	23	24	25	26	27	28	29	30	31	32	33	34	35	1936	37	38	1939	40	41	42	43	44
技師	衛生部長(1936-37)	三田定則	東大(血清化學)																												醫專			北京大學						
技師	衛生部長(1937)	永井潛	東大(生理學)																												醫專									
技師		細谷省吾	京城帝大																														傳研							
技師		真柄正宜	東大醫學,破傷風																																					
技師		後藤薰作	綠,破傷風																														傳研							
技師		月足正政	東大醫博																																					
技手		野中數																																台大						
技師[血血科]		岸田秋彥	東大醫博,猩紅熱																															台大						
技師[血血科]		武田德晴	東大醫博,蛇毒,百日咳																															台大囑						
所員[血血科]		賈本珍彥																												殖產局農務課,囑			台大						
所員[血血科]		和氣巖																												殖產局農務課,囑		獸醫							
所員[血血科]		真柄正宜	東大醫學,破傷風																																					
所員[血血科]		後藤薰作	綠,破傷風																																					
技手[血血科]		月足正政	東大醫博																																					
技手[血血科]		長野泰一	東大醫博																												新竹州醫		醫專						
書記[土林]		桑島謙夫	東大醫博																																					
技師[土林]		武石虎二																													中研庶務課,囑					傳研			
技師[土林]		佐伯潔																														獸疫血清製劑造所			熱研所			
技手[土林]		井上幸助																																	熱研所				
技手[土林]		寺田清三	(獸疫)																																	熱研所				
技手[土林]		園田釋雄	流行性豬腦膜關炎																																	台大				
技手[土林]		幸田清二	東大醫學,性病																																台大		熱研所			
技手[土林]*		大村寬俊、武田貞明、後藤薰作	精製破傷風,氣性壞疽																																台大囑					
技手[土林]		岩村兼明																																						

說明：①灰底為進入研究所衛生部任職時間，灰底前後為在此前後的職務。
　　　②省略人數很多的囑託和僱。

來源：臺灣總督府中央研究所衛生部，《臺灣總督府中央研究所 衛生部年報》第 1 號（昭和 6 年度）至第 6 號（昭和 11 年度），各年度「部員」；臺北帝國大學編，《臺北帝國大學一覽》，各年度「職員」。

究所衛生部新增 9 位以上的技師技手從事細菌、血清相關業務。這 9 人中有技師 5 人，其中僅 1932 年到任的山中覺不是東京帝國大學畢業（京都府立醫學專門學校畢業），而他 1933 年就離職轉任中國廣東博愛會醫院[24]。此外，1937年前後到任的細谷省吾等人，更是直接來自東京帝國大學傳染病研究所。換言之，1936 年後，原中央研究所衛生部的職員漸漸但又明顯地被來自東京帝國大學醫學部或傳染病研究所的人員所取代。

綜合前述，可整合如下。1933 年底，東京帝國大學教授永井潛和傳染病研究所的痘苗製造部長聯袂來臺參訪。翌年 4 月，東京帝國大學長與又郎等人討論即將成立的臺北帝國大學醫學部長人事案，最後由東京帝國大學的三田定則勝出。三田定則等人再決定臺北帝國大學醫學部的教職員，確立由傳染病研究所員來擔任細菌學教授，尤其爭取讓細谷省吾也赴臺任職。當 1936 年臺北帝國大學醫學部和附屬醫學專門部成立，三田定則從東京帝國大學退休，轉任臺北帝國大學醫學部首屆部長兼附屬醫學專門部主事事務取扱（實為機關首長），隨後兼任臺灣總督府技師，更再取代長期擔任臺灣總督府中央研究所衛生部長的堀內次雄，成為第二屆部長[25]。細谷省吾亦於 1936 年起兼任臺北帝國大學教授，翌年再兼任臺灣總督府中央研究所衛生部技師[26]。而 1933 年底曾來臺參訪的東京帝國大學教授永井潛，也在 1937 年屆齡退休後，隨即轉任臺北帝國大學醫學部長兼臺灣總督府中央研究所衛生部長[27]。

24　〈山中覺任府臺北醫專教授、官等、俸給、依願免本官、賞與〉，「臺灣總督府公文類纂」00010075131，頁 1272-1280。

25　東京帝國大學，《東京帝國大學學術大觀：醫學部傳染病研究所農學部》，頁 126-128、書籍封面頁後之講座擔任者一覽表；臺北帝國大學編，《臺北帝國大學一覽 昭和十七年》（臺北：臺北帝國大學，1944），頁 2、14；〈三田定則兼任臺灣總督府中央研究所技師、敘高等官一等、中央研究所衛生部長ヲ命ス〉，「臺灣總督府公文類纂」00010086087，頁 1120-1127。

26　〈細谷省吾任臺北帝國大學教授〉，「臺灣總督府公文類纂」00010085023，頁 144-158；〈細谷省吾兼任臺灣總督府中央研究所技師〉，「臺灣總督府公文類纂」00010089067，頁 643-660。

27　〈永井潛任臺北帝國大學教授兼臺灣總督府中央研究所技師〉，「臺灣總督府公文類纂」00010091015X001，頁 81-98。

上述人士的轉職或留任，均有東京帝國大學醫學部人事先行布局的意味；且其布局、擴展的場域，除了同屬於大專教育機構的臺北帝國大學醫學部、附屬醫學專門部，還外擴至屬於政務層面、業務包括研究製造血清疫苗的臺灣總督府中央研究所衛生部。下一節將接續講述，三田定則與細谷省吾的來臺任職，更將引導產出以研製特定血清疫苗為核心的士林製造廠設置計畫。

三、士林支所的政治使命

　　臺灣總督府中央研究所衛生部長於1936年改由三田定則擔任。同年12月下旬，臺灣總督府即於翌年度特別會計預算案的主要新規事業類別中，提出「血清及預防劑（指疫苗）製造所新建所需費用 11 萬 4,899 圓[28]」。關於此事與其前因、後續，在目前已開放的公文書中並不多見，或許是因為血清疫苗也屬於戰爭時期的軍備重要物資，具有機密性。然而，當時臺灣的最大報，也是半官方的《臺灣日日新報》，對此有一些報導。

　　先是，1936年12月，標題〈躍進的中研衛生部，將新建設血清及疫苗的製造所〉的報導，說明需興建製造所的理由是：「在臺灣已有的優良技術上，配合新政策，故需立即建設」[29]。1937年3月，又有標題〈將各種乾燥血清連續不斷地向海外輸出，以細谷博士為首腦，中研以疫苗作為新機軸〉的日文與中文報導，其中訪談在中央研究所衛生部又同時任職於臺北帝國大學醫學部的三田定則部長和細谷省吾，報導如下：

> 相關預算通過後，三田定則醫學部長就和細谷省吾技師等人立即連袂勘查建築預定地數處⋯若竣工時，臺北帝國大學教授，此次兼務中研（即

28　〈督府の明年度予算最高記録を作る〉，《臺灣日日新報》1936年12月23日，版3。

29　〈躍進する中研の衛生部 血清及びワクチンの製造所を新に建設 自來よりも良質のものえ 多量製出されん〉，《臺灣日日新報》1936年12月6日，夕刊2版。

中央研究所）技師的細谷省吾博士，應為首腦⋯⋯他是日本細菌學界第一權威者⋯在內務省傳染病研究所製出破傷風及白喉乾燥血清而聞名世界⋯<u>在熱帶地區，乾燥血清便利攜帶運送，藥效持久不與時遞減</u>⋯中研新製造所將依次製造。且也將製造痘苗、腦脊髓膜炎、和對一切蛇毒有效之乾燥血清。除了用在臺灣，<u>也能輸出到對岸中國和南洋熱帶地區</u>，以發揚臺北帝國大學名聲，服務熱帶地區的百姓住民。

同報導也說明

破傷風或氣性壞疽會因傷口侵入人體，引發身體嚴重感染。過去戰爭時，德、日軍人均深受其害，臺灣每年也有數千名成人和新生兒死於破傷風。透過注射破傷風血清，可以有效預防感染。又未來的蛇毒血清，擬將以百步蛇血清為基礎，製造多價的乾燥血清⋯[30]。

報導中所謂的「乾燥蛇毒血清（粉末）」，其實中央研究所衛生部的鈴木近志已在1934年底研發成功，只是費用昂貴、難以量產。此外，會著重腦脊髓膜炎疫苗的原因，部分是因為臺灣從1934年開始一波流行性腦脊髓膜炎流行潮（持續到1940年代）。患者從1933年的20人，1934年突然增為200多人，死亡率約60%[31]。尤其1935年當年舉行為期50天的「始政四十周年記念臺灣博覽會」，又有日本皇族訪臺，臺灣政府因此更是積極防疫[32]。終1935年全年，臺灣總督府中央研究所向傳染病研究所購買流行性腦脊髓膜炎血清約8千c.c.。也自行製販同病疫苗近100萬人份，占當年全臺總人口587萬人的16.4%。最

---

30 〈各種の乾燥血清をどしどし海外へ輸出 細谷博士を首腦にし 中研がワクチンに新機軸〉，《臺灣日日新報》1937年3月9日，版2；〈製造各種乾燥血清輸出對岸及南洋 中研哇區精新機軸〉，《臺灣日日新報》1937年3月9日，版8。

31 臺灣省行政長官公署統計室編，《臺灣省五十一年來統計提要》，表490-491。

32 〈流行性腦膜炎益蔓延 官民須協力急為防遏 宜於博覽會前徹底撲滅〉，《臺灣日日新報》1935年3月23日，夕刊4版。

後，臺灣 1935 年全年的患者僅 273 人[33]。或許因為上述疫情，1936 年正著手計畫中的血清疫苗新製造廠，也將臺灣已經有製造的流行性腦脊髓膜炎製劑列入計畫增產的項目中。

1937 年 11 月，臺灣總督府會計課刊登兩次招商競標公文，擬開設「血清及預防劑製造所」。翌年再將臺北州七星郡士林街福德洋字山子腳，地號第 92、93、93-2 及 96 號，總計 0.2552 甲土地收歸國有，成為製造所建地[34]。同月出現標題名為〈中研的血清製造所，決定在士林興建，明年度馬上開始業務〉的報導，說明血清疫苗製造所已選擇在臺北州七星郡士林街福德洋字山子腳、劍潭北方山邊士林園藝試驗所右側旱地約 1 萬坪興建（約今臺北市士林區中山北路五段一帶，國軍梅莊營區）。土地中央擬建設二層樓磚造，建坪 400 坪的本館。名稱未定前，有說擬定為「中研士林血清製造支所」。製造品除了既定品項，擬再新增葡萄球菌（會導致感染發炎）等的血清疫苗。製品除了充實臺灣的需要，也可「遠送內地外地」，「恩及各個遙遠的日本統治區域」[35]。

以上報導內容顯示，為了防疫與支援帝國需求，有在臺灣興建新製造所的必要和急迫性，尤其著重在製造「細菌毒素」、「乾燥」、「多價」之新類型血清疫苗，和應用臺灣地理與技術特長的蛇毒血清。負責這個重責大任的人，就是從日本被挖角來臺的細谷省吾。而在臺灣興建新製造所的製品成果，不只要供給臺灣，更是要提供日本內地和所有外地使用。

除此之外，士林製造廠開始興建後，它的走向與方針也一再隨著當局的技術發展而調整。如傳統以馬匹作為血清製造媒介，但戰爭期的馬匹調度不易（需

---

33 臺灣總督府中央研究所衛生部，《臺灣總督府中央研究所 衛生部年報 第 5 號（昭和 10 年度）》，頁 72-80；臺灣省行政長官公署統計室編，《臺灣省五十一年來統計提要》，表 55、表 490。

34 〈請負入札〉，《臺灣總督府府報》3134（1937 年 11 月 16 日），頁 50、〈請負入札〉，《臺灣總督府府報》3135（1937 年 11 月 17 日），頁 54；〈土地收用指定〉，《臺灣總督府府報》3219（1938 年 3 月 3 日），頁 10。

35 〈中研の血清製造所 士林へ建築に決定 明年度早早から事業起〉，《臺灣日日新報》1937 年 11 月 11 日，版 7。

戰馬或運輸用馬），歐美和日本本土俱已致力開發以牛等其他動物作為媒介的血清製造法。約 1938 年，細谷省吾也成功製造出經水牛製作的白喉抗毒素，免疫數與從馬取出者無異，因此臺灣當時正緊急建設中的士林製造廠，計畫中即增加：預定製造以臺灣盛產水牛為媒介的血清疫苗[36]。相關官制和人員配置等事務，也是由細谷省吾等人討論決定[37]。

1939 年 4 月 15 日，血清疫苗製造廠竣工，定名為「中央研究所衛生部士林支所」。製造所總面積 2 萬餘坪，內含電氣、水道、冷凍設備、瓦斯裝置等。本館如【圖 8-1】，為 2 層樓磚造，設置蛇毒二室、破傷風室、乾燥血清室、培養基室、白喉三室、流行性腦脊髓膜炎二室，和包裝、冷藏、恆溫（敷卵）、培養等室。附屬建物有馬厩舍、馬匹採血室、焚燒爐，以及過去動物舍中極罕見的「水牛舍」2 間與牛隻採血室。這呼應之前報紙報導所言，當局以破傷風、白喉、流行性腦脊髓膜炎、乾燥血清、蛇毒等作為重點製劑，和擬應用臺灣水牛作為製劑媒介的想法與規劃。

依報導所言，製造新型血清疫苗的士林支所，其設立目的之一是為了臺灣的疾病防疫需求。如果從臺灣的患者數來觀察，1935 至 1942 年間，臺灣較多的法定傳染病患者人數是：①天花患者每年約 1～70 人。②赤痢患者每年約 600～1,250 人。③流行性腦脊髓膜炎患者每年約 700～1,100 人。④白喉患者每年約 1,400～1,720 人。⑤傷寒患者每年約 2,100～1 萬 1,500 人[38]。再依公立醫院住院者的病因類別來看，1933 至 1942 年間，①因破傷風和外傷而住院的病人，每年分別是 50 人以下。②因軟性下疳（性病）住院，每年為 36～

36　〈治療醫學に大福音 馬を牛に乗換へ 水牛血清の製出 督府中研衛生部の新事業 熱帶醫學に新エポツク〉，《臺灣日日新報》1938 年 4 月 9 日，版 7。另可參見〈水牛から血清採取 幼兒の破傷風豫防注射液〉，《臺灣日日新報》1938 年 6 月 26 日，版 7。

37　〈中研血清ワクチン製造所 八月中に落成式〉，《臺灣日日新報》1938 年 6 月 15 日，版 7。

38　臺灣省行政長官公署統計室編，《臺灣省五十一年來統計提要》，表 490。

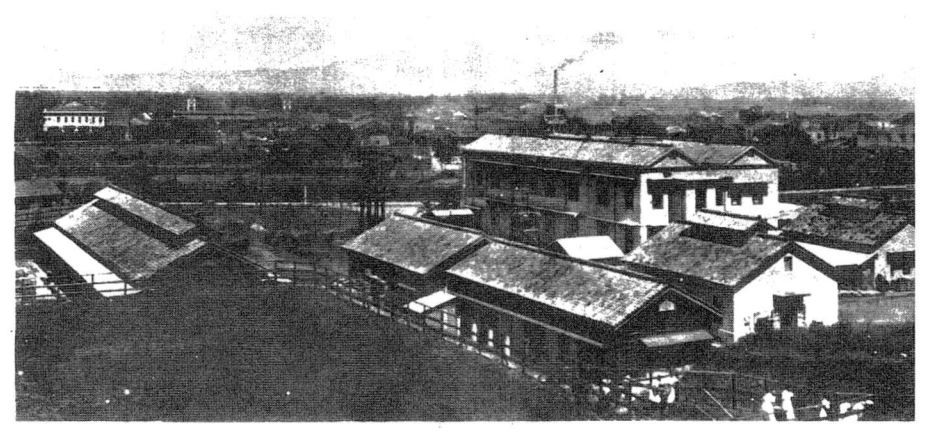

圖 8-1：士林支所全景（自背面）

備註：位於今國軍梅莊基地內。其中，士林支所的本館建物於 2020 年列入臺北市定古蹟。(文化部文化資產局，〈原熱帶醫學研究所士林支所本館〉，「國家文化資產網」網站，https://reurl.cc/dyGWGg（2024/8/5 檢索）

來源：〈熱帶醫學研究所士林支所口繪及附圖〉，《臺灣建築會誌》11：3（1939 年 8 月），無頁碼。

142 人。③因肺炎住院，每年為 630～1,125 人[39]。從以上數據可見，赤痢、傷寒，大約是法定傳染病中患者人數較多的；每年因破傷風而住院的病人則不多。由臺灣患者疾病別較多人數，對應上述士林支所被期許重點製造的血清疫苗是白喉、蛇毒、破傷風等種類，可以發現，這時臺灣總督府汲汲製造的新製劑種類或型態，與臺灣疾病別人數多寡似無直接關連。政府籌建士林支所的核心目的，比起臺灣本地的疾病防治需求，似乎更是為了支援大日本帝國的東亞擴張策略。

39　臺灣省行政長官公署統計室編，《臺灣省五十一年來統計提要》，表 487-2。

四、解體化成帝大附屬

前面提到,1930年代的臺北帝國大學醫學部或臺灣總督府中央研究所衛生部,其業績成果與發展不只有著南進、熱帶研究或東京帝國大學醫學部人事延長等特色,還具有配合政策需求而增產特定血清疫苗的特性。尤其,繼1936年臺北帝國大學醫學部成立、中央研究所衛生部職員頻繁更動和籌建新血清疫苗製造廠之後,就在1939年4月15日士林製造廠正式完工後的不到半個月內,同月28日,自1919年起改制成立的臺灣總督府中央研究所就以「呼應社會文化提升、強化擴充研究所內容」之目的「發展性解體」[40]。其中,中央研究所的農業、工業、化學三部均各自獨立,分別成為臺灣總督府農業試驗所、臺灣總督府林業試驗所和臺灣總督府工業研究所(且均維持到1945年後),僅衛生部更名為「熱帶醫學研究所」並改附設於臺北帝國大學下[41]。

對此中央研究所衛生部迥異於其他各部,不僅沒有獨立自立,並且從行政政務組織轉變成大學教育組織的現象,由臺灣人主編的《臺衛新報》,早於1937年12月即已刊出一篇頭版專題〈中央研究所的解體與衛生部的醫大移管問題〉,探討臺灣醫界組織的原始意義和可能的發展變局:

> 中央研究所的本質是為了理解和開拓臺灣島內資源,但在此新時代中有將中央研究所分割的巨大聲浪,今年春⋯甚至有將中研衛生部的一部分移轉成為臺北帝國大學醫學部一部分之說。現在要進行如是的移管不僅不合理,且正規畫中的疫苗血清製造所(指士林製造所)也應該個別性的獨自設立⋯⋯因為<u>大學是在不違背大學令下進行獨立研究的機構</u>,若吸收了本島既存的中研衛生部,將與大學本來的設立主旨產生矛盾,也有害中研既有之社會機能的最大發揮⋯⋯<u>但若是為了帝國國策的需要</u>,

---

40　臺北帝國大學,《昭和十七年 臺北帝國大學一覽》,頁21。
41　〈臺灣總督府農業試驗所官制、臺灣總督府林業試驗所官制、臺灣總督府工業研究所官制、熱帶醫學研究所官制〉,《臺灣總督府府報》3566(1939年4月28日),頁1。

吾人也可欣迎中研衛生部移管給醫學部[42]。

上述論點旨在提出：**大學是獨立研究的機構，而非從事製造或產業的機構**。這也是 1892 年傳染病研究所得以突破東京帝國大學勢力，而得與大學分開，獨立設所的核心價值。直到 1914 年發生移管事件，傳染病研究所才被迫成為大學附屬研究所。但大學學理與社會實作技術二分的架構區分概念，一直是時人觀念，因此才有 1937 年的時論：**中央研究所和疫苗血清製造所的本質，與臺北帝國大學醫學部的宗旨，有牴觸之處**。此外，1933 年大阪帝國大學擬附設血清疫苗機構，但卻不被文部省和東京帝國大學許可的先例，也宣告著臺灣的血清疫苗機構不可與（臺北）帝國大學發生直屬關係。然而，同篇文章的最後一句「但若是為了帝國國策的需要，吾人也可欣迎中研衛生部移管給醫學部」，則相當耐人尋味，也為 2 年後（1939 年）的士林製造廠和中央研究所衛生部移管埋下伏筆。這篇文章指出 1937 年時臺灣醫界隱然出現的變化；而這一連串的發展，再再呼應 1936 年前後的臺灣中央醫界人事更迭，以及顯露臺灣醫界組織即將變異的前哨。

小結

綜合而言，本章論述原本近似內務省傳染病研究所和北里研究所分支延長機構的臺灣總督府中央研究所衛生部，於 1930 年代備戰、戰爭時期，轉變成為臺北帝國大學醫學部、東京帝國大學醫學部、東京帝國大學附屬傳染病研究所分支延長機構的過程：

①中央研究所衛生部 1930 年代的新使命為「解決進出南洋及遠至南美同胞衛生上諸問題」。衛生部的研究方向因為國家政策和臺灣疫情，調整為增加

42　〈中央研究所の解體と衛生部の醫大移管問題〉，《臺衛新報》111（1937 年 12 月），頁 1。

重視傷寒（血清疫苗）、動物學、瘧疾和熱帶衛生學等研究，以及更注重血清疫苗製造業務。這是衛生部在 1930 年代初期的新角色任務，包括新的公共衛生目標和職責變化。

②中央研究所衛生部的主管長期沒有異動，但 1936 年時，三田定則取代堀內次雄成為部長，堀內次雄（被）離職。原衛生部內從事細菌血清業務的職員，也在 1934、1936、1938 年發生 3 波（被）離職潮，而加入的新職員則多具有東京帝國大學、臺北帝國大學的醫事背景。

③ 1936 年 4 月臺北帝國大學醫學部和附屬醫學專門部（原臺灣總督府臺北醫學專門學校）成立。這兩個單位不只有「南進」、「熱帶研究」、「東京帝國大學人事延長」特點，其中醫學部的人事選擇與業務發展，早在 1934 年東京帝國大學附屬傳染病研究所長長與又郎任內已有討論，並定案以細菌血清研究專長者為重，以及確立由三田定則和細谷省吾來臺擔任首長。如是的人事和組織結構規劃，不只關係東京和臺北兩個帝國大學的走向，也將影響屬於政府衛生行政業務的臺灣總督府中央研究所衛生部發展。

④三田定則和細谷省吾先是進入教育體系的臺北帝國大學醫學部，再兼職進入衛生行政體系的臺灣總督府中央研究所衛生部，並在衛生部籌設新血清疫苗工廠。新工廠具細菌毒素製劑研製能力，擴展衛生部的功能，也呼應戰爭期間的備戰和公共衛生需求。

⑤新工廠（士林支所）完工後，臺灣總督府中央研究所即解體，各部門各自獨立成單一機構，惟衛生部和新血清疫苗工廠成為附屬於臺北帝國大學的熱帶醫學研究所。如此的組織職能重組，實現了以血清疫苗為標的之更緊密合作掌控和更高效的運作。熱帶醫學研究所也成為全日本除了傳染病研究所以外，唯一能在「帝國大學」名義下製造販賣血清疫苗的機構。此外，原屬於衛生行政體系的衛生部和血清疫苗工廠，卻被併入屬於教育體系的臺北帝國大學，成為大學附屬研究所，恍如 1914 年傳染病研究所移管事件的重新上演。

整體而言，本章探討臺灣總督府中央研究所衛生部如何（被）與東京帝國大學及臺北帝國大學進行整合與延伸的過程。這一過程涉及組織整合、資源重組、職能調整，以及各機構單位間的互動、合作和擴展；既是權力伸展擴張的表現，也是為了實現更緊密、高效的運作和控制。次章將接續說明熱帶醫學研究所成立後的發展，並比較臺灣與其他日本統治外地之間的共通性與異質性。

本章焦點

展示1930年代臺灣醫事衛生機構的轉變及關鍵過程。包括中央研究所衛生部的人事更迭，臺北帝國大學醫學部的設立經過，以及中央研究所解體，各部獨立自立，僅衛生部和士林支所成為附屬（於大學）而非獨立機構。

1. 中央研究所衛生部
   - 1930年前：
     - 近似內務省傳染病研究所和北里研究所分支延長機構。
   - 1930年後：
     - 新使命：解決南洋及南美同胞的衛生問題。
     - 重點業務轉向：傷寒、動物學、瘧疾、熱帶衛生學及血清疫苗製造。

2. 帝國大學的延長
   - 臺北帝國大學醫學部成立
     - 背景：1936年4月臺北帝國大學醫學部及附屬醫學專門部（原臺灣總督府臺北醫學專門學校）成立。
     - 特點：南進、熱帶研究、東京帝國大學人事延長。
     - 規劃：1934年已定案臺北帝國大學醫學部的人事與業務，規劃案密切關係日本對血清疫苗的需求。
   - 臺灣總督府中央研究所衛生部的人事變動：
     - 主管：三田定則1936年取代堀內次雄成為部長。
     - 移出：原細菌血清業務職員於1934、1936、1938年分批離職。
     - 移入：新職員多具有東京帝國大學或臺北帝國大學背景。

3. 新血清疫苗工廠（士林支所）
    - 歷程：
        - 三田定則和細谷省吾進入臺北帝國大學醫學部，並兼職中央研究所衛生部，籌設新血清疫苗工廠（士林支所）。
    - 重點項目：
        - 細菌毒素、乾燥、牛媒介製劑製造。

4. 解體化成帝大附屬
    - 現象：
        - 工廠完工後，中央研究所解體，各部門各自獨立成單一機構。
        - 僅衛生部和新血清疫苗工廠併入臺北帝國大學，成為附屬熱帶醫學研究所。
    - 特點：
        - 全日本唯二能在帝國大學名義下製造販賣血清疫苗的機構。
        - 恍如 1914 年傳染病研究所移管事件再次上演。
    - 意義：
        - 過去學者以臺北帝國大學重視「熱帶」、「南向」，但士林支所事件呈現：對於血清疫苗的需求和重視，亦是深刻影響臺北帝國大學醫學部發展軸向的重要因素。

次章焦點
- 士林支所關聯的衛生行政和醫學機構變革。

第九章
扶植或移植

一、帝大附屬熱帶醫學研究所
二、士林支所的政治面向
三、提升外地血清疫苗產能
四、龐大的細菌血清學部

　　前章講述以日本備戰、戰爭時期為背景，臺灣總督府中央研究所衛生部在1930年代發生的業務變動和人事大幅更換，並於1939年解體後改歸大學附屬，成為臺北帝國大學附屬熱帶醫學研究所。本章接續說明熱帶醫學研究所成立之後的發展。內容包括：

　　①臺北帝國大學附屬熱帶醫學研究所官制參照東京帝國大學附屬傳染病研究所。熱帶醫學研究所是繼傳染病研究所之後，日本第二個，也是「唯二」能在「帝國大學」名義下製造販賣血清疫苗的機構。這兩個機構也常人事互通。

　　②熱帶醫學研究所士林支所生產的血清疫苗，比起臺灣需要，更像是日本（備戰）需要。

　　③從日本在滿洲、朝鮮、中國發展的血清疫苗研製機構和製品種類，比較臺灣血清疫苗發展的特別之處。

　　④傳染病研究所以細菌血清學部最龐大，其中細谷省吾為最要角。

◇ ◇ ◇

一、帝大附屬熱帶醫學研究所

1. 所員制和製販血清疫苗

　　1939 年 4 月下旬從臺灣總督府中央研究所解體而出的衛生部和士林支所，成為臺北帝國大學附屬熱帶醫學研究所。注意：是「附屬於臺北帝國大學」，並非「附屬於臺北帝國大學醫學部」。依昭和 14 年（1939）4 月 27 日勅令第 278 號熱帶醫學研究所官制：

> 一 熱帶醫學研究所設置以下職員
> 　 所長 所員 技師 書記 技手
>
> 一 所長由臺灣總督自臺北帝國大學教授中選任。所長在臺北帝國大學校長（日文為總長）監督下，掌理熱帶醫學研究所事務。
>
> 一 所員由臺灣總督自臺北帝國大學的教授及助教授中選任。所員在所長監督下，掌管……事務。
>
> 一 臺北帝國大學教授擔任所長或所員者，得免開設講座。
> 　 依前項規定免開設講座之教授及被任命專門從事所務的所員助教授，共計五名，不包含於臺北帝國大學人員定額內[01]。

再觀察昭和 2 年（1927）9 月 19 日東京帝國大學附屬傳染病研究所官制：

> 一 傳染病研究所設置以下職員
> 　 所長 所員 技師 書記 技手 藥劑手 看護長（即護士長）
>
> 一 所長由文部大臣自東京帝國大學教授中選任。所長在東京帝國大學

01　熱帶醫學研究所編，《熱帶醫學研究所概要》（臺北：熱帶醫學研究所，1940），頁 2-3。

校長（日文為總長）監督下，掌理傳染病研究所事務。

一　所員由文部大臣自帝國大學的教授及助教授中選任。
　　所員在所長監督下，掌管……事務。

一　帝國大學教授擔任所長或所員者，得免開設講座。
　　依前項規定免開設講座之教授及被任命專門從事所務的所員助教授，共計八名，不包含於帝國大學人員定額內[02]。

透過比較，可見熱帶醫學研究所與傳染病研究所的官制幾近雷同，包括都採取限制所員均必須是大學教員的「所員制」：所長和所員均從臺北帝國大學的教授或助教授中選任，各科首長則從所員中選任。如此就限制了熱帶醫學研究所體制內正式職員均須來自臺北帝國大學，使熱帶醫學研究所成為名符其實的「臺北帝國大學附屬」研究所。

臺北帝國大學附屬熱帶醫學研究所的官制頒告後，隨後也頒告〈熱帶醫學研究所事務分掌規程〉，指示熱帶醫學研究所含四科一課和三支所，其名稱和業務內容如下：

一　熱帶病學科：研究熱帶病的病原、病理、預防、治療、調查及實驗。

一　熱帶衛生學科：研究熱帶地的保健衛生。

一　細菌血清學科：研究細菌性疾病的病原、預防、治療，預防治療品的研究調查，細菌血清及細菌學性預防治療品的鑑定及效力檢定。
　　（即製造兼檢定機構）

一　化學科：研究藥學、衛生化學、醫事及衛生藥品等的調查實驗。

02　〈傳染病研究所官制中改正〉，（日本）公文類聚太政官內閣關係文書・昭和二年勅令第二八九號，申請號：御 16449100。

一　庶務課

一　士林支所：血清疫苗製造廠，與細菌血清學科連結。

一　臺中和臺南支所：分別位於臺中市和臺南市，處理醫事及衛生用藥品試驗、檢定及封緘，與化學科相關連[03]。

1942年再為了南進和農業移民等需要，增設厚生醫學科，掌理熱帶地區人口的衛生統計學，以及熱帶地區住民體力之保健衛生調查研究[04]。

其中，臺北帝國大學附屬熱帶醫學研究所的組織包括製造血清疫苗的士林支所。

士林支所依上一章所述，其成立與日本帝國的需求有關，初期是以三田定則和細谷省吾為主導人。而臺灣總督府中央研究所衛生部士林支所完工成立後的半個月內，不僅臺灣總督府中央研究所解體分立，其中的衛生部還不同於其他部門分別獨立自立，而是帶著士林支所一起被併入大學教育機構，成為臺北帝國大學附屬熱帶醫學研究所暨支所。

此外，比起本書第七章的1933年大阪帝國大學不被允許在「帝國大學」名義下製販血清疫苗案例，則1939年的臺灣能在臺北「帝國大學」名義下製販血清疫苗，則很特別。甚至，若再與日本其他內、外地的帝國大學比較：

①如【表7-4】，日本境內各個帝國大學至1944年12月前（1945年的資訊不詳），除了東京帝國大學附屬傳染病研究所外，沒有其他可以帝國大學學校機構名義研究製造血清疫苗販賣者。

②日本在外地統治區，僅設立兩所帝國大學，一是臺北帝國大學，一是京

03　熱帶醫學研究所編，《熱帶醫學研究所概要》，頁1-12；〈熱帶醫學研究所事務分掌規程制定ニ關スル件〉，「臺灣總督府公文類纂」00010419014，頁595-604。

04　〈熱帶醫學研究所事務分掌規程中改正〉，《臺灣總督府官報》111（1942年8月12日），頁67。

城帝國大學。1926 年在朝鮮（韓國）創立的京城帝國大學，有醫學部、附屬醫院、附屬生藥（crude drugs）研究所，但至 1944 年（之後的資訊不詳）都沒有附置任何血清疫苗相關單位。負責朝鮮當地血清疫苗製販的機構，是朝鮮總督府轄下的細菌檢查所[05]。

如此一來，不只臺灣總督府中央研究所衛生部獨自改隸大學教育機構在臺灣是個特例，臺北帝國大學附屬熱帶醫學研究所所能製造販賣血清疫苗，更是全日本在傳染病研究所以外的特例。此外，東京帝國大學附屬傳染病研究所雖是帝國大學附屬機構，但也是日本中央指派之傳染病相關業務以及血清疫苗檢定專責機構，需受內務省監督。而臺北帝國大學附屬熱帶醫學研究所源自臺灣總督府中央研究所衛生部，改制後也仍需執行過去屬於政府衛生行政的血清疫苗檢定業務（細菌血清學科）。關於這點，傳染病研究所和熱帶醫學研究所再度相同，卻也是與全日本其他內外地不同之處。

在研究國家發展的學術理論中，有時會把具有政治或技術等關聯的兩個地區分為「中心」（center）與「邊陲」（periphery）。「中心」通常是「先進」、具支配力的；「邊陲」通常是「後進」、被支配的。如果以這樣的概念來看日本帝國時期的臺灣細菌學和血清疫苗界發展，則臺灣先是受北里柴三郎／舊傳染病研究所一派影響，而後受東京帝國大學／新傳染病研究所一派影響的現象，顯示臺灣醫界的邊陲性格。但臺灣先是能優於日本各機構之前，率先創設獨立研究且又是複合研究的臺灣總督府研究所；繼而又能迥異於日本內外地，成為東京帝國大學以外，全日本唯一可在帝國大學體制下製造販賣血清疫苗之地；由此角度，則臺灣似乎也具有一種邊陲地區的超越（transcend）與特殊性。

---

05 京城帝國大學編，《京城帝國大學一覽 昭和十七年》（京城：京城帝國大學，1943），頁 90-98、111-130、附錄圖。

2. 成為東大延長

　　熱帶醫學研究所並非完全新創、從零開始招募人才的嶄新組織，而是從臺灣總督府中央研究所衛生部移管、改名、改制而成立的組織。在中央研究所衛生部轉為臺北帝國大學附屬熱帶醫學研究所的同時，原衛生部時期的員工、設備、研究成果、建物、土地等等人事物，原則上也同步移轉。只是在人員部分，一部分是由於「所員制」的限制，使熱帶醫學研究所的人員組成有別於前。

　　熱帶醫學研究所初創時，其中原衛生部的職員已如本書前章所述的陸續（被）離職。而新制熱帶醫學研究所的所員名單如【表9-1】，可見在四學科一庶務課中，四個學科專業的所員多來自日本各地的帝國大學，其中細菌血清學科的所員更幾乎多來自東京帝國大學，且多具有東京帝國大學附屬傳染病研究所的經歷背景。於是，在這個過程中，從中央研究所衛生部改制而來的熱帶醫學研究所，轉為東京帝國大學醫學部和附屬傳染病研究所的親緣組織。甚至，身為（日本）傳染病研究所第八細菌血清學部長以及毒素製劑領導人的細谷省吾，也同時擔任（臺灣）熱帶醫學研究所的細菌血清學科長和士林支所長。1936年曾赴法國巴斯德研究所留學的長野泰一，1939年起也同時在（日本）傳染病研究所、（臺灣）中央研究所衛生部和臺北帝國大學醫學部三機構擔任技手[06]。

　　換言之，臺灣細菌學和血清疫苗主要研究製造機構——臺灣總督府中央研究所衛生部，就在上述人事延長和體制變動的過程中，漸漸轉變成為東京帝國大學和傳染病研究所的親緣分支機構。東京帝國大學的人事集團不僅延伸到臺北醫學專門學校和臺北帝國大學，更透過日本政府對特定血清疫苗的需求，也延伸到臺灣總督府中央研究所，甚至最後將中央研究所衛生部吸納於臺北帝國大學的組織體制和東京帝國大學的勢力範圍下。相較於大阪或朝鮮等地的日本

06　〈敘任及辭令 小林長彥外五十二名〉，《臺灣總督府府報》3577（1939年5月11日），頁29。

表 9-1：熱帶醫學研究所所員名單

	所員名單	來臺時間	學歷／背景	備註
1939 年初創時				
所長	三田定則	1936	東京帝大醫博／傳染病研究所。研究血清化學	1940 年改由下條久馬一擔任所長
化學科	野副鐵男（科長）	1927	東北帝大理博	
	小林謙司	1939		兼臺中和臺南支所長
	安江政一	1938		
熱帶病學科	宮原初男（科長）	1930	九州帝大。研究瘧疾	
	森下薰（勤務）	1924	東京帝大理博。研究寄生蟲	
熱帶衛生學科	富士貞吉（科長）	1930	京都帝大。研究厚生學	
細菌血清學科	細谷省吾（科長，兼士林支所長）	1936	東京帝大醫博／傳染病研究所。研究毒素	1939 年 8 月細谷不在，由岸田秋彥代理科長
	下條久馬一（勤務）	1929	東京帝大醫博。研究腦炎、傷寒菌	1940 升所長
	武田德晴（勤務）	1935	東京帝大醫博。研究細菌毒素	
	岸田秋彥（勤務）	1939	？。研究赤痢菌	1940 年 4 月升科長 1959 年長崎大學醫博
	栗本珍彥（勤務）	1938	東京帝大醫博。研究赤痢菌	1941 年離職
1941 年增聘				
	和氣巖	1934	京城帝大。研究腦炎	1934 年已被長與又郎內定為臺北帝大醫學部病理學部教授
	真柄正直	1936	東京帝大／傳染病研究所。研究產科、厭氧菌	

來源：〈敘任及辭令 小林長彥外五十二名〉，《臺灣總督府府報》3577（1939 年 5 月 11 日），頁 29；〈敘任及辭令 庄野信司外三名〉，《臺灣總督府府報》4159（1941 年 4 月 9 日），頁 47。

內外地帝國大學，臺北帝國大學不僅擁有被許可研製血清疫苗的熱帶醫學研究所，在人事上甚至還與東京帝國大學和傳染病研究所同時聘用細谷省吾與長野泰一。這都使臺灣成為日本醫界和血清疫苗界的罕見特例。

附帶一提，1939年熱帶醫學研究所這四科一課三支所共8個單位的11名所員中，僅細菌血清學科就占其中5位，占所員總數近半數。此外，1939年當年，熱帶醫學研究所若不計算熱帶醫學研究所官制以外的數十名囑託、雇，僅計算官制內的技師、技手、書記就有36人。這36人中，細菌血清學科有7人，士林支所有8人；這兩個單位總計有15人，占全研究所勤務總人數36人的42%，之後還不斷增加員額[07]。從士林支所和細菌血清學科職員人數占全所人數比例之多，也可說明這兩個單位的地位如何之重。

二、士林支所的政治面向

1. 新型態、新種類、跨海免運優惠

血清疫苗對於日本的重要性，除了表現在本書前幾章的論述，還有如日本本土在1938年前已成立「全國醫藥品原料配給統制會」。1940年日本再實施「重要醫藥品生產擴充計畫」，設置「重要物資調查委員會」作為物資動員。1941年5月再公告「醫藥品及衛生材料生產配給規則」，重點生產重要醫藥品127個品項；同年也設立「日本醫藥品生產統制株式會社」，管理全國醫藥品原料配給和生產⋯。這些配給統制、調查、生產擴充等等的標的物中，都包含血清疫苗[08]。

07　各年度職員人數異動，詳參臺北帝國大學編，《臺北帝國大學一覽》與《臺灣總督府職員錄》1939～1944年各年度「職員」。

08　厚生省醫務局，《醫制百年史 記述編》，頁313。

為了帝國需要，臺灣也積極促成可以製造新型血清疫苗的士林支所。其核心人物細谷省吾，於 1936 年至臺北帝國大學任職，1937 年再兼任臺灣總督府中央研究所技師，也同時身兼東京帝國大學職務[09]。換言之，細谷省吾是臺、日兩地同時任職。1940 年，細谷省吾更取代田宮猛雄，成為傳染病研究所的白喉血清製造主任[10]。日本陸軍軍醫學校在 1941 年 4 月成立之「氣性壞疽委員會」，委員中除了各級軍醫，還有「（東京）東京帝國大學教授傳染病研究所所員細谷省吾」和「（臺北）熱帶醫學研究所技師長野泰一[11]」。由此可見，細谷省吾的身分跨域（日、臺兩地同時任職直到 1944 年以後，如【表 8-3】）、多元（東京帝國大學、臺北帝國大學、傳染病研究所、臺灣總督府中央研究所、日軍軍醫學校），也是臺、日兩地血清疫苗製造界的重要角色。

　　在臺灣的士林支所，細谷省吾成功以臺灣水牛為媒介，製造出流行性腦脊髓膜炎血清。同樣從傳染病研究所來臺灣士林支所任職的長野泰一，也於 1940 年發表以水牛為媒介的痘苗與乾燥痘苗研究成果[12]。會強調以水牛為媒介，是因為過去日本是透過馬匹製造血清疫苗、透過小牛（犢）製造痘苗。馬匹如前所述，戰爭期間亟需軍馬。小牛方面，則是因為中國南部的需求增加，臺灣方面也有人口增加和加強防疫的需求，使現有的小牛數量已不足以提供製苗所需。依長野泰一使用臺灣產水牛替代小牛之實驗研究成功報告所述，使用水牛的優點為價格低廉、採取量為小牛兩倍半、善感率亦更優良。1941 年起擬運用臺灣總督府預算開始增產。乾燥痘苗部分，則是因為普通製程的血清疫苗有效

09　〈細谷省吾任臺北帝國大學教授、四等、醫學部〉，「臺灣總督府公文類纂」00010085023，頁 144-158；〈細谷省吾兼任東京帝國大學助教授、四等〉，「臺灣總督府公文類纂」00010085067，頁 438-444；〈細谷省吾兼任臺灣總督府中央研究所技師、敘高等官四等〉，「臺灣總督府公文類纂」00010089067，頁 643-660。

10　小高健，《傳染病研究所―近代醫學開拓の道のり》，頁 390。

11　日本醫學會，《第 27 回日本醫學會總會出展「戰爭と醫學」展 展示パネル總覽》（大阪：第 27 回日本醫學會總會出展「戰爭と醫學」展實行委員會，2007），頁 86。

12　丸山芳登，《日本領時代に遺した臺灣の醫事衛生業績 疾病衛生編》，頁 36；熱帶醫學研究所編，《熱帶醫學研究所概要》，頁 10。

期間短，且不耐熱帶、難簡便貯存。而乾燥痘苗為粉末體，不怕高溫，也能在普通溫度中長久放置 5 至 10 年[13]。上述士林支所的新血清疫苗製劑與新製程，有因應戰時缺乏製程所需動物而研發的新方法，也有因為海外戰況需要而發展的新技術。核心要素都是戰爭。

再看 1941 年 7 月熱帶醫學研究所（士林支所）公告的製品販賣規程，品項包括：

①「ワクチン」（指疫苗）：(1)痘苗、(2)狂犬病疫苗、(3)傷寒菌疫苗、(4)副傷寒 A 型菌疫苗、(5)傷寒副傷寒菌混合疫苗（A 及 B 型）、(6)霍亂菌疫苗、(7)鼠疫菌疫苗、(8)流行性腦脊髓膜炎菌疫苗、(9)淋菌（Gonococcus）疫苗、(10)軟性下疳疫苗。以上疫苗的官方用詞都是使用新傳染病研究所慣用的「ワクチン」一詞。製劑的單位有「具」（日文，形容棒狀物）、人份、cc. 和「瓩」（ml）；定價從 7 錢（痘苗）到 5 圓（狂犬病疫苗）不等；有效期限為 1 至 6 個月。

②「診斷液」：(1)傷寒、(2)副傷寒 A 型、(3)副傷寒 B 型的診斷液。以上製劑均是 20 瓩 75 錢，有效期限 3 個月。

③「診斷用家兔免疫血清」：(1)傷寒菌、(2)副傷寒 A 型菌、(3)副傷寒 B 型菌、(4)志賀赤痢菌、(5)赤痢異型菌（駒込 B 型、川瀨中村型）、(6)原型霍亂菌、(7)異型霍亂菌、(8)中間型霍亂菌。以上製劑均是 1 瓩 1 圓，有效期限 1 年。

④「治療用血清」：(1)液體氣性壞疽（Gas Gangrene）水牛血清、(2)液體破傷風血清、(3)流行性腦脊髓膜炎菌血清、(4)赤尾鮐（赤尾青竹絲）蛇毒血清、(5)龜殼花蛇毒血清、(6)雨傘節蛇毒血清、(7)鎖鏈蛇（鎖蛇）蛇毒血清、(8)健康

---

13 〈犢に代る水牛痘苗にも凱歌 世界之乾燥痘苗の研究 熱研長野博士遂に成功〉，《臺灣日日新報》1941 年 1 月 23 日，夕刊版 2。此外，戰爭期間，各國間也競爭血清疫苗等製劑的改良，如〈コブラ猛毒完全中和血清の新療法完成 臺大、桑島博士の苦心〉，《臺灣日日新報》1943 年 3 月 30 日，版 3；〈ワクチン療法に一大革命來る 化學之なその製造〉，《臺灣日日新報》1938 月 11 月 8 日，版 6；〈鶏卵からワクチン〉，《臺灣日日新報》1939 年 6 月 13 日，版 3；〈野戰病院の傷兵に粉末血清を注射 戰陣醫學界に大吉報〉，《臺灣日日新報》1940 年 8 月 3 日，版 7。

馬血清。以上製劑以 20 ㏄或 40 ㏄為單位，有效期限均為 1 年[14]。

這份熱帶醫學研究所（士林支所）的製品販賣規程，比起 1939 年的中央研究所（衛生部）製品販賣規程，不只增加了上述<u>標示底線</u>的品項，且首次在臺灣官方的血清疫苗製造販賣規則內說明產品的有效期限、不可退換貨，以及「日本領土及中國不須運送費」的跨海、跨境免運優惠[15]。

綜合以上，說明：①肩負戰爭時期臺、日兩地血清疫苗製造重任者之一是細谷省吾。②士林支所有達到細谷省吾等人籌備時的規劃，於成立後新增製販細菌毒素和水牛媒介等的特定血清疫苗，以應戰時需求。③法規特別指出「日本領土及中國不須運送費」，更再顯出士林支所的為國（大日本帝國）服務性格。關於士林支所的政治性，可再以以下事例說明。

2. 兼顧島內外南北各地

士林支所成立的初衷之一如本書第八章所述，是「也將製造痘苗、腦脊髓膜炎、和對一切蛇毒有效之乾燥血清……除了用在臺灣，也能輸出到對岸中國和南洋熱帶地區」[16]。其中，腦脊髓膜炎即流行性腦脊髓膜炎，本書第五章最末曾有介紹。此病在臺灣，因為年年大規模預防接種而在 1936 年止息，但 1938 年起，患者人數又突然年年增加，1938、1939、1940 年分別出現患者 170 人、495 人、633 人，以上 3 年的患者死亡率均約 50%。1941 年起疫情才逐漸

---

14 〈熱帶醫學研究所血清其ノ他細菌學的豫防治療品ノ賣捌價格〉，《臺灣總督府府報》4240（1941 年 7 月 16 日），頁 105。

15 〈熱帶醫學研究所血清其ノ他細菌學的豫防治療品ノ賣捌價格〉，《臺灣總督府府報》4240（1941 年 7 月 16 日），頁 105。

16 〈各種の乾燥血清を どしどし海外へ輸出 細谷博士を首腦にし 中研がワクチンに新機軸〉，《臺灣日日新報》1937 年 3 月 9 日，版 2。

下降，1941 和 1942 年的患者各 244 和 123 人，患者死亡率均低於 40%[17]。

這波 1938 至 1940 年間的疫情，是以臺南和臺北為中心向外擴散。面對急起的疫情，官方採取隔離、消毒、預防接種、患者早期發現、清潔、日光直曬、食鹽水漱口等綜合防疫法；其中在預防接種一項，更是全年頻繁出現臺灣各地的有關報導[18]。尤其最晚從 1940 年開始，臺灣各地方政府使用的是「熱帶醫學研究所士林支所之<u>新型</u>流行性腦脊髓膜炎疫苗」，官方也對接種情形詳加追蹤紀錄。

據臺南州警務部衛生課技師野田兵三的疫學調查報告，1940 年上旬，疫區臺南州為預防流行性腦脊髓膜炎，同時實施農村住宅改良與全州預防注射計畫。在 1940 年春季和按往例之流行尖峰期的冬季疫情之前，臺南州先後有 62 萬 8 千餘人和 66 萬 2 千餘人，總計 129 萬 1 千人接種新型流行性腦脊髓膜炎疫苗，而這兩波的接種後染病率分別是 31 人（萬分 0.54）和 81 人（萬分 1.22）。這兩波總計之未完成二劑完全接種者 20 萬 7 千人中，有 37 人染病（萬分 1.79）。報告因此論證：預防接種確實有效[19]。

又據熱帶醫學研究所士林支所技手園田釋雄等人報告，臺中州亦對總計 30 萬人（含員林郡 18 萬全郡居民）接種疫苗並統計；其中 24 人染病，為萬分 0.8。又 24 名染病者中，15 人為接種一劑者，4 人死亡；9 人為接種兩劑者，1 人死

17　臺灣省行政長官公署統計室編，《臺灣省五十一年來統計提要》，表 490-491。

18　如〈流腦豫防注射 臺南全市民に〉，《臺灣日日新報》1939 年 10 月 21 日，版 8；〈全市民に豫防注射 十四、五兩日再實施〉，《臺灣日日新報》1939 年 11 月 11 日，版 5；〈流腦の蔓延に 嘉義市は警戒 近接地に豫防注射〉，《臺灣日日新報》1939 年 1 月 10 日，版 5；〈玉里／流腦豫防注射〉，《臺灣日日新報》1939 年 2 月 10 日，版 8；〈屏東 交通を阻絕して 防遏陣堅し〉，《臺灣日日新報》1939 年 3 月 25 日，版 5；〈羅東街に流腦發生す〉，《臺灣日日新報》1939 年 5 月 13 日，版 5；〈竹南に流腦 五千名に豫防注射〉，《臺灣日日新報》1939 年 7 月 30 日，版 5；田尻英二，〈流行性腦脊膜炎の豫防撲滅に就いて〉，《臺灣警察時報》288（1939 年 11 月），頁 88。

19　野田兵三、杉田慶介，〈臺灣ニ於ケル流行性腦脊髓膜炎ノ疫學之調查成績ニ就イテ〉，《臺灣醫學會雜誌》40：1（1941 年 1 月），頁 177；〈百餘萬人に豫防注射〉，《臺灣日日新報》1940 年 11 月 15 日，版 4。

亡。結論亦是預防接種確實有效[20]。其中，園田釋雄報告中記述該篇報告是「細谷省吾指導」[21]。

上揭案例顯示，臺灣面對疫情時，使用「熱帶醫學研究所士林支所之新型流行性腦脊髓膜炎疫苗」對百餘萬人接種，過程中受「細谷省吾指導」，可見士林支所成立的初衷之一「用在臺灣」，是確實有成。

另一方面，1941 年 8 月，長與又郎逝世。同年 12 月 8 日，日本開始對美、英戰爭。而日、美開戰 10 日後，負責血清製造的細谷省吾以翌年 3 月前須製造出合計 3 千公升破傷風血清和氣性壞疽血清之緊急需要，提出「血清限制案」。此案經厚生省、陸軍省、海軍省等各部商議後，快速成為國家政策方針，公告自 1942 年初起，以白喉、破傷風、氣性壞疽、蛇毒作為全國重點血清[22]。而上述類別除白喉血清疫苗外，熱帶醫學研究所士林支所均已有製造販賣[23]。

又依 1944 年熱帶醫學研究所（士林支所）公告之新增製販血清疫苗品項：①「ワクチン」（指疫苗）項下，新增(1)「白喉豫防液」、(2)「白喉毒素液（疾病反應用）」、(3)「百日咳菌ワクチン（疫苗）」。②「治療用血清」項下，新增(1)各種免疫單位量的「白喉血清」、(2)「雨傘節龜殼花混合血清」（屬於多價蛇毒血清）[24]。由臺灣新增的血清疫苗品項對應前述的日本「血清限制案」等案，再度呈現熱帶醫學研究所新增製販的各項白喉和蛇毒製劑，顯然比起臺

---

20 桐林茂，〈昭和十五年春臺中州下ニ於テ發生セル流行性腦脊髓膜炎ニ就イテ〉，《臺灣醫學會雜誌》40：1（1941 年 1 月），頁 177-180；〈流腦を撲滅 員林全郡民に豫防注射〉，《臺灣日日新報》1940 年 11 月 28 日，版 5。

21 園田釋雄、清水正策，〈流行性腦脊髓膜炎菌の研究（第 1 報）〉，《熱帶醫學研究》1：3-4（1943 年 7 月），頁 457。

22 厚生省醫務局，《醫制百年史 記述編》，頁 313；小高健，《傳染病研究所—近代醫學開拓の道のり》，頁 390-392。

23 〈熱帶醫學研究所血清其ノ他細菌學的豫防治療品ノ賣捌價格〉，《臺灣總督府報》4240（1941 年 7 月 16 日），頁 105。

24 〈熱帶醫學研究所血清其ノ他細菌學的豫防治療品ノ最高販賣價格指定中改正〉，《臺灣總督府官報》649（1944 年 5 月 20 日），頁 121。

灣防疫所需，更是為了呼應國家政策方針所需。

　　由上述之 1940 年代前後，臺灣島內大量接種士林支所製造的新型流行性腦脊髓膜炎疫苗來防疫，以及士林支所銳意製造的新血清疫苗品項與國家重點需求品項相符，都說明士林支所為臺灣島內外、為國服務的政治性格。曾長期擔任中央研究所衛生部技師的丸山芳登，回顧臺灣醫學史：

> 長野泰一等人研究使用臺灣產水牛製造痘苗，充足島內需要，剩下的再支應對岸中國需要。……熱帶醫學研究所也派員前往海南島，與當地臺灣總督府博愛會合作，在當地嘗試細菌、血清治療藥品製造等[25]。

也是指出士林支所的政治性。即臺灣的相關技術成果不僅只協助、供應臺灣島內，也協助、配送、應用到臺灣島外的日人、日軍足跡所到之處。

　　總體而言，士林支所興建後，確實有達成它被主政者所期待的：①增製特定血清疫苗，如細菌毒素製劑；②多價化，如蛇毒混合血清；③媒介動物替換，如水牛血清；④乾燥化，如乾燥痘苗；⑤輸出海外使用，等等目標。這些製劑品項呼應第八章的 1936、1937 年報導，說臺灣被設定作為「南向」基地，「南方」、「熱帶」是使士林支所必須被建設的重要因素[26]。「熱帶醫學」研究所的名稱也具有上述意涵。只是，士林支所的設立目的雖帶有「南方」、「熱帶」等期許，但實際上，士林支所僅其中的蛇毒、水牛媒介血清疫苗，和臺北位在副熱帶且在交通上離熱帶地區較近這三點，較能呈現南方與熱帶特色。士林支所被計畫製造的細菌毒素或牛媒介或乾燥等所有型態血清疫苗，亦可提供熱帶以外的冷、溫、寒帶使用；白喉、破傷風、氣性壞疽與性病等疾病，也非熱帶特色疾病。因此，士林支所的建立其實不完全是針對「南向」或「熱帶」的擴

25　丸山芳登，《日本領時代に遺した臺灣の醫事衛生業績 疾病衛生編》，頁 36。

26　〈躍進する中研の衛生部 血清及びワクチンの製造所を新に建設 自來よりも良質のものえ 多量製出されん〉，《臺灣日日新報》1936 年 12 月 6 日，夕刊 2 版；〈製造各種乾燥血清輸出對岸及南洋 中研哇區精新機軸〉，《臺灣日日新報》1937 年 3 月 9 日，版 8。

張需求，而是適用於日人或日軍步伐所及之所有大東亞地區，協助日本帝國整體的東亞擴張策略。也是因為如此的大東亞目標，才使作為日本中央政府血清疫苗製造和檢核機構的東京帝國大學傳染病研究所，能藉著戰爭期間對血清疫苗的需求，快速擴大勢力到臺灣的學界和中央行政機構，影響並大幅改變相關人事、技術與政策。那麼，比起臺灣，日本其他外地又是如何的情形？

三、提升外地血清疫苗產能

1. 滿洲

延續本書第六章所述，1906 年中國東北（滿洲）成為日本控制地，日本設立南滿洲鐵道株式會社（簡稱「滿鐵」）作為當地的管理機構。1925 年，滿鐵在大連市建立衛生研究所，執行細菌、病理化學、衛生、血清、痘苗等的研究與製造業務[27]。1931 年起，滿鐵也對轄區內小學生半強制性的接種猩紅熱疫苗，和提供傷寒、赤痢等疾病的預防錠／劑給需要大眾[28]。1932 年（大同元年）滿洲國成立後，因新京（今長春）附近的農安縣流行鼠疫，滿洲國民政部衛生司、關東軍軍醫部、滿鐵衛生課，即共同派遣調查班和防疫班到各疫情發生地，實施身體檢查、隔離、教育宣傳、預防注射、滅鼠、燒屍等防疫措施[29]。

1934 年（康德元年）滿洲國改為帝制後，滿洲國民政部在新京開設「衛生技術廠」，分總務、細菌、血清、疫苗、化驗、製劑等科，主要業務在預防傳染病和充實血清疫苗等預防材料[30]。1935 年 8 月底技術廠完工，各科室開始作業。首任廠長由東京帝國大學附屬傳染病研究所的技師阿部俊男擔任。1935 年

---

27 現代之獸醫社編，《獸醫畜産年鑑》，頁 161。
28 滿史會編，《滿洲開發四十年史》（東京：滿洲開發四十年史刊行會，1964），頁 140-141。
29 滿洲國史編纂刊行會編，《滿洲國史‧各論》（東京：滿蒙同胞援護會，1970），頁 1204-1205。
30 滿洲國史編纂刊行會編，《滿洲國史‧各論》，頁 1181。

12月再任命田中正稔為疫苗科兼血清科長，加地信為細菌科科長[31]。其中，田中正稔來自傳染病研究所，加地信研究大腸菌群，是傳染病研究所細菌血清學部技手[32]。換言之，1934年成立的滿洲國民政部衛生技術廠，廠長和其中細菌血清相關部門的首長，均來自東京帝國大學附屬傳染病研究所。另外，滿洲國於1933年7月接收的哈爾濱東北防疫所，也在衛生技術廠設立後成為其分廠，從1936年5月起製造販賣血清疫苗、診斷液、農村常備藥等[33]。惟同年底，哈爾濱東北分廠被撤銷，設施移交給哈爾濱市公署[34]。

由於機構陸續設立，至1936年時，滿洲可以製造販賣血清疫苗的機構已有：①半官半民的滿鐵衛生研究所、②國立的滿洲國民政部衛生技術廠、③國立的滿洲國民政部衛生技術廠東北分廠，惟③在同年底撤銷。基於血清疫苗製劑產能增加，滿洲國1936年召開的第一次全國衛生會議，衛生行政方針之一即是在既有的防疫策略外，再督促獎勵各種預防接種、實施種痘多年期計畫、充實細菌檢查所等設備[35]。

另在血清疫苗的種類和數量方面，半官半民的滿鐵衛生部至1937年度，已較前增加製販①白喉血清、②診斷用家兔血清、③猩紅熱試驗用毒素、④白喉毒素、⑤人體和犬體用狂犬病疫苗、⑥赤痢預防錠、⑦傷寒預防錠、⑧殺蛆殺菌劑等品項。滿鐵衛生部血清疫苗的年收入，1927至1930年均為5萬日圓以下，1931年起超過5萬，1932年再快速提升至17萬。至1937年，年收入

---

31 本村武盛，《滿洲年鑑附錄 在滿日滿人名錄》（大連市：滿洲日日新聞社，1976），頁2、28、80；呂振濤，劉國華主編，《偽滿科技史料輯覽》（哈爾濱：黑龍江科學技術出版社，1988），頁61、63。

32 伊藤，〈抄錄〉，《醫學中央雜誌》38（1933年），頁68；〈抄錄〉，《日本醫事新報》705（1936年3月），頁79-95。

33 滿洲國史編纂刊行會編，《滿洲國史・各論》，頁1181。

34 呂振濤，劉國華主編，《偽滿科技史料輯覽》，頁61。

35 〈健康北滿の建設・"衛生武裝地"を一變〉，《滿洲日日新聞》1936年11月6日，版6。

已達 20 萬日圓[36]。

　　1938 年 12 月，滿洲國民政部衛生技術廠改隸於 1935 年成立之滿洲國中央統合機構「大陸科學院」管轄，原衛生技術廠的各研究室也接續整併或擴增。到 1939 年時，衛生技術廠有：①第一細菌室，主管霍亂菌、豬布魯氏菌病（Brucella Suis，為人畜共通疾病）、兔熱病（Tularemia，為人畜共通疾病）及濾過性病毒。②第二細菌室，主管沙門式菌屬（Salmonella），如赤痢菌、傷寒菌（Typhoid Fever）、副傷寒菌（Paratyphoid Fever）、腸類菌、大腸桿菌、綠膿桿菌及變型桿菌。③第三細菌室，主管結核菌、癩菌、鼻疽菌、炭疽菌、肺炎雙球菌、肺炎桿菌、流感病毒及百日咳菌。④第四細菌室，主管斑疹傷寒（Typhus）、流行性腦炎菌、螺旋體屬、淋菌、軟性下疳、花柳性淋巴肉芽腫（LGV）。⑤鼠疫研究室，主管鼠疫菌。⑥毒素研究室，主管白喉棒狀桿菌、猩紅熱鏈球菌、化膿性鏈球菌、葡萄球菌、破傷風菌、氣性壞疽菌及急性腹膜炎病原菌。⑦痘苗研究室，主管痘苗、狂犬病。以上各室負責各別特定菌種的研究、檢查及製造血清疫苗等業務，而上述菌種共約 30 幾種。至 1942 年度，衛生技術廠設有專門研究和技術人員 100 名；廠房地坪 10 公頃，建物 17 棟，總建坪 1 公頃。1944 年 4 月，衛生技術廠改稱「厚生研究所」，再增加國民營養、國民體力及作業能力向上、生活環境、人口增殖、孕婦及乳幼兒保健等研究業務[37]。

　　以上顯示，日本在滿洲設立的細菌學和血清疫苗相關機構，其人事方面，1920 年代前後依本書第六章所述，多以北里研究所一派擔任機構首長，但 1930 年代後，新成立的機構人事成為由東京帝國大學附屬傳染病研究所出身者帶領，此人事轉換的現象與日本本土和臺灣幾乎如出一轍。再者，不論是半官

36　南滿洲鐵道株式會社地方部殘務整理委員會編，《地方經營統計年報 昭和十二年度》（大連：南滿洲鐵道株式會社，1938），頁 240-243。

37　呂振濤、劉國華主編，《偽滿科技史料輯覽》，頁 62-63、270-271；滿洲國史編纂刊行會編，《滿洲國史・各論》，頁 1132-1133、1181。

半民的滿鐵衛生部，還是國立的衛生技術廠，它們所製造販賣的血清疫苗種類和數量也與日本本土和臺灣相同，在 1930 年代尤其 1937 年後快速提升，且增加製造戰爭時期亟需之白喉、破傷風等細菌毒素製劑，性病如淋菌、軟性下疳等菌，受傷感染相關的鏈球菌、葡萄球菌，以及當地疫情所需的腸胃病、鼠疫、痘苗等血清疫苗。這是為了當時的社會防疫和戰場需求，如同大陸科學院的成立宗旨「與國家的需求關係同步」。

2. 朝鮮

承續本書第六章，1920 年代前，朝鮮的細菌學和血清疫苗界也深受舊傳染病研究所和北里研究所影響。1920 年，朝鮮總督府公告〈傳染病疫苗同血清、流行性感冒疫苗及狂犬病疫苗販賣規程（傳染病豫防液、同血清、流行性感冒豫防液及狂犬病豫防劑賣下規程）〉，法規選用的是意指政府賣渡物品給民間的「賣下」一詞，開始製造販賣傷寒、副傷寒、赤痢、霍亂、流感、狂犬病等血清疫苗[38]。

此販賣規程歷經幾次修改，至 1932 年 7 月，製販的品項種類已較 1920 年時再增加：①副傷寒 A 型、B 型和傷寒各類菌型混合、赤痢多價、白喉和乾燥白喉、猩紅熱連鎖球菌、流行性腦脊髓膜炎、鼠疫等血清。②傷寒、副傷寒、赤痢等口服疫苗。③感作傷寒、霍亂、流行性腦脊髓膜炎菌、感作流行性腦脊髓膜炎菌、鼠疫、感作鼠疫等疫苗。④感受性試驗用和預防注射用猩紅熱連鎖球菌毒素。⑤各型傷寒或副傷寒、赤痢本型或異型、斑疹傷寒、霍亂等的診斷液或診斷用血清。⑥連鎖球菌、肺炎雙球菌、流感菌、流感菌及肺炎雙球菌混合、健康馬等血清。⑦連鎖球菌、感作連鎖球菌、百日咳、淋病等疫苗。⑧葡萄狀球菌、流感菌及肺炎雙球菌混合等疫苗。⑨丹毒治療液、狂犬病預防劑、

---

38 朝鮮總督府編，《朝鮮法令輯覽 全 大正十一年版》，頁 28。

柯霍氏舊結核桿菌素。上述總計約 64 種品項[39]。1943 年，朝鮮總督府細菌檢查所再自朝鮮總督府特別會計第二預備金支出 5 萬餘圓，建設專門的斑疹傷寒疫苗製造室[40]。

比起臺灣，朝鮮的血清疫苗品項自 1930 年代後就比臺灣多，也比臺灣更早產製日本政府銳意推動製造的白喉製劑，以及 1932 年時仍持續製造臺灣已經停止生產的北里研究所「感作」類製劑。但在研製機構方面，朝鮮一直是由朝鮮總督府的細菌檢查所製造血清疫苗。朝鮮的京城帝國大學附設有高地療養研究所、生藥研究所，而大學一直沒有涉足血清疫苗製造業務[41]。這點與臺北帝國大學不同。

另一方面，京城帝國大學醫學部①首屆部長志賀潔，畢業自東京帝國大學醫科大學，後長期擔任內務省傳染病研究所技師。志賀潔從北里研究所轉任京城帝國大學醫學部長，任期自 1926 年 4 月至 1929 年 10 月。②第二屆醫學部長為高楠榮（1880-1859），任期至 1935 年 10 月[42]。高楠榮畢業自京都帝國大學，後擔任東京帝國大學醫科大學助手。至歐洲留學返國後，擔任朝鮮總督府醫院醫官，再進入京城帝國大學醫學部[43]。此期間醫學部的教員，如 1931 年時，(1)微生物學教授是中村敬三，原東京帝國大學傳染病研究所勤務。(2)衛生學、預防醫學教授是綿引朝光，原職東京慈惠會大學，與內務省時期的傳染病研究所多有合作。(3)法醫學教授是佐藤武雄，東京帝國大學畢業。此時的京城帝國大學醫學部，已呈現出教員來源傾向轉向東京帝國大學與其附屬傳染病研究所

39　大藏省印刷局編，〈朝鮮總督府告示第 346 號血清、豫防液等販賣規程中改正〉，《官報》1932 年 9 月 16 日，頁 400-402。

40　〈內務省所管細菌檢查所發疹チブス予防液製造室其他新營費外二件〉，（日本）公文類聚第六十七編昭和十八年，申請號：類 02752100。

41　京城帝國大學編，《京城帝國大學一覽 昭和十七年》（京城府：京城帝國大學，1943），頁 32。

42　京城帝國大學編，《京城帝國大學一覽 昭和十三年》（京城府：京城帝國大學，1938），頁 239-240。

43　〈名譽會員 故高楠 榮先生略歷〉，「杏林製藥株式會社」網站，https://reurl.cc/myvlkW（2024/8/12 檢索）。

的變化[44]。③第三屆醫學部長為上田常吉（1887-1966）[45]，東京帝國大學醫科大學畢業，後進入京城醫學專門學校擔任解剖學教師[46]。換言之，京城帝國大學醫學部部長在1929年後，已不具北里研究所色彩。其後的新部長們雖然不一定帶有新傳染病研究所色彩，但也帶有東京帝國大學經歷，相關職員更如是。這點與臺灣臺北帝國大學醫學部的發展有相同之處。

3. 中國

日本在中國成立帶有國家力量的衛生組織，早期是同仁會。1920年代後期，為了緩和中國人的反日情緒，日本帝國議會提出「對支文化事業建議案」，據此在上海設立自然科學研究所，屬外務省東方文化事業部、興亞院管理[47]。

自然科學研究所設址在法國租界內西南部的2萬多坪土地上（今上海市徐匯區岳陽路320號）[48]。1928年由東京帝國大學教授內田祥三設計建物，外觀類似傳染病研究所[49]。1929年，陸軍軍醫少將春日健造依委員林春雄（東京帝國大學醫學部教授）囑託，準備在自然科學研究所開設細菌學科並執行疫苗製造計畫。之後因計劃變更，取消疫苗製造項目，原本擬定的疫苗製造室因此改為普通的菌學研究室[50]。

---

44 京城帝國大學編，《京城帝國大學一覽 昭和六年》（京城府：京城帝國大學，1931），頁148-154、167。

45 京城帝國大學編，《京城帝國大學一覽 昭和十三年》，頁215。

46 〈日本の人類學者14・上田常吉〉，「人類學のススメ」網站，https://reurl.cc/yvekzl（2024/8/12檢索）。

47 山根幸夫，〈上海自然科學研究所について—對華文化事業の一考察—〉，《東京女子大學紀要論集》30：1（1979年9月），頁1-3。

48 山根幸夫，〈上海自然科學研究所について—對華文化事業の一考察—〉，頁8-9。

49 小高健，《傳染病研究所—近代醫學開拓の道のり》，頁373。

50 上海自然科學研究所，《上海自然科學研究所十周年紀念誌》（上海：上海自然科學研究所，1942），頁117。

1931年上海自然科學研究所完工開所，本館是三層建築，總坪數2,560坪。依研究所組織大綱，係以研究自然科學純粹學理和增進中國人自然科學研究能力為目的而設立。分理學和醫學二部，後者再分病理（含病理、衛生）、細菌、生藥三學科。研究所長和各科研究生限定為中國人。後因九一八事變使中國強烈反日，中國退出中國方面全部委員，故請東京帝國大學名譽教授橫手千代之助代理所長職務[51]。再依1936年6月研究所名簿，細菌學科有研究員黑屋政彥、守山英雄，副研究員楊自汧（東北帝大畢業後進入傳研），上述三人均來自東京帝國大學附屬傳染病研究所[52]。

　　1930年代後，由於中國境內不停交疊發生的大規模疫情（如1937至1938年，中國從上海開始接連發生嚴重的霍亂和天花疫情），加重日本在中國的防疫需求。1938年3月，日本外務省在財團法人同仁會設置「臨時對支防疫事業部」[53]，由東京帝國大學附屬傳染病研究所教授宮川米次主持。臨時對支防疫事業部下，分①北支防疫班和②中支防疫班。①北支防疫班以北京為本部，由同研究所的高木逸磨擔任班長。②中支防疫班以上海為本部，由傳染病研究所轉任大阪帝國大學的谷口腆二擔任班長。兩班下再分各地區支班。而北京本部和上海本部均設置防疫和製造部，於製造血清疫苗後發放各分支部、推行預防接種。如1938年4至6月，北京本部製造了霍亂疫苗250萬人份，上海本部製造了霍亂疫苗150萬人份，發放各地後對大眾接種[54]。

　　另一方面，日本於1938年12月設立國家機關「興亞院」。興亞院於1939年4月開設華中連絡部，業務之一是加強霍亂防疫，彌補同仁會防疫事業之不足。因此，興亞院命令一直以來都沒有製造血清疫苗的上海自然科學研究所製

51　山根幸夫，〈上海自然科學研究所について－對華文化事業の一考察－〉，頁8-9。
52　上海自然科學研究所，《上海自然科學研究所十周年紀念誌》，頁116-118。
53　小高健，《傳染病研究所－近代醫學開拓の道のり》，頁373-375。
54　永岡正己、沈潔監修，近現代資料刊行會企畫編集，《中國占領地の社會調查（醫療‧衛生8）》（東京：近現代資料刊行會，2010），頁6-17。

造霍亂疫苗。這是上海自然科學研究所成立約 10 年後，首次開始製造疫苗[55]。1940 年起，上海自然科學研究所進一步制定〈痘苗、疫苗、治療及診斷血清販賣規定〉，使該所製品能依法進行一般性的公開分發[56]。1940 年 12 月，興亞技術委員會（委員長為東京帝國大學傳染病研究所教授田宮猛雄）決議「對中國霍亂防疫方針」，內容包括設置中央防疫部，防疫重點之一亦是製造疫苗、實施預防注射[57]。

由上述日本在中國的發展可見：①同仁會、上海自然科學研究所、興亞技術委員會，都是 1930 年代後期才開始著手血清疫苗業務。它們不只是作為協助日本在中國拓展勢力的機構，也成為東京帝國大學與附屬傳染病研究所拓展海外勢力的機構。②由於有上述(1) 1938 年同仁會「臨時對支防疫事業部」在北京本部和上海本部製造血清疫苗，和(2) 1939 年上海自然科學研究所開始製造霍亂疫苗，故而上海地區產生了羅芙芸（Ruth Rogaski）研究的「1938 年後的中日戰爭期間，當地醫師瘋狂陷入刺刀和皮下注射針循環，進行約 21 萬案例霍亂預防注射。[58]」以及如 1941 年，廣東汕頭對 13 萬人接種霍亂疫苗等案例[59]。

上述羅芙芸的研究，係以日本統治上海案例，說明 1930 年代當地政府因細菌病理學霸權地位日漸穩固等原因，改變了衛生管理方式，將防疫焦點從環境（清潔的水等）轉移到可作為細菌攜帶者的人體身上；而這種對個人身體干

55　上海自然科學研究所，《上海自然科學研究所十周年紀念誌》，頁 122。
56　小高健，《傳染病研究所—近代醫學開拓の道のり》，頁 377。
57　永岡正己、沈潔監修，近現代資料刊行會企畫編集，《中國占領地の社會調查（醫療‧衛生 6）》（東京：近現代資料刊行會，2010），頁 183-191。
58　Ruth Rogaski (羅芙芸), *Hygienic Modernity-Meanings of Health and Disease in Treaty-Port China* (US.: University of California Press, 2004), pp.172-196、289.
59　〈十三萬人へ豫防注射 汕頭のコレラ防疫陣完璧〉，《臺灣日日新報》1941 年 5 月 27 日，版 3。

涉和介入程度較高的作法，亦是近代日本公共衛生業務的特徵之一[60]。相對於此，本書則透過日本細菌學和血清疫苗的發展歷程來說明，在1930、40年代戰爭期間的中國，日人在中國因為防疫需求而大量接種的表象下，不僅只如羅芙芸所述「將防疫焦點從環境轉移至人體」的衛生管理方式改變，其實還關乎日本已相當成熟且普遍應用的預防接種技術，以及日本本土相關醫學機構因為時局、命令或野心，而將血清疫苗事業外擴的多重背景。

此外，中國上海北京情形與其他日本外地相比，如日本在滿洲、朝鮮推展細菌學和血清疫苗的時間雖晚於臺灣，但滿洲、朝鮮、臺灣三地，都有著從北里研究所人事到新傳染病研究所人事的雷同變換，以及同樣於1930年代擴增白喉毒素等特定製劑種類的現象。然而，日本在中國上海北京的相關業務晚至1930年代後期才見推展，且以防疫為重；因此日本在中國東北（滿洲）以外地區的細菌學和血清疫苗業務，從一開始幾乎就是以東京帝國大學和其附屬傳染病研究所的人事為領導，且血清疫苗製劑的品項僅止於日常防疫用的霍亂疫苗、痘苗等類型。

四、龐大的細菌血清學部

1943年，細谷省吾成為傳染病研究所細菌血清學部第一部長，長野泰一為主任。第一部門以研製毒素為核心[61]。臺灣的熱帶醫學研究所士林支所長，此後改由下條久馬一擔任[62]。依據同年（1943）5月的傳染病研究所職員名簿，由細谷省吾領軍的細菌血清學第一研究部，細谷以外有主任3名（長野泰一助教

60　Ruth Rogaski（羅芙芸），*Hygienic Modernity-Meanings of Health and Disease in Treaty-Port China*, pp.172-196、289.
61　小高健，《傳染病研究所—近代醫學開拓の道のり》，頁391-394。
62　吳招唐，〈蛇毒免疫血清の檢定に就いて〉，《熱帶醫學研究》1:5（1943年11月），頁617；臺灣總督府，《昭和十九年 臺灣總督府及所屬官署職員錄》（臺北：臺灣總督府，1944），頁235。

授、山極太郎技師、中村敬三囑託）、技手 5 人等等，共計 156 名職員。此單一細菌血清學部的職員人數不僅超越東京帝國大學附屬醫院的總職員人數 138 人，亦較傳染病研究所其他研究部的人數有壓倒性優勢。當代學者小高健據此認為，「以細谷省吾為總指揮官的大量製造血清疫苗，是傳染病研究所在戰爭時期發展的一大特色」[63]。傳染病研究所如此以細菌血清學部為業務重心的人事比例現象，與前述臺灣的熱帶醫學研究所也是以細菌血清學科為業務重心的人事現象遙相呼應。

之後，傳染病研究所的細菌血清學部仍不斷擴增——⑨第九研究部以中村敬三為部長，負責研究厭氧性菌、氣性壞疽菌；⑩第十研究部以山極三郎技師為部長，研究天花及痘苗關係。且傳染病研究所擬再申請設置第十一（寄生蟲學及寄生蟲病學）、十二（原蟲學及原蟲病學）、十三（衛生昆蟲學）、十四（熱帶傳染病學）、十五（防疫學）研究部，但因陸軍省及海軍省對文部省說明預算優先問題，結果只設置到第十一研究部。而該新增的第十一研究部，跨域招聘正在臺北帝國大學醫學部研究菌體成分和細菌毒素的武田德晴主持[64]。武田德晴從殖民地臺灣「上京」回母國任職傳染病研究所細菌血清學部第十一部長的案例，是相對於細谷省吾和長野泰一等人從日本「下行」到殖民地臺灣任職，另一種臺灣細菌血清界的人才移動特色。

1944 年，厚生省（內務省後身）下成立國立預防衛生研究所（今國立感染症研究所[65]），傳染病研究所因此分割約一半的人員與器材予之，傳染病研究所也因此縮編為八部（今東京大學醫科學研究所[66]）。其中，第一至五部為細菌學部，分別以①細谷省吾（研究毒素）、②長谷川秀治（研究化學療法）、③武田德晴（研究毒素）、④長野泰一（研究毒素）、⑤田宮猛雄（研究炭疽

63　小高健，《傳染病研究所—近代醫學開拓の道のり》，頁 393-394。
64　小高健，《傳染病研究所—近代醫學開拓の道のり》，頁 393-394。
65　國立感染症研究所，《國立感染症研究所概要》，頁 3。
66　東京大學醫科學研究所，《東京大學醫科學研究所概要》，頁 4。

與毒素）為部長[67]。這5位部長中，有4人的研究專長是細菌毒素；又第二至四部的部長，日後分別成為傳染病研究所的第7至10任所長，反而第一部長細谷省吾從未擔任所長[68]。以上顯示，1940年代時，即使傳染病研究所因組織分割而被大規模縮編，細菌學與血清疫苗研究仍是其中規模最大且最被重視的研究群，且以細谷省吾占最重要角色。

小結

整體而言，本章論述1936年戰情益發激烈和日本帝國的戰地擴大至東亞各地後，臺灣以血清疫苗為核心的相關醫界發展，以及臺灣與日本內、外地或其他佔領地的比較。包括

①臺北帝國大學附屬熱帶醫學研究所（注意，是大學附屬，並非醫學部附屬研究所）的官制比照東京帝國大學附屬傳染病研究所，採用所員制；臺北帝國大學醫學部教員與大學附屬熱帶醫學研究所所員，多數來自東京帝國大學醫學部或附屬傳染病研究所。此際，臺灣類似日本帝國的「邊陲」（periphery）、「從屬性的科學[69]」之地。

②臺北帝國大學附屬熱帶醫學研究所如同傳染病研究所，可以在「帝國大學」名義下製造販賣血清疫苗（士林支所），甚至還有細谷省吾與長野泰一在臺、日兩地同時聘用。比起大阪帝國大學曾提出申請卻不被允許，以及日本其他帝國大學均沒有製造販賣血清疫苗業務，這是臺灣相較於日本其他內、外地的特殊之處，也使臺灣具有一種邊陲地區的超越（transcend）與特殊性。

---

67 小高健，《傳染病研究所－近代醫學開拓の道のり》，頁395-396。
68 東京大學醫科學研究所，《東京大學醫科學研究所概要》，頁13。
69 加藤茂生，〈科學と帝國主義 科學の外延——植民地科學史の視點から〉，《現代思想》29：10（2001年4月），頁176-183。

③由細谷省吾等人規劃的士林支所，其銳意製造的血清疫苗新品項符合國家重點發展項目和臺灣疫情需求，具有為國服務的政治性格。此外，士林支所汲汲製造的白喉、破傷風等製劑並非南方熱帶特色疾病，指出士林支所的產能不完全是針對「南向」或「熱帶」的擴張需求，而是旨在支持日本帝國整體的大東亞擴張策略。也是因此，才使東京帝國大學傳染病研究所有擴大勢力到臺灣的著力點。以上①②③三點，呈現熱帶醫學研究所作為附屬研究所，卻能反過來影響、左右臺北帝國大學醫學部和臺灣總督府中央醫學衛生研究機構的發展。

④日本帝國勢力所及的滿洲、朝鮮、中國，也在1930年代後擴大製造血清疫苗。其中，滿洲與臺灣類似，歷經從北里柴三郎一派轉為東京帝國大學人事的轉折，血清疫苗也依日本需求增加製造白喉毒素等品項。朝鮮也是如此，但京城帝國大學不像臺灣的臺北帝國大學可以產製血清疫苗。中國北京和上海等地由於相關事業的發展晚於1936年之後，因此人事全由東京帝國大學囊括，血清疫苗製品也僅限於霍亂疫苗這類的普通疫苗。

⑤傳染病研究所細菌血清學部的組織在日本十五年戰爭期間快速膨脹擴大。傳染病研究所以細菌血清學部為最主要，而細菌血清學部以細谷省吾為最主要。臺灣、滿洲、朝鮮、中國1931年後的細菌血清界，都受到日本國家重點發展政策，或東京帝國大學醫學部或附屬傳染病研究所的影響。

以上④⑤兩部分顯示，東京帝國大學與附屬傳染病研究所通過掌控國家統制與需求，擴大其細菌血清學部，並延伸觸角至日本外地。如此一則改進當地技術、擴展生產基地、提升血清疫苗生產供應鏈的能力和規模，二也快速擴大東京帝國大學自身的勢力和影響力，再度成為明治初期般傲視群雄的最有力機構。再者，透過區域比較，也揭示出臺灣與其他日本統治地區之間的共通性與異質性。

簡言之，本章探討了在日本帝國向「大東亞」擴張的背景下，1930年代臺

灣以血清疫苗為核心的醫界發展。一方面，從士林支所的血清疫苗製劑品項，呈現比起呼應臺灣疫情或南向、熱帶等期許，更是要支持日本帝國在「大東亞」南北各地的擴張需求。二方面，透過比較臺北帝國大學附屬熱帶醫學研究所、東京帝國大學附屬傳染病研究所，以及與滿洲、朝鮮及中國的情況相比，一則顯示出臺灣因為血清疫苗，使臺灣在日本帝國的「邊陲」地位中，既被支持（扶植）、重新安排（移植），但也具有某種特殊的超越性。二則顯示戰爭帶給東京帝國大學絕佳契機，使之收復失土（含臺灣總督府研究所），回歸榮光且更勝以往。

本章焦點

展示 1930 年代後期以後，東京帝國大學和其附屬傳染病研究所，如何透過主政者對特定血清疫苗的需求，通過政策和人事調整，擴大勢力至日本各個外地。以及臺灣醫學衛生機構此時期的體制與作用，和臺灣相較於日本其他內外地的發展特性。

本章重點回顧

1. 臺北帝國大學附屬熱帶醫學研究所
   - 設立背景：
     - 模仿東京帝國大學附屬傳染病研究所。
     - 採用所員制，主要成員來自臺北帝國大學醫學部。
   - 功能與地位：
     - 臺灣作為日本帝國的「邊陲」地區，科學研究有「從屬性」。
     - 可以帝國大學名義製造販賣血清疫苗，使臺灣相較於日本其他內、外地，具有特殊的「超越性」。

2. 士林支所的政治面向
   - 運作模式：
     - 比照傳染病研究所，且能製造販賣血清疫苗。
     - 細谷省吾與長野泰一在臺、日兩地同時聘用。

   - 產製品項：
     - 發展白喉和破傷風毒素、乾燥蛇毒、牛媒介等的血清疫苗。
     - 製品項目為日本重點發展品項和臺灣疫情需求，具政治性格。
     - 比起「南向」或「熱帶」需求，更旨在支持大東亞擴張策略。

- 意義：
    - 比起「熱帶」、「南向」，血清疫苗更受為政者重視，且能左右大學和臺灣衛生行政機構的發展。

3. 日本帝國其他外地的血清疫苗
    - 滿洲：
        - 人事：從北里柴三郎一派轉為東京帝國大學一派。
        - 擴大製造白喉毒素等品項。
    - 朝鮮：
        - 人事：改由東京帝國大學背景者擔任領導。
        - 京城帝國大學沒有製造血清疫苗。
    - 中國：
        - 北京和上海等地的血清疫苗發展晚於 1936 年後。
        - 僅限於霍亂疫苗等普通疫苗，且由東京帝國大學指導。

4. 傳染病研究所細菌血清學部的擴張
    - 日本十五年戰爭期間迅速膨脹
    - 以細谷省吾為核心
    - 臺灣等日本外地同受影響

結語

　　每一事件的發生均有其根本原因，任何事物的發展均受制於一定的定數與變數。即使是微小的心念或行動，也能引發後續的無限漣漪。本書旨在探討日治時期臺灣的預防接種與防疫歷史，但臺灣作為近代醫學知識後進地區、從屬於日本的殖民地，探討臺灣官方政策時，也是在看日本在臺殖民者的抉擇過程。「抉擇」涉及挑選與判斷，與抉擇者的背景及經歷密切相關，因此有必要進一步審視日本本地相關的醫事發展。以上是本書以臺灣為研究核心，順勢發展而出的研究取徑方向。但研究日本的醫事發展時，由於日本政府的觀看視角是日本本土和旗下所有外地，日本的人事是向內地和諸外地散發，而臺灣僅是其中一處，因此當本書將研究視角從臺灣研究伸展至殖民母國的日本研究時，就成為以日本為中心點，進而發展出臺灣與其他日本外地異同的比較研究。以上這一研究視線的變遷，用以說明本書的時間軸向節奏中，為何日本、臺灣及滿洲等地會交替出現的原因。

一

　　日本作為臺灣的殖民母國和近代亞洲的文化改革先行者，本書第一章「**近代日本衛生行政的開展**」，即先探討日本在明治維新後，醫學和衛生行政原由大學和文部省（類似臺灣教育部）主管，1870 年代轉移至新成立的內務省（類似臺灣內政部）及其衛生局管理。大學和文部省屬於文教機構；內務省和衛生局屬於社會實務和衛生行政機構。衛生局效法西方模式，要求各縣醫師開始申報死亡統計、傳染病調查及預防方法等基礎數據資料。隨著海外傳入的霍亂在日本大流行，衛生局以此為契機，制定各項傳染病防治規範。然而，規範中的隔離措施引發日本民眾強烈反彈，甚至導致「霍亂武裝起義」。內務省衛生局體認到政策實施效果與民眾接受度密切關聯，因此不斷調整衛生法規，也成立半官半民的大日本私立衛生會，協助政策研究與推廣。然而在衛生法規與衛生行政調整的過程中，日本醫界也隱然形成意見相左的兩派。

　　1890 年代，日本發生發現抗毒素而享譽國際的北里柴三郎（當代日幣千元紙鈔上的人像）即將回國，卻無職可就一事。在後藤新平等人的努力下，大日本私立衛生會新成立附屬傳染病研究所，聘北里柴三郎為所長，使之有安身處所。傳染病研究所仿效德國模式，採取獨立於大學而成立之獨立組織，實際是要獨立於東京大學。當時，獨立研究所在日本是先例也是特例。在北里柴三郎任內，日本展開血清研製及血清治療法的探索，也著重推廣細菌學技術。隨著大日本私立衛生會①牛痘種繼所、②傳染病研究所的經營成效提升，後藤新平升任內務省衛生局長後，即將①牛痘種繼所，和②傳染病研究所中的血清疫苗事業納入國營，於 1895 年成立內務省衛生局管轄之①國立痘苗製造所、②國立血清藥院，分別由馬島珪之助和高木友枝擔任所長。1899 年，③傳染病研究所亦被納入國立機構，同樣隸屬內務省衛生局。上述的後藤新平、馬島珪之助和高木友枝日後均來臺任職。

　　1900 年大阪出現鼠疫疫情，傳染病研究所、血清藥院嘗試用新研發的鼠疫

疫苗防疫，並趁鼠疫流行機會，要求日本各府縣都必須設立專門的細菌檢驗室和配置專家。結果，各地方醫員到傳染病研究所參加細菌學講習課程的人數，以及日本各地細菌檢查室的成立數量，均在 1900 至 1904 年間達到高峰。傳染病研究所也協助國立痘苗製造所，於 1902 年研發出可使繼代痘苗維持同等發痘力至百代的「牛繼代痘苗」（繼代為日文，指代代相傳），使痘苗品質穩定且大規模量產成為可能，日本因此得廢除各地公私立的牛痘製造場所，僅留下位在東京的牛痘種繼所一處。也因為痘苗的產出來源單一且大量，這使得日本能統一刀割、針刺、吹粉等等的牛痘接種方式，使接種法成為單一僅用接種刀接種。並因為痘苗能品質穩定的大量生產，使臺灣也能推展全民種痘計畫。1905 年，①國立痘苗製造所、②國立血清藥院，均被併入③國立傳染病研究所，此後傳染病研究所成為全日本唯一製造販賣人用血清疫苗的機構。

在上述期間中，1895 年臺灣改隸日本統治，由此產生本書第二章「**邁向全民接種**」和第三章「**建置細菌學人才和機構**」。這兩章論述後藤新平和馬島珪之助於 1898 年來臺，高木友枝於 1902 年來臺，這三人分別擔任臺灣總督府民政局長、臺灣總督府醫院醫長、臺灣總督府醫學校校長。還有其他曾受過傳染病研究所訓練的細菌學專家也來臺工作。隨著醫學衛生專家陸續來臺，加以臺灣時疫頻繁，1898 至 1905 年間，臺灣總督府：①制定多種傳染病防治法規、②以細菌學和免疫知識從事衛生研究、③透過公醫和保甲組織對數萬人接種鼠疫疫苗、④從鼓勵種痘到以〈臺灣種痘規則〉強制全新生兒種痘、⑤設置臺灣第一個血清疫苗製造工廠「牛疫血清作業所」、⑥臺灣總督府醫學校學生校外教學地點為傳染病研究所等機構、⑦繼民間出現希望在臺灣也設置人用血清藥院的提案，臺灣總督府提出「臺灣總督府研究所」創設計畫。

一方面，在臺灣民間推展疫苗接種時，行政機構不斷調整實施方式以因地制宜。例如原本日式種痘規則是一年種痘兩次，但因為臺灣農忙而改為一年一次，俗稱「種春痘」。也允許臺籍醫生協助種痘，以及運用廟宇廣場接種、派令臺籍的保正甲長動員組織、將二劑式疫苗調整為更簡潔方便的一劑式疫苗

等，以擴大普及率和安定民心。

二方面，上述①至⑦事件發生的原因，不僅只臺灣防疫所需、臺灣已奠定基礎建設、日本已發展出相關技術，其實也關聯著臺灣衛生首長的意向態度。如後藤新平和高木友枝兩人曾是內務省衛生局、血清藥院、陸軍檢疫所、痘苗製造所同事，熟識、支持細菌學和血清疫苗業務，也都與技術擁有者北里柴三郎交好。當兩人一同任職臺灣，加上其背後有日本內務省衛生局和傳染病研究所等機構的支持，天時地利人和，因此得成功促成在臺灣島內應用鼠疫血清和疫苗、成立牛疫血清作業所、普及種痘法案，甚至推促成立了連東京帝國大學都無法被同意設立的獨立研究機構「臺灣總督府研究所」。時人稱之為日本第一、繼美國馬尼拉研究所後亞洲第二的綜合性研究所，更有報導形容「**在日本內地也無如此大規模之設計**」。

總體而言，在臺灣方面政策的推手，表面是後藤新平和高木友枝等臺灣衛生機構首長的個人意識，但內裏也包括他們背後穩固的內務省衛生局、傳染病研究所、大日本私立衛生會、執政黨立憲政友會、和親近上述人事機構的眾議會議員等等政治和權力團體的總體意向，以及民間社會實質的防疫需求。而由於有上述機構業務和人事關係間的串連，臺灣的細菌學應用、衛生行政事務、相關發展，也屢與日本直接連結。

隨著防疫措施推行、衛生基礎建立，臺灣的天花、鼠疫等疫情趨緩，社會逐漸穩定。然而，1914 年，在日本長期執政的立憲政友會下野，改由立憲同志會的大隈重信組閣，1916 年 10 月再改由無黨的寺內正毅組閣。直到 1918 年 9 月，立憲政友會才重新取回政權。就在這段期間，歐洲開啟第一次世界大戰，也爆發較過去更大規模的疫病狂潮。此歷史背景構成本書「**第二部分　一戰改制與疫變狂潮**（1914～1931）」，也是免疫知識技術蓬勃發展、百花競放的時期。

二

　　本書第二部分以「**第四章 傳染病研究所移管波瀾**」為開端，論述 1914 年 4 月立憲政友會內閣因弊案下臺，改由當時興辦早稻田大學成功而具高聲望的在野領袖大隈重信組閣。大隈內閣不只致力參加第一次世界大戰，也強行將傳染病研究所從內務省衛生局改隸文部省和東京帝國大學。這一舉措引發政壇和醫科學界的巨浪，並導致原傳染病研究所 400 多名職員集體辭職，成立北里研究所，史稱「傳染病研究所移管事件」。該事件的發生雖非完全由第一次世界大戰所驅動，但大隈內閣為了增兵參戰而解散國會，而新國會通過了新研究所的財政預算，最終使傳染病研究所移管成為定案。此事件的重大影響，包括①日本的血清疫苗製造與販賣權走向實質自由開放的道路，②催生各地的公私立機構及細菌檢查所進入血清疫苗行業，③臺灣總督府研究所也從 1916 年起開賣自製的血清疫苗，標誌著臺灣生物科技發展超過百年的進程。唯獨白喉等細菌毒素製劑，因為製程特殊，以及關係傳染病研究所的營收，故而受特別限制，在市場上依舊具有寡占性。

　　恰巧，就在日本血清疫苗產業實質開放後不久，1916 年日本發生已經很少出現的霍亂流行。各家廠商的血清疫苗正好派上用場，並可藉著疫情對民眾推廣。接著 1918 年第一次世界大戰結束前後密集爆發多種傳染病跨國大流行，如霍亂、流行性感冒、流行性腦脊髓膜炎、天花等等，因此迎來本書第五章「**跨國惡疫中的救命草**」和第六章「**開放中的發展與整理**」。這兩章探討在強烈的防疫需求下，一方面刺激日本本土和外地臺灣、滿洲、朝鮮，更多更快地研製、販賣、推廣各種血清疫苗，二方面也刺激大眾認識和更願意接種預防注射針。

　　例如 1919 至 1920 年霍亂大流行期間，臺灣發現患者總計 6,506 人。此時期，臺灣總督府「鑑於過去接種經驗良好」，更加強推廣、應用霍亂疫苗。例如以免費、方便、多元多點宣導、專家認證安全有效、副作用少、團體接種等等方式推廣，強制特定人員和地區都必須接種，以及派保甲壯丁等人巡查家戶

與推動接種⋯⋯。結果兩年間，全臺人口約 82.2% 接種了霍亂疫苗。臺灣大眾對預防注射針的態度，也從「害怕逃避」轉為「爭先恐後」受種。相對於 1906 年全民種痘之**皮上**切種，1919 年的霍亂疫情，是臺灣住民普遍認識和接受**皮下**預防注射針的重要時點。

再如 1918 至 1921 年流行性感冒（俗稱西班牙流感），造成全球約 5 千萬人死亡，臺灣亦有超過 93 萬人感染、4 萬 5 千人死亡。當時，國際間一直無法確定致病菌種和傳染原因，但醫界和官方仍傾向以預防接種、漱口藥水與口罩，並列為對抗流感的首要預防方法。只是，致病菌種不確定，又如何製造疫苗？在日本境內，是從民間業者開始，再到官方機構，研製混合著肺炎球菌、連鎖球菌等副致病因子的流感疫苗；因為醫界已透過解剖發現患死者身上常帶著肺炎球菌、連鎖球菌這兩種菌種。同一時期，臺灣也發生了罕見的流行性腦脊髓膜炎大流行。當時臺灣官方已有警覺，疫情初現時即向北里研究所等機構購買血清疫苗；當之後疫情不斷擴大蔓延，相關血清疫苗也在臺灣各地積極推廣、應用。

當時，醫界和官方都知道疫苗防疫法並非完美，還可能發生接種後遺症甚至致死案例，但因為認為防疫效度較其他方法理想，所以仍鼓勵推行。也是因為以上這幾波劇烈的疫情，應用預防接種來「圍堵」和「壓抑」疫情，即成為臺灣衛生行政上固定的防疫措施。而一再、頻繁且大規模地預防接種，既達到防疫目的，對臺灣全民的死因統計與公衛習慣都帶來變化，也減少社會大眾對惡疫傳染病的恐懼恐慌心態，造就某種形態的社會安定。可以說，血清疫苗的開放是因時局所引起，但因為防疫期間的知識宣導，亦反過來影響社會風氣，擴增官民雙方對血清疫苗的認識、需求和使用習慣。

另一方面，血清疫苗廣泛應用於防疫的表象之下，其實內裏也帶有或隱或現的人事選擇。這是因為，日本醫界長期以來隱隱有兩大派別。以 1914 年傳染病研究所移管事件為界，兩大派別的指標更形明顯，也使當時正如百花齊放

般開展的公私立血清疫苗相關機構，出現分化性的選擇。例如1916年私立的北里研究所因應霍亂疫情，研製出較容易讓人體感染的新型「感作」霍亂疫苗，在日本獲得廣泛應用。相反地，具國家公權力意義、國立的東京帝國大學附屬傳染病研究所，其霍亂疫苗卻是乏人問津。同一年（1916），北里柴三郎一行人也來臺參觀臺灣總督府研究所等處，不久後，臺灣總督府即提案擬自製人用的血清疫苗。而臺灣製造的血清疫苗品項，除了臺灣常見菌種，還有北里研究所特色的「感作」製品。臺灣的製劑單位用詞，與舊傳染病研究所和北里研究所相同，而異於新傳染病研究所。臺灣甚至還使用舊傳染病研究所時期、帶有專賣意義的「賣捌」，而非新傳染病研究所使用、帶有自由販售意義的「販賣」一詞。這再再顯示臺灣總督府在傳染病研究所移管事件後，選擇親近舊制的傳染病研究所和私立的北里研究所，走向與日本新制的國立傳染病研究所和製劑自由開放潮流不同的道路。

　　事實上，臺灣總督府的選擇在當時的日本並非特例，甚至可說常見。因為舊傳染病研究所與北里柴三郎一派的細菌學與血清疫苗知識與技術，是從民間實地探查來防止傳染病，而新傳染病研究所與東京帝國大學一派是比較重視學理研究而實務能力較弱。傳染病研究所移管事件後，北里一派雖被新內閣外放、失去國家資源和衛生行政權，卻借力第一次世界大戰前後狂掃各地的疫情，以及各地對細菌檢驗和血清疫苗的需求，聲勢大起。北里派的專家們也因為下野，得以更自由工作，並在各地方都亟需防疫需求時，更加拓展知識權力的場域至臺灣、滿洲、朝鮮、中國等地。傳染病研究所移管之後到1930年間，實為北里一派聲勢再創新高的時期。相對之下，同一時期的新國立傳染病研究所，則是慘淡經歷外界不信任、收入大減、摸索體制方向、欠缺血清疫苗製劑能力等等飄搖，終於1919年長與又郎（長與專齋之子）擔任傳染病研究所所長後，逐漸有所改善。1927年，帝國議會確立所有所員均需從東京帝國大學教授、助教授中聘任的「所員制」法案，更為傳染病研究所的轉型與發展奠下重要基礎。

三

　　1931年九一八／滿洲事變和其後的第二次世界大戰，因戰爭而引發的國際局勢變化，再次為臺、日的醫科學界帶來深刻轉折。本書「**第三部分　以帝國備戰為導向（1931～1945）**」，係探討這一時期技術競逐與人事劇烈變動的過程。

　　抗生素、磺胺這類殺菌抗菌藥物的研發相對滯後，直到第二次世界大戰結束前後才較被廣泛運用。在此之前，面對傷兵和傳染病，醫學界主要依賴血清、疫苗、細菌毒素和其中的類毒素製劑。1931年6月，發現抗毒素而享譽全球的北里柴三郎逝世，象徵著北里世代的終結。而此時的國立東京帝國大學附屬傳染病研究所，經過前期的改革與發展，也已經與之前不同。傳染病研究所是國定專責研製與檢驗血清疫苗的機構，為了戰備需求，日本政府約自1931年起，要求和支持傳染病研究所研發白喉等的類毒素製劑；傳染病研究所因此得以快速擴充產能，包括重用細谷省吾研製毒素製劑和抗生物質。1931年起，日本官方也擴增同意各業者申請製販細菌毒素製劑。相對之下，民間最大的血清疫苗製造廠北里研究所，卻因為資源和物資材料不足而發展受限。因此，1930年代的日本細菌學和血清疫苗界，出現了大學附屬傳染病研究所聲勢大於北里研究所的轉向。東京帝國大學一派也因為受政府支持，快速發展擴大，而且勢力外溢到日本諸外地。

　　東京帝國大學醫學部和大學附屬傳染病研究所的勢力外溢，表現之一是1933年，東京帝國大學醫學部和傳染病研究所派員來臺參訪。翌年，東京帝國大學醫學部長長與又郎等人私下決定，由東京帝國大學的三田定則擔任臺北帝國大學醫學部長，三田定則則請長與又郎勸說擅長細菌毒素的細谷省吾也來臺任職。當1936年臺北帝國大學醫學部成立和收編臺北醫學專門學校成為大學附屬醫學專門部，三田定則即從東京帝國大學退休，轉任臺北帝國大學醫學部首屆部長兼附屬醫學專門部主事，並取代堀內次雄成為臺灣總督府中央研究所衛生部的第二屆部長。不久，中央研究所衛生部出現以製造細菌毒素、乾燥、

多價、牛媒介等新製劑為重心的士林製造廠興建案。中央研究所衛生部原本從事細菌學和血清疫苗製劑業務的職員，也在 1934 至 1939 年間分批（被）離職、轉任他處，而加入的新血多具有東京帝國大學醫學部或傳染病研究所背景。

尤其，當 1939 年 4 月士林製造廠（士林支所）竣工，中央研究所即隨後解體，其中的衛生部不僅獨立，更特別改為熱帶醫學研究所並附屬於臺北帝國大學。附屬熱帶醫學研究所的職員亦因「所員制」而被限制須是臺北帝國大學教員，而後者多是從東京帝國大學醫學部或傳染病研究所轉調來臺，包括在臺、日兩地同時任職的細谷省吾和長野泰一。換言之，1930 年代以降，日本政府對細菌毒素製劑的重視，促使國立傳染病研究所的勢力大增且外拓至臺灣。結果不僅使臺灣的細菌學與血清疫苗製劑人事從 1895 年以來的北里分支轉換成為東京帝國大學分支，也牽引著臺灣總督府中央研究所、臺灣總督府醫學校及臺北帝國大學醫學部的體制變化。

此外，士林支所的建立呼應著日本帝國及傳染病研究所的需求，生產出臺灣過去沒有的破傷風、氣性壞疽、乾燥蛇毒、白喉、新型流行性腦脊髓膜炎等血清疫苗。1939 至 1940 年，士林支所製造的新型流行性腦脊髓膜炎疫苗，也運用在對臺灣百餘萬人接種防疫。然而，①血清疫苗可以免運費送到日人足跡所及的日本本土和中國大陸各地，②臺灣銳意增產的血清疫苗品項並不一定帶有南方或熱帶醫學特徵，以及③日本對特定血清疫苗的需求，進而改變臺灣醫學衛生的教育和行政體制。從上述的①②③，又再度顯出血清疫苗在日本政府大東亞戰爭期間的重要性。過去學界對於 1930 至 1945 年間臺灣醫學衛生史的研究，多以「熱帶」或「南方醫學」作為重點。本書則強調，細菌學與血清疫苗技術被官方重視的程度，絕不遜於熱帶或南方醫學；它鏈結了臺灣醫界高等教育與衛生行政的雙重組織變革，並且驅動了臺日兩地的醫學衛生革命。

上述臺灣醫政界在 1930 年代後的巨變，若從日本帝國的視角來看，是特例還是常態？是扶植還是被移植？① 1933 年大阪帝國大學申請成立附屬研究

所時，因東京帝國大學向文部省申訴而被迫分割血清疫苗部門，彰示東京帝國大學附屬傳染病研究所在日本國內的最高且不可侵犯地位。相較於此，1939年臺北帝國大學附屬熱帶醫學研究所卻可以用帝國大學附屬研究所的身分製販血清疫苗，這是日本內外地所沒有的特殊現象。②傳染病研究所也在滿洲、朝鮮、中國的北京上海設置血清疫苗研製機構，並在戰爭擴大後增加製造血清疫苗，但這些機構沒有一個隸屬於當地的大學或帝國大學。中國的北京上海更因為被日本佔領的時間較晚，故日本在當地僅止於製造霍亂這類的普通疫苗。以上案例也凸顯出，臺灣的熱帶醫學研究所儘管作為殖民邊陲且須受殖民中心支配，但也因為身處邊陲和長久以來的技術能力，而得以具有某種獨特的超越性。

整體而言，本書呈現以下幾點：

①日治時期臺灣總督府的衛生行政措施，包括慣用，或極大量使用預防接種，以達到迅速壓抑疫情。此一措施常是防疫政策的核心，甚至超過學界過去慣知的隔離、清潔與消毒防疫法。臺灣人口死因和死亡率的改變，以及居民對疫病的感受，也因預防接種的慣用而產生了深遠變化。

②臺灣自1905年起製造動物用血清疫苗、1906年起強制全1歲以下新生兒種痘、1916年起自製販賣人用血清疫苗、1939年起製造乾燥型和細菌毒素製劑…。這些事例，表明臺灣血清疫苗知識技術的發展，不一定落人之後。日治時期的臺灣，某種程度上可視為擁有傲視亞洲甚至世界疫苗研製技術的重鎮。

③細菌學與免疫知識在臺灣發展和應用的背後，受到臺、日兩地行政體制、人員、組織、事件、醫界知識潮流和國際疫情的鮮明影響，其中有偶然也有必然：(1)細菌學新興成長時期，內務省衛生局一派崛起與後藤新平等人來臺，促成臺灣的細菌學和血清疫苗應用興起，以及使臺灣得以擁有東京帝國大學和日本其他地區都無法擁有的特殊資源「臺灣總督府研究所」。(2)細菌學和血清疫苗技術漸成熟時期，舊傳染病研究所一派被迫下野。恰逢國際大疫、大正民主

自由風氣，遂開啟北里研究所興盛期、臺灣自製血清疫苗，以及臺灣選擇走向與日本中央政府不同調的維持舊傳染病研究所一派體制。(3)迨細菌學和血清疫苗技術成熟後，伴隨舊傳染病研究所一派消逝力微和戰爭期中央集權開始，引發後續臺灣中央衛生行政人事轉變成為學理化、國家化和帝大附屬化。

④對比日本內外地的血清疫苗機構，臺灣先是有日本本土也不可得的綜合研究機構「臺灣總督府研究所」，接著是日本諸外地中，最早大量製造販賣和應用各種血清疫苗者，也是全日本「唯二」可以帝國大學附屬研究所之姿製販血清疫苗者。這是臺灣身為帝國邊陲之地，但得以邊陲之姿「跳脫」日本限制，而得有的特殊與超越之處。

以上是本書運用多元史料與史觀，超越傳統臺灣醫學史框架，深入探討血清疫苗在臺灣的百年發展歷程。此過程中，揭示了臺日間緊密相扣的人事聯繫，以及血清疫苗項目對臺灣醫學教育與衛生行政的深刻影響。尤其在1930年代，其影響力顯然不亞於學界傳統認識的「南方」與「熱帶」需求。然而，仍有許多更細緻或宏觀的原因與過程，尚待研究發展。期望本書能拋磚引玉，啟發後續研究，開拓未來有關醫學史、殖民地比較研究、戰時醫學史及知識典範轉移等領域的新思維與新進路。

徵引書目

前言

專書

Edward S.Golub 著，坂本なほ子譯，《醫學の限界（The Limits of Medicine）》。東京：新興醫學，2004。

James R. Bartholomew, *The Formation of Science in Japan: Building a Research Tradition.* New Haven and London: Yale University Press, 1989.

Roberto Margotta 著、李城譯，《醫學的歷史（History of Medicine）》。臺北：究竟，2005。

Ruth Rogaski（羅芙芸），*Hygienic Modernity-Meanings of Health and Disease in Treaty-Port China.* Berkeley: University of California Press, 2004.

小田泰子，《種痘法に見る醫の倫理》。仙臺：東北大學出版會，1999。

小牟田哲彥著，李彥樺譯，《大日本帝國時期的海外鐵道》。臺北：臺灣商務印書館，2020。

小高健，《日本近代醫學史》。東京：考古堂書店，2011。

小高健，《傳染病研究所—近代醫學開拓の道のり》。東京：學會出版センター，1992。

王伯文等著，何美鄉、李敏西、張文瓊主編，《臺灣疫苗產業發展史》。臺北：社團法人臺灣疫苗產業協會，2023。

王國裕編譯,《預防接種之危害》。臺北縣:臺灣省公共衛生教學實驗院,1977。

行政院衛生福利部疾病管制局,《百年榮耀,世紀傳承－1909～2014臺灣百年公立疫苗製造史》。臺北:衛生福利部疾病管制署,2014。

李尚仁,《帝國的醫師:萬巴德與英國熱帶醫學的創建》。臺北:允晨文化,2012。

常石敬一,《戰場の疫學》。東京:海鳴社,2005。

飯島涉,《マラリアと帝國:植民地醫學と東アジアの廣域秩序》。東京:東京大學出版會,2005。

劉士永,《武士刀與柳葉刀:日本西洋醫學之形成與擴散》。臺北:國立臺灣大學出版中心,2012。

橫田陽子,《技術からみた日本衛生行政史》。東京:晃洋書房,2011。

論文

Alexandra Minna Stern and Howard Markel, "The History of Vaccines and Immunization: Familiar Patterns, New Challenges," *Health Affairs* 24:3(2005), pp.611-621.

Chen, Tzung-wen (陳宗文), 'Global Technology and Local Society: Developing a Taiwanese and Korean Bioeconomy Through the Vaccine Industry,' *East Asian Science, Technology and Society: An International Journal* 9:2 (Jun. 2015), pp.167-186.

Davisakd Puaksom, 'Of Germs, Public Hygiene, and the Healthy Body: the Making of the Medicalizing State in Thailand,' *Journal of Asian Studies* 66:2 (May. 2007), pp.311-344.

John R. Shepherd, 'Smallpox and the Pattern of Mortality in Late Nineteenth Century Taiwan,' in Ts'ui-jung Liu et al. (eds.) *Asian Population History*. Oxford University Press, 2001, pp.270-291.

加康(Nathalie Garcon)、高德曼(Michel Goldman)撰,林雅玲譯,〈佐劑,讓疫苗更夠力〉,《科學人雜誌》93(2009年11月),頁5。

安藝基雄,〈大正三年の所謂「傳研移管問題」について 其の一〉,《日本醫史學雜誌》13:3(1967年12月),頁1-25。

安藝基雄,〈大正三年の所謂「傳研移管問題」について 其の二〉,《日本醫史學雜誌》13:4(1968年3月),頁19-40。

安藝基雄,〈大正三年の所謂「傳研移管問題」について 其の三〉,《日本醫史學雜誌》14:2(1968年7月),頁140-189。

許宏彬,〈戰後臺灣的免疫知識專科化:國際援助、學術外交與邊界物〉,《臺灣史研究》

21：2（2014 年 6 月），頁 111-165。

劉士永，〈「清潔」、「衛生」與「保健」—日治時期臺灣社會公共衛生觀念之轉變〉，《臺灣史研究》8：1（2001 年 10 月），頁 41-87。

其他

〈舊外地法令の調べ方〉，「國立國會圖書館」網站，2023/6/16，goo.gl/eGRgvY（2024/7/26 檢索）。

第一章

史料

〈十六號天然痘預防規則〉，內閣總理府太政官・內閣關係第一類・明治九年第百五十七卷・內務省布達第二，申請號：公 01887100-016。

〈內務省衛生局附屬牛痘種繼所ノ事業ハ大日本私立衛生會ニ附ス〉，公文類聚第十二編・明治二十一年第二卷・官職一・職制章程一，申請號：類 00337100-023。

「臺灣總督府公文類纂」

〈血清醫藥院技師兼內務技師臨時檢疫事務官正六位高木友枝ヲ臺灣總督府醫院醫長兼總督府醫院長、總督府技師、醫學校教授、醫學校長ニ任ス〉，件號：00000789001。

報紙

《朝日新聞》1898 年。

《臺灣日日新報》漢文版，1906 年。

《臺灣日日新報》1907 年。

《讀賣新聞》，1905 年。

專書

人事興信所編，《人事興信錄 第四版》。東京：人事興信所，1915。

上田正昭等監修，《日本人名大辭典》。東京：新人物往來社，1995。

大日本私立衛生會，《大日本私立衛生會一覽》。東京：大日本私立衛生會，

1895。

小田俊郎著,洪有錫譯,《臺灣醫學五十年》。臺北:前衛,2009。

小高健,《傳染病研究所—近代醫學開拓の道のり》。東京:學會出版センター,1992。

內務省衛生局編,《衛生局年報 昭和十五年》。東京:厚生省人口局,1943。

內務省衛生局編,《衛生局年報》明治二十八年〜明治三十六年。東京:內務省衛生局,1898〜1912。

日新醫學社編,《北里研究所補修講演錄》。東京:日新醫學社,1915。

北里研究所,《北里研究所一覽》。東京:北里研究所,1916。

矢追秀武,《種痘》。東京:南條安通,1947。

臼井勝美等編,《日本近現代人名辭典》。東京:吉川弘文館,2001。

東京大學醫科學研究所,《東京大學醫科學研究所概要》。東京:東京大學醫科學研究所,2008。

東京帝國大學,《東京帝國大學學術大觀:醫學部傳染病研究所農學部》。東京:東京帝國大學,1942。

武光誠等編集,《日本史用語大事典》。東京:新人物往來社,1995。

厚生省醫務局,《醫制百年史 記述編》。東京:ぎょうせい,1976。

原幹洲編,《自治制度改正十周年紀念人物史》。臺北:勤勞と富源社,1931。

宮島幹之助,《北里柴三郎傳》。東京:北里研究所,1932。

國立感染症研究所,《國立感染症研究所概要》。東京:國立感染症研究所,2023。

添川正夫,《日本痘苗史序說》。東京:近代,1987。

鶴見祐輔,《後藤新平傳》。東京:後藤新平傳記編纂會,1937。

論文

阪上孝,〈公眾衛生の誕生—「大日本私立衛生會」の成立と展開〉,《經濟論叢》156:4(1995年10月),頁1-27。

橫田陽子,〈日本近代における細菌學の制度化—衛生行政と大學アカデミズム〉,《科學史研究》48(2009年夏),頁65-76。

第二章

史料

「臺灣史料稿本」,〈臺北縣、種痘施行手續ヲ定ム〉,1900 年 12 月 18 日。

「臺灣史料稿本」,築山揆一,〈ベスト預防接種成績ヲ報告ス〉,1901 年 10 月 5 日號外。

沈佳姍訪問彭明敏教授,訪問日期 2011 年 3 月 5 日。

北里大學北里柴三郎紀念室（今北里柴三郎記念博物館）藏「痘苗實物」,筆者 2012 年拍攝。

〈種痘盒和種痘刀〉,「臺灣近代醫療文物資料庫」,國立臺灣大學附設醫院提供。

「臺灣總督府公文類纂」

〈ペスト豫防注意（臺北廳告諭第一號）〉,件號：00000731009X002。

〈安平稅關員ペストニ罹リ臺南醫院ニ於テ他ノ健全者ニ豫防液注射狀況〉,件號：00004643001。

〈種痘施行期變更ニ關スル通達〉,件號：00000248021。

〈種痘施術心得ヲ定ムル件〉,件號：00001781010。

〈種痘手續地方廳へ通達〉,件號：00000090020。

〈種痘普及方及施行標準〉,件號：00000061020。

〈種痘法施行規則中改正ニ關スル件〉,00004142034。

〈春季種痘施行期及場所區或等制定ノ件（新竹廳告示第十號）〉,件號：00000766034。

〈土人醫生ニ於テ痘瘡患者ノ痘漿等ヲ人體ニ接種ニ付病毒傳播ノ恐アル旨嘉義縣報告ニ依リ知事廳長へ注意〉,件號：00004558001。

〈痘苗請求方ニ關シ地方廳へ通達〉,件號：00000090021。

〈痘瘡患者發生（南投廳告示第五號）〉,件號：00000737002X027。

〈痘瘡患者發生（南投廳告示第七號）〉,件號：00000737002X029。

〈痘瘡患者發生（南投廳告示第十號）〉,件號：00000737002X032。

〈府醫院醫員堀田次雄ペスト病予防液注射施術醫務ヲ囑託ス（元臺北縣）〉,件號：00009313059。

〈堀內次雄ペスト免疫調查事務囑託〉，件號：00001445057。

〈律令第一號臺灣種痘規則〉，件號：00001165002。

〈臺南縣ペスト豫防液接種成績第一、第二報〉，件號：00000621002。

〈臺灣醫生免許規則（府令第四七號）並ニ同上ニ關シ各醫院長へ通達〉，件號：00000584025。

《臺灣總督府府報》

21 期，〈臺灣傳染病豫防規則〉，1896 年 10 月 15 日。

63 期，〈痘瘡患者ノ痘漿又ハ痘痂接種禁止ノ件〉，1897 年 4 月 20 日。

743 期，〈風土病及流行病ノ種類指定ノ件〉，1900 年 5 月 4 日。

862 期，〈臺灣藥品取締規則ニ依ル毒藥劇藥品目〉，1900 年 11 月 22 日。

957 期，〈臺南縣下ペスト豫防概況〉，1901 年 5 月 15 日。

975 期，〈臺南縣下ペスト豫防概況〉，1901 年 6 月 19 日。

1001 期，〈ペスト病況及其豫防消毒等施行ノ概況〉，1901 年 8 月 14 日。

3168 期，〈種痘施術心得〉，1911 年 2 月 21 日。

報紙

《讀賣新聞》，1916 年。

《臺灣日日新報》，1987～1944 年。

專書

上田正昭等監修，《日本人名大辭典》。東京：新人物往來社，1995。

中時編輯部製作團隊，《臺灣久久：臺灣百年生活印記（人文一百年）》。臺北：天下遠見，2011。

內務省衛生局編，《衛生局年報》明治二十八年～大正五年。東京：內務省衛生局，1898～1918。

田山宗堯，《防疫之栞》。東京：警眼社，1912。

岡田晴惠，《圖解歷史をつくった７大傳染病 知られざる世界の裏面史》。東京：PHP研究所，2008。

林進發，《臺灣官紳年鑑》。臺北：民眾公論社，1932。

長木大三，《北里柴三郎》。東京：慶應義塾大學出版會，2008 年 5 版第 8 刷。

柴山五郎作，《細菌及傳染病纂錄 上卷》。東京：南江堂，1911

堀內次雄，〈「ペスト」免疫ニ關スル學理ノ研究（第一回報告）〉，《臺灣總督府研究所報告 第一回》。臺北：臺灣總督府研究所，1912。

張德南，《堅勁耿介的社會運動家：陳旺成》。新竹市：新竹市立文化中心，1999。

張麗俊，《水竹居主人日記》（一）～（五）。臺北：中央研究院近代史研究所。臺中縣：臺中縣文化局，2000～2004。

添川正夫，《日本痘苗史序說》。東京：近代，1987。

細謹舍編，《衛生法律規則》。岡山：細謹舍，1891。

陳紹馨，《臺灣的人口變遷與社會變遷》。臺北：聯經，1979。

費德廉作，羅效德譯，《看見十九世紀臺灣：十四位西方旅行者的福爾摩沙故事者》。臺北：如果，2006。

黃旺成著，許雪姬主編，《黃旺成先生日記（二）1913》。臺北：中央研究院臺灣史研究所，2008。

楊廷理（1747-1813），〈議開後山噶瑪蘭（即蛤仔難）〉，收於陳淑均纂，李祺生續輯，《噶瑪蘭廳志 卷七》臺灣文獻叢刊第一六〇種。臺北：臺灣銀行經濟研究室，1963。1852 年原刊。

臺灣省行政長官公署統計室編，《臺灣省五十一年來統計提要》。臺北：古亭書屋，1946。

臺灣總督府民政部文書課，《臺灣總督府第一統計書》。臺北：臺灣總督府民政部文書課，1900。

臺灣總督府民政部文書課，《臺灣總督府第三統計書》。臺北：臺灣總督府民政部文書課，1901。

臺灣總督府民政部文書課，《臺灣總督府第五統計書》。臺北：臺灣總督府民政部文書課，1903。

臺灣總督府製藥所，《臺灣總督府製藥所年報 一》。臺北：臺灣總督府製藥所，1898。

論文

Hawgood B. J., 'Alexandre Yersin (1863-1943): Discoverer of the Plague Bacillus, Explorer and Agronomist,' *J Med Biogr* 16:3 (Aug. 2008), pp.167-172.

____，〈「ペスト」血清及同豫防液製造ノ盛況〉，《臺灣醫學會雜誌》10：102（1911年），頁465。

____，〈內外「ペスト」血清ノ效力比較〉，《臺灣醫事雜誌》2：11（1900年12月），頁38。

____，〈皮膚に瘢痕を殘さぬ皮下注射種痘を完成〉，《臺衛新報》97（1936年10月），頁12。

加藤尚志，〈臺灣の衛生〉，《臺灣協會會報》46（1903年7月），頁9。

沈佳姍，〈日治臺灣種痘規則之形成與演變─兼論殖民地國家行政〉，《臺灣史料研究》38（2012年4月），頁48-82。

里見三男，〈「ペスト」豫防接種實施概況報告〉，《臺灣醫學會雜誌》17：189、190（1918年），頁769-770。

林炳炎，〈高木友枝醫學博士的學術生涯〉，《臺北文獻》185（2013年9月），頁173-202。

秦佐八郎，〈大阪神戶ニ於ケルペすと血清ヲ以テセル豫防注射〉，《臺灣醫學會雜誌》5：47（1906年），頁857。

秦佐八郎，〈和歌山縣湯淺町ニ於テ行ヘル「ペスト」豫防接種ニ就テ〉，《臺灣醫學會雜誌》6：57（1907年），頁290-291。

劉士永，〈「清潔」、「衛生」與「保健」─日治時期臺灣社會公共衛生觀念之轉變〉，《臺灣史研究》8：1（2001年10月），頁41-87。

築山揆一，〈明治三十七年臺南市ニ於ケル百斯篤豫防接種成績〉，《臺灣醫學會雜誌》4：34（1905年），頁466-484。

築山揆一，〈臺南縣百斯篤預防接種成績 第一報〉，《臺灣醫事雜誌》3：6（1901年8月），頁1-2。

築山揆一、宮地威鮫，〈明治三十七年臺南廳立傳染病院ニ於ケル百斯篤血清療法成績報告〉，《臺灣醫學會雜誌》4：32（1905年），頁358-375。

其他

〈種珠〉，「教育部臺灣閩南語常用詞辭典」網站，https://sutian.moe.edu.tw/zh-hant/su/10722/（2024/7/22檢索）。

〈種痘有序〉，「愛詩網」網站，https://reurl.cc/g69qab（2024/8/22檢索）。

〈傳染病介紹－天花〉，「衛生福利部疾病管制署」網站，https://reurl.cc/bV12ll（2024/4/6檢索）。

〈傳染病介紹－鼠疫〉，「衛生福利部疾病管制署」網站，https://reurl.cc/MOnN9v （2024/4/6 檢索）。

第三章

史料

〈臺灣總督府醫院醫長築山揆一賞與ノ件〉，公文雜纂・大正五年第九卷內閣九，申請號：纂 01354100-202。

〈臺灣總督府研究所官制ヲ定ム〉，公文類聚第三十三編・明治四十二年・第三卷・官職二・官制二・官制二，申請號：類 01071100-002。

北里大學北里柴三郎史料室「傳染病研究所（研究生・講習生）名簿」，未出版。

「臺灣總督府公文類纂」

〈丸山芳登任府研究所技手〉，件號：0000172703。

〈公醫小林寅松ニ東京傳染病研究所ヘ入所ヲ命スル件〉，件號：00001233018。

〈公醫吉池勇東京傳染病研究所ヘ入所ヲ命ス〉，件號：00001013054。

〈防疫醫森滋太郎研究所技師兼府防疫醫官任用ノ件〉，件號：0001872002。

〈訓令第六十三號研究所分課規程ヲ定ムル件〉，件號：00001540026。

〈黑川嘉雄〔臺灣〕公醫ヲ命ス一ケ月五拾円臺南在勤〉，件號：00000206003。

〈傳染病研究所技手倉岡彥助總督府防疫醫官兼總督府專賣局技師ニ任用ノ件〉，件號：00001232061。

〈臺南縣關帝廟街在勤臺灣公醫神尾廣三郎東京傳染病研究所ヘ入所ヲ命ス〉，件號：00000693030。

〈醫院醫長、醫學校教授、研究所技師長野純藏（依願免本官並兼官ノ件）〉，件號：00001874006。

〈醫院醫長長野純藏外五名中央研究所技師兼任及新任ノ件〉，件號：00001546003。

〈囑託山口謹爾（研究所技師ニ任用ノ件）〉，件號：00002179002。

《臺灣總督府府報》

231 期,〈川上生之助外七名〉,1898 年 1 月 27 日。

報紙

《臺灣日日新報》,1898～1909 年。

專書

上田正昭等監修,《日本人名大辭典》。東京:新人物往來社,1995。

小田俊郎著,洪有錫譯,《臺灣醫學五十年》。臺北:前衛,1995。

小高健,《傳染病研究所—近代醫學開拓の道のり》。東京:學會出版センター,1992。

內務省衛生局,《細菌檢查所に關する調查》。東京:內務省衛生局,1924。

內務省衛生局編,《衛生局年報》明治二十七年～大正五年。東京:內務省衛生局,1898～1918。

北里研究所北里柴三郎記念室企畫・編集,《北里柴三郎:生誕 150 年記念》。東京:北里研究所北里柴三郎記念室,2003。

吉田寅太郎,《續財界人の橫顏》。臺北:經濟春秋社,1933。

東京統計協會,《日本帝國統計全書》。東京:東京統計協會,1902。

宮島幹之助,《北里柴三郎傳》。東京:北里研究所,1932。

高木友枝著,周烒明、林靜靜譯,《臺灣公共衛生體系的基礎—臺灣島之衛生條件(The Foundation of the Public Health System in Formosa 1911)》。臺北:臺大景福醫訊雜誌,2017。

高松豐吉等編,《化學工業全書 第 17 冊(石炭瓦斯)》。東京:南江堂書店,1916。

高澤壽,《臺灣牛疫史》。臺北:臺灣總督府殖產局,1924。

愛光新聞社,《臺灣關係人名簿》。橫濱市:愛光新聞社,1959。

嘉義廳衛生展覽會,〈嘉義廳衛生試驗場〉,《衛生關係案內》。嘉義市:嘉義廳衛生展覽會,1915。

臺灣總督府中央研究所,《臺灣總督府中央研究所梗概》。臺北:臺灣總督府中央研究所,1936。

臺灣總督府中央研究所衛生部,《臺灣總督府中央研究所 衛生部年報 第 1 號(昭和 6 年度)》。臺北:臺灣總督府中央研究所衛生部,1932。

臺灣總督府研究所，《大正二年臺灣總督府研究所一覽》。臺北：臺灣總督府研究所，1913。

臺灣總督府研究所，《大正五年臺灣總督府研究所一覽》。臺北：臺灣總督府研究所，1916。

臺灣總督府研究所，《臺灣總督府研究所報告 第一回》。臺北：臺灣總督府研究所，1912。

臺灣總督府編，《明治四十二年五月 臺灣總督府文官職員錄》。臺北：株式會社臺灣日日新報，1909。

興南新聞社，《臺灣人士鑑》。臺北：興南新聞社，1943。

論文

Paul C. Freer, 'The Bureau of Government Laboratories for the Philippine Islands, and Scientific Positions under It,' Science 16 (Oct. 1902), pp.579-580。

____，〈同窓會懇親會出席會員左ノシ〉，《細菌學雜誌》163（1909年），頁404。

村松洋，〈明治前期における「研究」概念の變容と「研究所」の成立過程〉，《技術と文明》20：1（2016年1月），頁1-19。

谷島清郎，〈北陸における醫學檢查技術者教育に關する醫史學的考察〉，《金澤大學大學教育開放センター紀要》13（1993年3月），頁43-55。

富士貞吉，〈臺灣衛生史の概要〉，《日本衛生學雜誌》23：5（1968年12月），頁491。

森滋太郎、鮫島新，〈移住蕃人部落腸「チフス」流行時ニ豫防接種ヲ施行シタル成績〉，《臺灣醫學會雜誌》17：182、183（1918年），頁62-68。

楊福，〈臺北縣醫師公會創會理事長—吳文明醫師〉，《新北市醫誌》10（2011年3月），頁31-33。

劉碧蓉，「日本殖民體制下星製藥會社的政商關係」。臺北：國立臺灣師範大學政治學研究所碩士論文，2009。

橫田陽子，〈日本近代における細菌學の制度化─衛生行政と大學アカデミズム〉，《科學史研究》48（2009年夏），頁65-76。

築山揆一，〈明治三十七年臺南市ニ於ケル百斯篤豫防接種成績〉，《臺灣醫學會雜誌》4：34（1905），頁466-484。

築山揆一，〈臺南縣立傳染病院ニ於ケル百斯篤血清療法成績報告〉，《細菌學雜誌》71

（1901 年），頁 736-769。

築山揆一，〈臺南廳ニ於ケル百斯篤豫防的驅鼠法成績報告〉，《細菌學雜誌》82（1902 年），頁 557-567。

其他

____ , "ITDI History." In "GOVPH" website, https://reurl.cc/OrddbX (2024/10/20 search).

Philippines Governor, "Report of the Governor General of the Philippine Islands. [1908]," in the digital collection of The United States and its Territories, 1870 - 1925: The Age of Imperialism. In "University of Michigan Library Digital Collections" website, https://reurl.cc/E6e7yA (2024/7/26 search).

____ ，〈組織情報－歷史〉，「國立天文臺」網站，https://www.nao.ac.jp/about/history.html（2024/7/22 檢索）。

第四章

史料

〈傳染病研究所官制中ヲ改正ス〉，公文類聚第四十三編・大正八年・第五卷・官職三・官制三〉，申請號：類 01302100-018。

〈臺灣總督府研究所官制中ヲ改正ス〉，公文類聚第四十編・大正五年第六卷・官職五・官制五・官制五，申請號：類 01229100-019。

北里大學北里柴三郎紀念室，「北里柴三郎訪臺紀念」，照片編號 K01605、K01954。感謝北里大學北里柴三郎紀念室提供。

《臺灣總督府府報》

1165 期，〈臺灣總督府研究所血清其ノ他細菌學的豫防治療品賣捌規程〉，1916 年 11 月 30 日。

1354 期，〈臺灣總督府特別會計歲入歲出科目中科目新設〉，1917 年 8 月 15 日。

2687 期，〈大正十一年度歲出豫算中第一豫備金ヲ以テ補充シ得ヘキ費途ノ件〉，1922 年 6 月 22 日。

報紙

《大阪每日新聞》1916 年。

《朝日新聞》1914 年。

《朝日新聞》東京朝刊，1914 ～ 1916 年。

《臺灣日日新報》1914 ～ 1916 年。

《讀賣新聞》1916 年。

專書

James R. Bartholomew, *The Formation of Science in Japan: Building a Research Tradition*. New Haven: Yale University Press, 1989.

上田正昭等監修，《日本人名大辭典》。東京：新人物往來社，1995。

小高健，《傳染病研究所—近代醫學開拓の道のり》。東京：學會出版センター，1992。

川上武，《現代日本醫療史：開業醫制の變遷》。東京：勁草書房，1965。

內務省衛生局，《細菌檢查所に關する調查》。東京：內務省衛生局，1924。

內務省衛生局編，《衛生局年報》明治三十六年～大正九年。東京：內務省衛生局，1907 ～ 1922。

內務省衛生局防疫課編，《虎列刺病流行誌 大正五・六年》。東京：內務省衛生局防疫課，1919。

北里研究所，《北里研究所五十年誌》。東京：北里研究所，1966。

伊東六十次郎編，《伊東重と養生會》。東京：養生會，1965。

吉野作造編，《近時の經濟問題》。東京：民友社，1916。

佐々木英光，《醫事法令全集》。東京：中央法律學館，1909。

東京帝國大學，《東京帝國大學學術大觀：醫學部傳染病研究所農學部》。東京：東京帝國大學，1942。

厚生省醫務局，《醫制百年史 記述編》。東京：ぎょうせい，1976。

宮島幹之助，《北里柴三郎傳》。東京：北里研究所，1932。

富士川游，《日本醫學史》。東京：裳華房，1904。

臺灣總督府研究所，《臺灣總督府研究所報告 第六回》。臺北：臺灣總督府研究所，1918。

劉士永，《武士刀與柳葉刀：日本西洋醫學之形成與擴散》。臺北：國立臺灣大學出版中心，2012。

論文

____，〈創立 80 周年記念特別市民講演會〉，《大阪醫科大學學報》75（2008 年 2 月），頁 2。

____，〈雜事〉，《細菌學雜誌》248（1916 年 4 月），頁 759。

丸山博，〈日本衛生學史〉，《產業醫學》5：3（1963 年 3 月），頁 79。

安藝基雄，〈大正三年の所謂「傳研移管問題」について 其の一〉，《日本醫史學雜誌》13：3（1967 年 12 月），頁 1-25。

安藝基雄，〈大正三年の所謂「傳研移管問題」について 其の二〉，《日本醫史學雜誌》13：4（1968 年 3 月），頁 19-40。

李尚仁，〈神奇療法或巧合誇大 血清療法的早期爭議史〉，《科學發展》368（2003 年 8 月），頁 77-78。

村松洋，〈明治前期における「研究」概念の變容と「研究所」の成立過程〉，《技術と文明》20：1（2016 年 1 月），頁 1-19。

秦郁彥，〈病氣の日本近代史（2）腳氣論爭と森鷗外〉，《政經研究》45：3（2008 年 12 月），頁 701-733。

劉碧蓉，「日本殖民體制下星製藥會社的政商關係」。臺北：國立臺灣師範大學政治學研究所碩士論文，2009。

橫田陽子，〈日本近代における細菌學の制度化─衛生行政と大學アカデミズム〉，《科學史研究》48（2009 年夏），頁 65-76。

其他

____，〈売り捌き〉，「デジタル大辭泉」網站，https://reurl.cc/dyqbny（2024/7/22 檢索）。

____，〈創業者 木場榮熊とマルホ〉，「Maruho Co.」網站（2023/10/30），https://reurl.cc/6doAMy（2024/8/22 檢索）。

學制百年史編集委員會，〈大學・研究機關等の設置と擴充〉，「文部科學省」網站，http://goo.gl/fo9SdQ（2024/7/26 檢索）。

第五章

史料

《大正八年臺北廳下虎列拉流行概況》寫真帖，出版資訊不詳。國家攝影文化中心典藏，登錄號：NCP2016-024-0197。

「臺灣史料稿本」，〈流行性感冒豫防ニ關スル件通知ヲ發ス〉，1919 年 12 月 13 日。

「臺灣總督府專賣局檔案」，〈流行性腦脊髓膜炎ニ關スル健康診斷ノ件〉，1923 年 3 月 30 日。

「臺灣總督府公文類纂」

〈〔府研究所技手兼府醫學專門學校助教授〕鈴木近志（任研究所技師）〉，件號：00003093050。

《臺灣總督府府報》

743 期，〈風土病及流行病ノ種類指定ノ件〉，1900 年 5 月 4 日。

1508 期，〈流行性腦脊髓膜炎ノ發生及豫防法調查〉，1904 年 4 月 5 日。

1574 期，〈臺灣傳染病令第一條第二項ニ依リ流行性腦脊髓膜炎指定〉，1918 年 6 月 1 日。

1584 期，〈明治四十二年十二月訓令第二百八號臺灣總督府報告例別冊中改正〉，1918 年 6 月 12 日。

1589 期，〈明治四十五年五月府令第四十五號健全證書交付手續中改正〉，1918 年 6 月 19 日。

2591 期，〈臺灣總督府中央研究所血清其ノ他細菌學的豫防治療品賣捌規定〉，1922 年 2 月 24 日。

報紙

《中外商業新報》1917 年

《東京日日新聞》1920 年。

《朝日新聞》東京朝刊 1918 年。

《臺灣日日新報》1916 ～ 1925 年。

專書

Howard and David Killingray eds, *The Spanish Influenza Pandemic of 1918-19*. New York; London: Routledge, 2003.

丸山芳登，《日本領時代に遺した臺灣の醫事衛生業績 疾病衛生編》。橫濱：丸山芳登，1957。

山本俊一，《日本コレラ史》。東京：東京大學出版會，1982。

內務省衛生局，《流行性感冒》。東京：內務省衛生局，1922。

內務省衛生局編，《衛生局年報 大正九年》。東京：內務省衛生局，1913。

內務省衛生局編，《衛生局年報 明治三十六年》。東京：內務省衛生局，1910。

內務省衛生局防疫課編，《虎列剌病流行誌 大正五・六年》。東京：內務省衛生局防疫課，1919。

丸山芳登、洪蘭，〈大正十四年臺北ニ發生セル「コレラ菌株ニ就テ」〉，《臺灣總督府中央研究所衛生部報告》。臺北：臺灣總督府中央研究所衛生部，1925。

古玉太郎，〈大正八年ノ虎列拉流行時臺灣ニ於テ施行セル豫防接種ニ就テ〉，《臺灣總督府中央研究所衛生部業績 第二十二回》。臺北：臺灣總督府中央研究所衛生部，1924。

志賀潔，《免疫學 應用編（血清療法並予防接種法）》。東京：佐藤喜六，1906。

松下禎二，《免疫學及傳染病論》。東京：松下禎二，1909。

是川漣造編，《惡疫予防接種及血清療法要論》。東京：吐鳳堂書店，1900。

原精一郎，《毒の話：日常衛生》。東京：廣文堂，1904。

張麗俊，《水竹居主人日記（五）》。臺北：中央研究院近代史研究所，2002。

勝山吉作編，《臺灣紹介最新寫真集》。臺北：勝山寫真館，1931。

黃旺成，《黃旺成先生日記（十）》。臺北：中央研究院臺灣史研究所，2012。

楊金虎，《七十回憶》。臺北：龍文，1990。

福見秀雄，《ある防疫作戰》。東京：岩波書店，1965。

臺北市役所，《臺北市統計書 昭和七年》。臺北：臺北市役所，1934。

臺北市役所，《臺北市統計書 昭和六年》。臺北：臺北市役所，1933。

臺灣省行政長官公署統計室編，《臺灣省五十一年來統計提要》。臺北：古亭書屋，1946。

臺灣總督府中央研究所衛生部，《臺灣總督府中央研究所 衛生部年報 第1號（昭和6年度）》。臺北：臺灣總督府中央研究所衛生部，1932。

臺灣總督府中央研究所衛生部，《臺灣總督府中央研究所 衛生部年報 第6號（昭和11年度）》。臺北：臺灣總督府中央研究所衛生部，1937。

臺灣總督府官房調查課編，《臺灣總督府統計書 第20 大正五年》。臺北：臺灣總督府官房調查課，1918。

臺灣總督府官房調查課編，《臺灣總督府統計書 第 25 大正十年》。臺北：臺灣總督府官房調查課，1923。

臺灣總督府警務局，《大正八九年コレラ病流行誌》。臺北：臺灣總督府警務局，1922。

臺灣總督府鐵道部，《鐵道部年報 五》。臺北：臺灣總督府鐵道部，1905。

論文

Michael Worobey, 'Phylogenetic Evidence against Evolutionary Stasis and Natural Abiotic Reservoirs of Influenza A Virus,' *Journal of Virology-American Society for Microblogy* 82:7 (Apr. 2008), pp.3769-3774.

＿＿，〈政治芻言 觀警察衛生展覽會所感〉，《實業之臺灣》17：12（1925 年 12 月），頁 80。

＿＿，〈第二拾回北里研究所同窗會〉，《細菌學雜誌》283（1919 年），頁 282。

＿＿，〈第十六回北里研究所同窗會開會に關する幹事の會合〉，《細菌學雜誌》233（1915 年），頁 209。

マルテイー，〈「インフルエンザ」性氣管支肺炎及ヒ偶發性胸膜出血〉，《臺灣醫事雜誌》2：1（1900 年 1 月），頁 38。

三村靜、未次常太郎，〈大正八年基隆ニ於ケルコレラ豫防注射實施成績〉，《臺灣醫學會雜誌》4：34（1919 年），頁 97-99、646-653。

丸山芳登，〈三、流行性感冒豫防注射竝に病後免疫に關する一二の統計〉，《臺灣醫學會雜誌》19：210（1920 年），頁 539-541。

丸山芳登，〈臺灣ニテ實施シタル流行性感冒豫防注射綜合的成績竝ニ病後免疫ニ關スル一二ノ統計〉，《臺灣醫學會雜誌》19：211（1920 年），頁 653-656。

山口謹爾，〈追加〉，《臺灣醫學會雜誌》19：210（1920 年），頁 540-541。

古玉太郎，〈虎列剌豫防接種ニ就テ〉，《臺灣醫學會雜誌》19：211（1920 年），頁 11-13、565-566。

田尻英二，〈流行性腦脊膜炎の豫防撲滅に就いて〉，《臺灣警察時報》288（1939 年 11 月），頁 88。

安倍貞次，〈昭和九年蘭陽地方ニ於ケル流行性腦脊髓膜炎流行狀況ニ就テ〉，《臺灣醫學會雜誌》36：10（1937 年 10 月），頁 1-2。

高山喜全，〈広東語の研究 コレラ豫防注射〉，《臺灣警察時報》321（1942 年 8 月），頁 23-26。

鈴木近志，〈流行性感冒を經過しにる人血清ごパイフェル氏菌ごの免疫反應に就て〉，《臺灣醫學會雜誌》19：210（1920年），頁538-539。

鶴卷弘藏，〈流行性腦脊髓膜炎ノ所見ニ就テ〉，《臺灣醫學會雜誌》3：21（1904年），頁181。

第六章

史料

大藏省印刷局編，〈傳染病豫防液、同血清、流行性感冒豫防液及狂犬病豫防劑賣下規程〉，《官報》1920年3月4日。

「臺灣總督府公文類纂」

〈〔中央研究所技師〕堀內次雄（中央研究所衛生兼工業部長命）〉，件號：00003196010X002。

〈謝秋濤ニ醫業免許證下付通報（臺中廳）〉，件號：00002111010。

《臺灣總督府府報》

2446期，〈臺灣總督府中央研究所官制〉，1921年8月11日。

2464期，〈臺灣總督府中央研究所支所事務分掌規程〉，1921年9月2日。

2591期，〈臺灣總督府中央研究所血清其ノ他細菌學的豫防治療品賣捌規定〉，1922年2月24日。

2752期，〈臺灣總督府中央研究所血清其ノ他細菌學的豫防治療品賣捌規程中改正〉，1922年9月16日。

2840期，〈中央研究所告示第一號〉，1922年12月30日。

2925期，〈臺灣總督府中央研究所血清其ノ他細菌學的豫防治療品賣捌規程中改正〉，1923年4月24日。

3552期，〈痘苗賣渡定價割引〉，1925年6月25日。

637期，〈臺灣總督府中央研究所血清其ノ他細菌學的豫防治療品賣捌規程〉，1929年4月9日。

報紙

《中外商業新報》，1923年。

《朝日新聞》東京朝刊，1918～1929年。

專書

上田正昭等監修，《日本人名大辭典》。東京：新人物往來社，1995。

小高健，《傳染病研究所—近代醫學開拓の道のり》。東京：學會出版センター，1992。

內務省衛生局，《流行性感冒》。東京：內務省衛生局，1922。

內務省衛生局，《細菌檢查所に關する調查》。東京：內務省衛生局，1924。

內務省衛生局編，《衛生局年報》明治三十二年至昭和十五年。東京：內務省衛生局，1904～1946。

北里研究所，《北里研究所五十年誌》。東京：北里研究所，1966。

永岡正己、沈潔監修，近現代資料刊行會企畫編集，《中國占領地の社會調查（醫療・衛生6）》。東京：近現代資料刊行會，2010。

東京市役所編，《東京震災錄》。東京市：東京市役所，1926。

東京帝國大學，《東京帝國大學學術大觀：醫學部傳染病研究所農學部》。東京：東京帝國大學，1942。

南滿洲鐵道株式會社地方部衛生課編，《南滿洲鐵道附屬地衛生概況 昭和三年度》。大連：南滿洲鐵道，1930。

南滿洲鐵道株式會社地方部庶務課編，《地方經營統計年報 昭和十二年度》。大連：南滿洲鐵道株式會社，1938。

南滿洲鐵道株式會社地方部庶務課編，《地方經營統計年報 昭和元年度》。大連：南滿洲鐵道株式會社，1933。

南滿洲鐵道株式會社地方部編，《地方經營梗概 昭和六年度》。大連：南滿洲鐵道株式會社，1933。

宮島幹之助，《北里柴三郎傳》。東京：北里研究所，1932。

添川正夫，《日本痘苗史序說》。東京：近代，1987。

現代之獸醫社編，《獸醫畜產年鑑》。東京：現代之獸醫社，1936。

朝鮮總督府編，《虎列刺病防疫誌》。京城：朝鮮總督府，1920。

朝鮮總督府編，《最近朝鮮事情要覽 大正八年》。京城：朝鮮總督府，1919。

朝鮮總督府編，《朝鮮法令輯覽 全 大正十一年版》。出版地不詳：帝國地方行政學會，

1922。

滿鐵調查部編,《產業調查資料 第十六編 營口軍政誌抄》。大連:滿鐵調查部,1939。

臺灣總督府中央研究所衛生部,《臺灣總督府中央研究所 衛生部年報 第 1 號(昭和 6 年度)》。臺北:臺灣總督府中央研究所衛生部,1932。

臺灣總督府中央研究所衛生部,《臺灣總督府中央研究所 衛生部年報 第 2 號(昭和 7 年度)》。臺北:臺灣總督府中央研究所衛生部,1933。

臺灣總督府中央研究所衛生部,《臺灣總督府中央研究所 衛生部年報 第 3 號(昭和 8 年度)》。臺北:臺灣總督府中央研究所衛生部,1934。

論文

許雪姬,〈日治時期臺灣人的海外活動—在「滿洲」的臺灣醫生〉,《臺灣史研究》11:2(2004 年 12 月),頁 1-75。

橫田陽子,〈日本近代における細菌學の制度化—衛生行政と大學アカデミズム〉,《科學史研究》48(2009 年夏),頁 65-76。

第七章

史料

〈微生物病研究所官制ヲ定ム〉,公文類聚第五十八編・昭和九年第五卷・官職四・官制四,申請號:類 01852100-008。

專書

Jean Hamburger, *Medical Research in France during the War* (1939-1945). Paris: Editions Medicales Flammarion, 1947.

P. R. Yadav, *Immunology*. Delhi: Discovery Publishing Pvt. Ltd., 2011.

Thomas J. Dougherty and Steven J. Projan edit, *Microbial Genomics and Drug Discovery*. New York: Marcel Dekker Inc., 2003.

九州大學醫學部編,《九州大學醫學部五十年史》。福岡:九州大學醫學部五十周年紀念會,1953。

九州帝國大學編,《九州帝國大學一覽》昭和十六年至昭和十八年。福岡:九州帝國大學,

1931～1944。

上田正昭等監修，《日本人名大辭典》。東京：新人物往來社，1995。

大阪帝國大學編，《大阪帝國大學一覽》昭和九年至昭和十八年。大阪：大阪帝國大學，1934～1943。

小高健，《長與又郎日記 上 近代化を推進した醫學者の記錄》。東京：學會出版センター，2011。

小高健，《傳染病研究所―近代醫學開拓の道のり》。東京：學會出版センター，1992。

內務省衛生局編，《衛生局年報》大正三年～昭和十二年。東京：內務省衛生局，1915～1938。

內務省衛生局編，《衛生局年報 昭和十五年》。東京：厚生省人口局，1943。

文部省專門學務局編，《高等諸學校一覽 昭和十七年十月三十日現在》。東京：文部省專門學務局，1942。

北里研究所，《北里研究所五十年誌》。東京：北里研究所，1966。

名古屋帝國大學編，《名古屋帝國大學創立概要》。名古屋：名古屋帝國大學，1944。

京城帝國大學編，《京城帝國大學一覽 昭和十七年度》。朝鮮：京城帝國大學，1944。

東北帝國大學編，《東北帝國大學一覽》昭和十六年至昭和十八年。仙臺：東北帝國大學，1941～1944。

東京大學醫科學研究所，《東京大學醫科學研究所概要》。東京：東京大學醫科學研究所，2008。

東京帝國大學，《東京帝國大學學術大觀：醫學部傳染病研究所農學部》。東京：東京帝國大學，1942。

高野六郎，《實用微生物學》。東京：近世醫學社，1922。

臺北帝國大學編，《臺北帝國大學一覽》昭和十四年至昭和十八年。臺北：臺北帝國大學，1939～1944。

鍾金湯、劉仲康，《引領微生物學的先驅：20位微生物學家傳記》。臺北：商務，2008。

論文

La Rae Meadows, 'Lost Lessons of the Strangling Angel,' Skeptical Inquirer. The Magazine for

Science and Reason 37: 5 (Sep./Oct. 2013), in "Skeptical Inquirer" website, goo.gl/gRJV8V (2024/6/4 search).

Ton Van Helvoort, 'History of Virus Research in the Twentieth Century: the Problem of Conceptual Continuity.' *History of Science* 32:2 (Jun. 1994), pp.185-235.

其他

'Diphtheria: A Hundred Years Ago, the First Toxoid Vaccine,'(2023/12/10) In "Institut Pasteur" website, https://reurl.cc/7dggXd (2024/8/4 search).

大阪大學微生物病研究所，〈微研の歷史〉、〈微研の概要 歷代所長・教授〉，「大阪大學微生物病研究所」網站（2010/12/17），www.biken.osaka-u.ac.jp（2017/2/5檢索）。

大阪大學微生物病研究所，〈財團誕生秘話〉，「大阪大學微生物病研究所」網站（2010/12/17），http://goo.gl/fdMH0u（2017/2/5檢索）。

第八章

史料

〈東京帝國大學教授長與又郎外三名任免ノ件〉，內閣關係第五類・任免裁可書・昭和九年・任免卷六十九，申請號：任B 01940100-042。

中央研究院臺灣史研究所，「臺灣總督府職員錄資料庫」。

「臺灣總督府公文類纂」

〈永井潛（依願免本官；賞與）〉，件號：00010098102。

〈永井潛衛生部長ヲ命ス〉，件號：00010091015X003。

〈永井潛任臺北帝國大學教授兼臺灣總督府中央研究所技師〉，件號：00010091015X001。

〈細谷省吾兼任臺灣總督府中央研究所技師〉，件號：00010089067。

〈細谷省吾任臺北帝國大學教授〉，件號：00010085023。

〈三田定則兼任臺灣總督府中央研究所技師、敘高等官一等、中央研究所衛生部長ヲ命ス〉，件號：00010086087。

〈山中覺任府臺北醫專教授、官等、俸給、依願免本官、賞與〉，件號：

00010075131。

〈四ノ宮定吉（任府中央研究所技手）〉，件號：00003211003。

〈武田德晴任臺北帝國大學助教授兼臺北帝國大學附屬醫學專門部教授、敘高等官六等〉，件號：00010090049。

〈鈴木近志任臺北帝國大學附屬醫學專門部教授、敘高等官三等、二級俸下賜、依願免本官、事務格別勉勵ニ付金三千圓ヲ賞與ス〉，件號：00010094114。

《臺灣總督府府報》

1384 期，〈中央研究所血清其ノ他細菌學的豫防治療品賣捌規程中改正〉，1931 年 11 月 12 日。

3566 期，〈臺灣總督府農業試驗所官制、臺灣總督府林業試驗所官制、臺灣總督府工業研究所官制、熱帶醫學研究所官制〉，1939 年 4 月 28 日。

1817 期，〈彙報 中央研究所長告示〉，1933 年 5 月 24 日。

3134 期，〈請負入札〉，1937 年 11 月 16 日。

3135 期，〈請負入札〉，1937 年 11 月 17 日。

3219 期，〈土地收用指定〉，1938 年 3 月 3 日。

3352 期，〈丸山芳登外十一名（內閣）〉」，1938 年 8 月 6 日。

報紙

《臺灣日日新報》1933～1938 年。

專書

上田正昭等監修，《日本人名大辭典》。東京：新人物往來社，1995。

小高健，《長與又郎日記 上 近代化を推進した醫學者の記錄》。東京：學會出版センター，2011。

東京帝國大學，《東京帝國大學學術大觀：醫學部傳染病研究所農學部》。東京：東京帝國大學，1942。

東京帝國大學編，《東京帝國大學一覽 昭和八年度》。東京：東京帝國大學，1933。

林吉崇，《臺大醫學院百年院史 上冊：日治時期，1897-1945 年》。臺北：國立臺灣大學醫學院附設醫院，1997。

盛清沂、王詩琅、高樹藩編著，《臺灣史》。南投：臺灣省文獻委員會，1994。

臺北州編輯，《昭和九年中ニ於ケル臺北市ノ「チフス」流行ト其ノ防遏ノ概況》。臺北：臺北州，1936。

臺北州編輯，《昭和三、四、五年中ニ於ケル基隆市ノ「チフス」流行ト其ノ防遏ノ概況》。臺北：臺北州，1932。

臺北州編輯，《昭和四年中ニ於ケル臺北市ノ「チフス」流行ト其ノ防遏ノ概況》。臺北：臺北州，1932。

臺北帝國大學編，《臺北帝國大學一覽 昭和十一年》。臺北：臺北帝國大學，1936。

臺北帝國大學編，《臺北帝國大學一覽 昭和十七年》。臺北：臺北帝國大學，1944。

臺灣省行政長官公署統計室編，《臺灣省五十一年來統計提要》。臺北：古亭書屋，1946。

臺灣總督府中央研究所衛生部，《臺灣總督府中央研究所 衛生部年報 第1號（昭和6年度）》。臺北：臺灣總督府中央研究所衛生部，1932。

臺灣總督府中央研究所衛生部，《臺灣總督府中央研究所 衛生部年報 第2號（昭和7年度）》。臺北：臺灣總督府中央研究所衛生部，1933。

臺灣總督府中央研究所衛生部，《臺灣總督府中央研究所 衛生部年報 第3號（昭和8年度）》。臺北：臺灣總督府中央研究所衛生部，1934。

臺灣總督府中央研究所衛生部，《臺灣總督府中央研究所 衛生部年報 第4號（昭和9年度）》。臺北：臺灣總督府中央研究所衛生部，1935。

臺灣總督府中央研究所衛生部，《臺灣總督府中央研究所 衛生部年報 第5號（昭和10年度）》。臺北：臺灣總督府中央研究所衛生部，1936。

臺灣總督府中央研究所衛生部，《臺灣總督府中央研究所 衛生部年報 第6號（昭和11年度）》。臺北：臺灣總督府中央研究所衛生部，1937。

劉士永，《武士刀與柳葉刀：日本西洋醫學之形成與擴散》。臺北：國立臺灣大學出版中心，2012。

論文

____，〈中央研究所の解體と衛生部の醫大移管問題〉，《臺衛新報》111（1937年12月），頁1。

____，〈熱帶醫學研究所士林支所口繪及附圖〉，《臺灣建築會誌》11：3（1939年8月），無頁碼。

長野泰一、四ノ宮定吉，〈水牛痘苗ノ研究〉，《東京醫事新誌》3186（1937年），頁1101。

容世明，〈〈長與又郎日記〉的研究價值：臺灣醫療史與近代史的觀察〉，《臺灣史研究》21：1（2014年3月），頁95-149。

葉碧苓，「臺北帝國大學與日本南進政策之研究」。臺北：中國文化大學史學研究所博士論文，2006。

鄭麗玲，「帝國大學在殖民地的建立與發展—以臺北帝國大學為中心」。臺北：國立臺灣師範大學歷史研究所博士論文，2002。

其他

文化部文化資產局，〈原熱帶醫學研究所士林支所本館〉，「國家文化資產網」網站，https://reurl.cc/dyGWGg（2024/8/5 檢索）。

第九章

史料

〈內務省所管細菌檢查所發疹チブス予防液製造室其他新營費外二件〉，公文類聚第六十七編昭和十八年，申請號：類 02752100。

〈傳染病研究所官制中改正〉，公文類聚太政官內閣關係文書・昭和二年勅令第二八九號，申請號：御 16449100。

大藏省印刷局編，〈朝鮮總督府告示第346號血清、豫防液等販賣規程中改正〉，《官報》1932年9月16日。

中央研究院臺灣史研究所，「臺灣總督府職員錄系統」資料庫。

「臺灣總督府公文類纂」

〈細谷省吾任臺北帝國大學教授、四等、醫學部〉，件號：00010085023。

〈細谷省吾兼任東京帝國大學助教授、四等〉，件號：00010085067。

〈細谷省吾兼任臺灣總督府中央研究所技師、敍高等官四等〉，件號：00010089067。

〈熱帶醫學研究所事務分掌規程制定ニ關スル件〉，件號：00010419014。

《臺灣總督府府報》

3577 期，〈敘任及辭令 小林長彥外五十二名〉，1939 年 5 月 11 日。

4159 期，〈敘任及辭令 庄野信司外三名〉，1941 年 4 月 9 日。

4240 期，〈熱帶醫學研究所血清其ノ他細菌學的豫防治療品ノ賣捌價格〉，1941 年 7 月 16 日。

《臺灣總督府官報》

111 期，〈熱帶醫學研究所事務分掌規程中改正〉，1942 年 8 月 12 日。

649 期，〈熱帶醫學研究所血清其ノ他細菌學的豫防治療品ノ最高販賣價格指定中改正〉，1944 年 5 月 20 日。

報紙

《滿洲日日新聞》1936 年。

《臺灣日日新報》1936〜1944 年。

專書

Ruth Rogaski (羅芙芸), *Hygienic Modernity-Meanings of Health and Disease in Treaty-Port China*. Berkeley: University of California Press, 2004.

上海自然科學研究所，《上海自然科學研究所十周年紀念誌》。上海：上海自然科學研究所，1942。

丸山芳登，《日本領時代に遺した臺灣の醫事衛生業績 疾病衛生編》。橫濱：丸山芳登，1957。

小高健，《傳染病研究所─近代醫學開拓の道のり》。東京：學會出版センター，1992。

日本醫學會，《第 27 回日本醫學會總會出展「戰爭と醫學」展 展示パネル總覽》。大阪：第 27 回日本醫學會總會出展「戰爭と醫學」展實行委員會，2007。

本村武盛，《滿洲年鑑附錄 在滿日滿人名錄》。大連市：滿洲日日新聞社，1976。

永岡正己、沈潔監修，近現代資料刊行會企畫編集，《中國占領地の社會調查（醫療・衛生 6）》。東京：近現代資料刊行會，2010。

永岡正己、沈潔監修，近現代資料刊行會企畫編集，《中國占領地の社會調查（醫療・衛生 8）》。東京：近現代資料刊行會，2010。

呂振濤，劉國華主編，《偽滿科技史料輯覽》。哈爾濱：黑龍江科學技術出版社，1988。

京城帝國大學編,《京城帝國大學一覽 昭和六年》。京城府:京城帝國大學,1931。

京城帝國大學編,《京城帝國大學一覽 昭和十三年》。京城府:京城帝國大學,1938。

京城帝國大學編,《京城帝國大學一覽 昭和十七年》。京城府:京城帝國大學,1943。

東京大學醫科學研究所,《東京大學醫科學研究所概要》。東京:東京大學醫科學研究所,2008。

南滿洲鐵道株式會社地方部殘務整理委員會編,《地方經營統計年報 昭和十二年度》。大連:南滿洲鐵道株式會社,1938。

厚生省醫務局,《醫制百年史 記述編》。東京:ぎょうせい,1976。

國立感染症研究所,《國立感染症研究所概要》。東京:國立感染症研究所,2023。

現代之獸醫社編,《獸醫畜産年鑑》。東京:現代之獸醫社,1936。

朝鮮總督府編,《朝鮮法令輯覽 全 大正十一年版》。出版地不詳:帝國地方行政學會,1922。

滿史會編,《滿洲開發四十年史》。東京:滿洲開發四十年史刊行會,1964。

滿洲國史編纂刊行會編,《滿洲國史・各論》。東京:滿蒙同胞援護會,1970。

臺北帝國大學編,《臺北帝國大學一覽》昭和十五年至昭和十八年。臺北:臺北帝國大學,1941～1944。

臺灣省行政長官公署統計室編,《臺灣省五十一年來統計提要》。臺北:古亭書屋,1946。

臺灣總督府,《昭和十九年臺灣總督府及所屬官署職員錄》。臺北:臺灣總督府,1944。

熱帶醫學研究所編,《熱帶醫學研究所概要》。臺北:熱帶醫學研究所,1940。

論文

____,〈抄錄〉,《日本醫事新報》705(1936年3月),頁79-95。

山根幸夫,〈上海自然科學研究所について－對華文化事業の一考察－〉,《東京女子大學紀要論集》30:1(1979年9月),頁1-16。

加藤茂生,〈科學と帝國主義 科學の外延——植民地科學史の視點から〉,《現代思想》

29：10（2001 年 4 月），頁 176-183。

田尻英二，〈流行性腦脊膜炎の豫防撲滅に就いて〉，《臺灣警察時報》288（1939 年 11 月），頁 88。

伊藤，〈抄錄〉，《醫學中央雜誌》38（1933 年），頁 68。

吳招唐，〈蛇毒免疫血清の檢定に就いて〉，《熱帶醫學研究》1：5（1943 年 11 月），頁 617。

桐林茂，〈昭和十五年春臺中州下ニ於テ發生セル流行性腦脊髓膜炎ニ就イテ〉，《臺灣醫學會雜誌》40：1（1941 年 1 月），頁 177-180。

野田兵三、杉田慶介，〈臺灣ニ於ケル流行性腦脊髓膜炎ノ疫學之調查成績ニ就イテ〉，《臺灣醫學會雜誌》40：1（1941 年 1 月），頁 177。

園田釋雄、清水正策，〈流行性腦脊髓膜炎菌の研究（第Ⅰ報）〉，《熱帶醫學研究》1：3-4（1943 年 7 月），頁 457。

其他

＿＿＿，〈日本の人類學者 14・上田常吉〉，「人類學のススメ」網站，https://reurl.cc/yvekzl（2024/8/12 檢索）。

＿＿＿，〈名譽會員 故高楠 榮先生略歷〉，「杏林製藥株式會社」網站，https://reurl.cc/myvlkW（2024/8/12 檢索）。

國家圖書館出版品預行編目 (CIP) 資料

接「種」臺灣：日治時代疫苗驅動的臺日衛生與人事革命 =
Inoculating Taiwan : how vaccination transformed public
health and personnel reforms under Japanese rule/ 沈佳
姍作. -- 初版. -- 新北市 : 喆閎人文工作室, 2024.12
　面；　公分. -- (醫史鉤沉 ; 2)
ISBN 978-986-99268-9-8(精裝)

1.CST: 公共衛生史 2.CST: 衛生行政 3.CST: 疫苗 4.CST: 臺灣

412.13309　　　　　　　　　　　　113018946

醫史鉤沉 2

接「種」臺灣 —日治時代疫苗驅動的臺日衛生與人事革命

Inoculating Taiwan: How Vaccination Transformed Public Health and
Personnel Reforms Under Japanese Rule

喆閎人文

創 辦 人	楊善堯
學術顧問	皮國立、林孝庭、劉士永

作　　者	沈佳姍
責任編輯	楊善堯
封面設計	吳姿穎
編排設計	吳姿穎

策劃出版	喆閎人文工作室
地　　址	242011 新北市新莊區中華路一段 100 號 10 樓
電　　話	+886-2-2277-0675
信　　箱	zhehong100101@gmail.com
網　　站	http://zhehong.tw/
Facebook	https://www.facebook.com/zhehong10010

初版一刷	2024 年 12 月
精裝定價	新臺幣 NT$ 450 元
ＩＳＢＮ	978-986-99268-9-8　（精裝）
印　　刷	秀威資訊科技股份有限公司

版權所有 · 翻印必究 All rights reserved. Reproduction will not be tolerated.
如有破損、缺頁或裝訂錯誤，請寄回喆閎人文工作室更換
If there are any damages, missing pages or binding errors,
please send them back to ZHEHONG HUMANITIES STUDIO for replacement.